现代著名老中医名著重刊丛书·第三辑

临证会要

湖北中医学院 张梦侬 著

人民卫生出版社

图书在版编目（CIP）数据

临证会要/湖北中医学院张梦侬著．—北京：人民卫生出版社，2006.12

（现代著名老中医名著重刊丛书　第三辑）

ISBN 978-7-117-08238-9

Ⅰ.临…　Ⅱ.湖…　Ⅲ.医案—汇编—中国—现代　Ⅳ.R249.7

中国版本图书馆 CIP 数据核字（2006）第 140418 号

现代著名老中医名著重刊丛书

第三辑

临　证　会　要

著　　者：湖北中医学院张梦侬

出版发行：人民卫生出版社（中继线 010-59780011）

地　　址：北京市朝阳区潘家园南里 19 号

邮　　编：100021

E - mail：pmph @ pmph. com

购书热线：010-59787592　010-59787584　010-65264830

印　　刷：三河市尚艺印装有限公司

经　　销：新华书店

开　　本：850×1168　1/32　**印张**：9.5

字　　数：232 千字

版　　次：2006 年 12 月第 1 版　2023 年 5 月第 1 版第 6 次印刷

标准书号：ISBN 978-7-117-08238-9/R・8239

定　　价：18.00 元

出版说明

自20世纪60年代开始，我社先后组织出版了一批著名老中医经验整理著作，包括医论医话等。半个世纪过去了，这批著作对我国近代中医学术的发展产生了积极的推动作用，整理出版著名老中医经验的重大意义正在日益彰显，这些著名老中医在我国近代中医发展史上占有重要地位。他们当中的代表如秦伯未、施今墨、蒲辅周等著名医家，既熟通旧学，又勤修新知；既提倡继承传统中医，又不排斥西医诊疗技术的应用，在中医学发展过程中起到了承前启后的作用。这批著作均成于他们的垂暮之年，有的甚至撰写于病榻之前，无论是亲自撰述，还是口传身授，或是其弟子整理，都集中反映了他们毕生所学和临床经验之精华，诸位名老中医不吝秘术、广求传播，所秉承的正是力求为民除瘼的一片赤诚之心。诸位先贤治学严谨，厚积薄发，所述医案，辨证明晰，治必效验，不仅具有很强的临床实用性，其中也不乏具有创造性的建树；医话著作则娓娓道来，深入浅出，是学习中医的难得佳作，为近世不可多得的传世之作。

由于原版书出版的时间已久，已很难见到，部分著作甚至已成为学习中医者的收藏珍品，为促进中医临床和中医学术水平的提高，我社决定将一批名医名著编为《现代著名老中医名著重刊丛书》分批出版，以飨读者。

第一辑收录13种名著：

《中医临证备要》 《施今墨临床经验集》
《蒲辅周医案》 《蒲辅周医疗经验》
《岳美中论医集》 《岳美中医案集》
《郭士魁临床经验选集——杂病证治》
《钱伯煊妇科医案》 《朱小南妇科经验选》
《赵心波儿科临床经验选编》《赵锡武医疗经验》
《朱仁康临床经验集——皮肤外科》
《张赞臣临床经验选编》

第二辑收录14种名著：

《中医入门》 《章太炎医论》
《冉雪峰医案》 《菊人医话》
《赵炳南临床经验集》 《刘奉五妇科经验》
《关幼波临床经验选》 《女科证治》
《从病例谈辨证论治》 《读古医书随笔》
《金寿山医论选集》 《刘寿山正骨经验》
《韦文贵眼科临床经验选》 《陆瘦燕针灸论著医案选》

第三辑收录20种名著：

《内经类证》 《金子久专辑》
《清代名医医案精华》 《陈良夫专辑》
《清代名医医话精华》 《杨志一医论医案集》
《中医对几种急性传染病的辨证论治》
《赵绍琴临证400法》 《潘澄濂医论集》
《叶熙春专辑》 《范文甫专辑》

《临诊一得录》 《妇科知要》
《中医儿科临床浅解》 《伤寒挈要》
《金匮要略简释》 《金匮要略浅述》
《温病纵横》 《临证会要》
《针灸临床经验辑要》

这批名著原于20世纪60年代前后至80年代初在我社出版，自发行以来一直受到读者的广泛欢迎，其中多数品种的发行量都达到了数十万册，在中医界产生了很大的影响，对提高中医临床水平和中医事业的发展起到了极大的推动作用。

为使读者能够原汁原味地阅读名老中医原著，我们在重刊时采取尽可能保持原书原貌的原则，主要修改了原著中疏漏的少量印制错误，规范了文字用法和体例层次，在版式上则按照现在读者的阅读习惯予以编排。此外，为不影响原书内容的准确性，避免因换算造成的人为错误，部分旧制的药名、病名、医学术语、计量单位、现已淘汰的检测项目与方法等均未改动，保留了原貌。对于犀角、虎骨等现已禁止使用的药品，本次重刊也未予改动，希冀读者在临证时使用相应的代用品。

人民卫生出版社

2006年11月

著者遗言

著者一生从事中医工作，平日临证，凡遇有较好疗效的病例与方剂，均记录收藏，作为以后临床参考。日积月累，病例颇多，但自觉学识浅陋，辨证施治尚欠精确，不敢贸然公之于世。然在党和人民的关怀激励下，深感不应抱残守缺，固步自封。爰将历年积存的医案，选录一百余种，改变医案体例，按审证求因，辨证论治法则，汇集成册，定名为《临证会要》。

编著本书的目的，是想把这点不成熟的经验贡献出来，供基层医生和中医工作者临证参考之用。故力求粗具系统，便于检阅。对诊断名称，概以中医为主，间有经西医诊断明确，有助于辨证施治的，则从实际出发，径用西医病名或附以西医病名。由于经验学识有限，可能分类不精，体系也不够严整。

在编写过程中，曾请本院教师及全国第二届西医离职学习中医研究班的部分同志审阅，荷承指正，再三修改。但以时间仓卒，水平有限，精力俱差，错误之处，实所难免，敬希阅者批评指正。

张梦侬

一九七四年五月于湖北中医学院

序言

张梦侬先生是我院名老中医之一。他毕生热心中医事业，而且勤勉好学，善于积累。他在50余年的临床实践中，凡有所得，必随手书录。他晚年耿耿于心者就是欲将其一生经验整理成书，以贡献于世。从1972年至1974年，经再三修改，写成了《临证会要》一书，于1975年由湖北省卫生局作为“卫生丛书”内部出版。此书在编写体例上与一般医案不同，亦有别于教科书，而略类于临证经验汇编。其特点是将经治之病例分门别类，各按证候、病因、治法、方药、用法（或加按语）的形式编写，便于学习和运用。

后来，张老先生自己觉得该书欠完备，意欲补充“方义”一项。此时张老先生已是80高龄，但仍不顾自己年迈力衰，在每天为群众治病之余，精勤补写“方义”，常常独自工作到深夜，直到临终。在临终前几天，张老医生还特地把周祖球同志请到家里，嘱托他帮助完成《临证会要》的修订工作。

张梦侬先生1977年逝世后，由于种种原因，《临证会要》的修订工作曾搁置日久。去年，在我院党政领导的重视关怀下，由刚成立的科研处组织人力着手修订。在修订过程中，我们尊重张老医生的遗愿，保持原书的基本内容，作了某些修正、删减和补充。全书共收录病种100余例，每一例均按证候、病因、治法、方药、方义、用法、按语、病例的形式编写。

此次修订，由周祖球同志负责全书的编审。张老先生生前未完成的儿科、外科、妇科三部分的方解和病例及所引用古典医籍的校勘，分别由曾经在张老先生处学习过的艾利民、张腊荣、汤淑文、俞良栋同志负责完成。

在编写本书的过程中，院内外的许多同志参加了这一工作，就此表示衷心地感谢。

湖北中医学院中医文献研究室
《临证会要》修　订　小　组
1979 年 3 月

目录

内科

第一章　外邪感染疾患

伤　　风

证候　本病四时都能发生。症现鼻塞、流清涕、打喷嚏或咳嗽，甚则头痛、身热、微出汗、恶风。脉浮缓，苔白不渴。

病因　本体正虚，风邪由口鼻侵入，客于肺经，因肺主皮毛，开窍于鼻，故出现以上症状。

治法　辛凉微温轻剂，疏风解表。

方药　玉竹、荆芥、防风、杏仁、紫苏、薄荷、牛蒡子、前胡、生甘草、桔梗各10克。

用法　水煎，分三次温服。宜避风。

方义　经言："风雨袭虚，则病起于上"。"风雨寒热，不得虚，邪不能独伤人。"方用甘平益气、治风淫头痛之玉竹为君，甘平泻火补气之甘草为臣，微苦微辛微温之荆芥、紫苏、杏仁、前胡、桔梗等与辛凉之薄荷、牛蒡子为佐，更以辛甘微温之防风为使，宗风淫所胜，平以辛凉，佐以苦甘之旨，组合成方。因风邪甚浅，即以此祛风解表轻剂为治。

按语　本条所言伤风，乃外邪感染疾患中最轻证候之一：因风为百病之长，四时都可乘虚伤人，故只用辛温轻剂，注意避风。此病亦有正气恢复，经一二日不药自愈者。如能配合按摩风池、风府、迎香等穴位，疗效更速。此与《伤寒论》中太阳病之“中风”证须用桂枝汤治疗者有别。

伤寒

证候 本病多发生于冬季，恶寒、发热、头痛、项强、背痛，脉浮紧，无汗，热虽甚，口不渴。

病因 寒邪伤人必先侵犯太阳经，因太阳居三阳经之表，甚脉上额，交巅，入络脑，还出下项循背脊两旁下行至足。故头项腰背皆痛，因伤寒则恶寒，阳气郁则发热，寒邪外束则无汗。

治法 辛温发散。

方药 羌活、杏仁、防风、紫苏、淡豆豉、陈皮、生甘草各10克，连须葱白3支，生姜3片。

用法 水煎，分3次温服，被覆取汗。

方义 凡为单纯寒邪所伤，太阳证候悉具者，前人多用《肘后》葱豉汤，或《和剂局方》香苏散，或张元素羌活冲和汤等代麻黄汤。本方系综合三方加减为剂。羌、防、葱、豉辛温散寒，尤以羌活辛温气雄，能散肌表八风之邪，利周身百节之痛，用之得当，较麻黄汤为稳妥。

按语 伤寒从古以来就有广义狭义之分。在广义方面是将一切外感热病统属于伤寒之内，如《难经》所说“中风”、伤寒、湿温、热病、温病这五种称为伤寒；在狭义方面即本条所述，单由寒邪所引起的头痛、项强、体痛、发热、恶寒、无汗、脉浮紧等症适用麻黄汤的才定名为伤寒。而本条既称伤寒，为何不用麻黄汤方？只用羌活、淡豆豉、葱白等药。这是因为麻黄汤固为治伤寒病之的方，但药力峻猛，如审证不确，用之失当，则有大汗亡阳，使人虚脱之危险。故仲景以后医家，多改用葱豉汤、神白散、九味羌活汤、十神汤以及人参败毒散和参苏饮等方，以治伤寒感冒。因师其意，僭拟此方，常用于临床，也能获效，故录出以供参考。学者欲对伤寒深入研究，则可参阅《伤寒论》原书，但须注意，如非真正伤寒，本方亦不可擅用。

风寒两感

证候　头痛、身痛、发热无汗、畏恶风寒，兼有鼻塞清涕，咳嗽声重。

病因　此为风寒两感，因其人气虚表弱，致邪从皮毛和口鼻侵入。

治法　于疏风散寒之辛温方中，加甘温益气之品，扶正祛邪。

方药　玉竹、炙甘草、杏仁、苏叶、薄荷、桔梗、前胡、陈皮、羌活各10克，生姜3片，大枣3枚。

用法　水煎，分3次温服，被覆取汗，避风寒，病退停药。

方义　体虚则外邪易感，故用玉竹、炙甘草、大枣等甘平以温补之；寒为阴邪，故用羌活、杏仁、紫苏、陈皮、生姜等辛温以发散之；风为阳邪，故用桔梗、前胡、薄荷等苦平辛凉以宣散之。

按语　此四时风寒感冒，邪在浅表轻证之治法，与《伤寒论》用“大青龙汤”治太阳中风、脉浮紧、身疼痛、发热恶寒、不汗出而烦燥之风寒两解法大有轻重之别。如大青龙汤审证不明，服之则有“厥逆、筋惕肉瞤”之变。

流行性感冒

（一）伤寒型

证候　恶寒战栗，发烧无汗，头痛以后脑为剧，背痛腰痛骶骨以及四肢皆痛，咳嗽多痰，身重神疲，苔白而滑，脉浮弦紧。

病因 由于天时寒热失调，瘴岚秽浊之气挟风寒湿邪乘虚侵袭，尤以气虚湿盛阳微之人，更易受其感染。

治法 祛风散寒除湿，辛温发汗解肌，扶正祛邪败毒。

方药 玉竹、茯苓、甘草、羌活、独活、柴胡、前胡、桔梗、枳壳各10克，川芎、薄荷各5克，生姜3片。

用法 水煎，分3次温服，被覆取汗。若汗出热除，则可停药观察。亦可按本方分量加10倍，去姜，共研末，每次30克，加姜3小片，水煎取汁顿服，每日3次。

方义 本型证候以足太阳、少阳、手太阳三经为多见。故用羌活、独活、薄荷、生姜、茯苓等以祛风、散寒、除湿、止痛。柴胡、前胡、川芎以调和少阳厥阴，枳壳、桔梗以利肺行气化痰，玉竹代人参以扶正祛邪，甘草协和诸药以败毒安中。此人参败毒散全方，前人用治寒热、头痛、咳嗽、身痛等病。今宗其法，以治伤寒型之流感。

（二）温热型

证候 恶寒发热，常自汗出，头痛以前额及眉棱骨为剧，腰背骶骨及四肢皆痛，面赤、舌红，苔色灰白而干，口渴烦躁，咳嗽痰少，或带血丝，但脉反迟或缓。

病因 由于天时寒暑失序，疫疠恶毒之气挟风湿热邪乘虚侵袭，尤以火旺阴虚之人易受感染。

治法 清热、败毒、疏风、宣湿，辛凉解表，扶正祛邪。

方药 忍冬藤、忍冬花、连翘各15克，杏仁、淡豆豉、栀子、玉竹、桔梗、前胡、菊花各10克，鲜桑枝30克，薄荷5克，六一散15克（包）。

用法 水煎，分3次服。重病可于一昼夜服2剂，亦可连续服至病退为止。

方义 本型证候以手足太阳、阳明、太阴诸经为多见，故用忍冬花、藤、连翘以清热、通络、败毒；玉竹、鲜桑枝、杏仁以治腰椎、骶骨、前额头痛；栀子、淡豆豉以解躁烦而泻三焦伏火，并散胸中郁热；桔梗、前胡以利肺气而平咳嗽；菊花、薄荷以清热息风而散火邪；更佐六一散甘淡清热兼有利湿之功，综合为剂以治温热型之流感。

加减 上述两型，是以病状偏寒偏热划分的。但本病一般以温热型为多见。且容易并发其他变证。故以下加减法，只限定用于温热型，今分述如下：

1. 咳引胸痛，呼吸迫促，带铁锈色痰，是病毒侵犯肺部，络脉受伤。宜本方加紫菀 15 克润肺下气，鲜苇根 120 克甘寒滋液。

2. 呕吐腹痛，肠鸣泄泻，是病毒侵犯胃肠，运化失常。宜本方加炒黄芩 10 克、炒黄连 5 克，苦寒泻火坚阴厚肠止泻；大豆卷 15 克、陈皮 10 克，清胃散结理气。去栀子、杏仁以防泻降太过。

3. 神昏谵妄，角弓反张，是病毒侵犯心包，肝风内动，宜本方去薄荷、桔梗、前胡等气分之药，加莲子心 15 克、白芍 15 克、钩藤 10 克，以清心、平肝、息风；另加牛黄清心丸，每次 1 粒，每日 3 次，或局方至宝丹，或安宫牛黄丸，每次服半粒，每日服 3 次，芳香通络，清神醒脑。可续服数日，以神清病退为止。

4. 肢体关节肿胀作痛，是病毒侵犯肢体，阻滞经络。宜本方加海桐皮 15 克、苡仁 30 克、五加皮 15 克，以祛风、利湿、逐瘀、止痛。去桔梗、前胡二味上焦气分之药。

5. 常有一过性之麻疹状或如猩红热状之皮疹，虽非真正斑疹，也有烦躁不宁，是病毒侵犯营分。宜本方加丹皮 10 克、生地 15 克、玄参 15 克，以清营分之热。去玉竹、薄荷、前胡气分之药。

按语　本病由天时寒热失调，非其时而有其气，瘴疠秽浊毒邪挟风寒湿热侵犯人体，传染迅速，长幼症状相同，流行广泛，故隋唐时代医家称为天行病，也名时行病，实即瘟疫病中之一种，在治疗上多用大青龙汤、葛根汤、大柴胡汤、栀子豉汤等类加减以发汗解肌，清热败毒。至宋代无求子（朱肱）制一人参败毒散方以治憎寒壮热、头痛项强及时气疫疠等时行感冒各证，后人因此方较伤寒方为平妥，多遵用之。梦侬认为用此方治伤寒型流感，尚属允当。对温热型流感，似非所宜，因僭拟一方如上。至温热型流感，脉反迟缓而不浮数，是因病毒初犯人体，若延之数日，其脉必转数实，凡疫病初期多见此脉，不可不知。

温病初起

证候　初起头昏痛、身发热，不恶寒或自汗，口干作渴，舌苔白薄或黄，脉象不缓不紧而动数，两寸较大，尺部皮肤较热，午后热甚，入夜尤炽。

病因

1. 内有伏热。

2. 外感时令温热之邪。

治法　轻苦微辛清凉宣透。

方药　连翘、竹叶各 15 克，金银花 25 克，淡豆豉、生栀子、冬桑叶、杭菊花、生甘草、杏仁泥各 10 克。

用法　水煎，分 3 次服。

方义　寒邪伤人之阳，热邪伤人之阴，治热以寒，治寒以热，此正治大法。本病初起所见纯属温热证象，故用银、翘、栀、豉、桑、菊、甘草、竹叶等辛凉甘平轻清之味，清宣上焦，仅用一味辛苦甘温降肺解肌之杏仁作引导为剂，以清解初起之温邪。病轻 1 日 1 剂，病重可 1 日 2 剂，连服数日，其病自除。

按语　温病，即热病，也称温热病，以其病因纯属温热，不挟风、寒、燥、湿，故简称温病。但有从四季节令而称为冬温、春温、暑温、秋燥的，若兼其他病因或合并他病则称为风温、湿温、温毒、温疫、温疟以及温病挟食、挟痰、挟瘀、挟郁等。至于温病发生机制，方书大致分为外感与伏气两种，一般以初病发热不恶寒，头昏口渴，午后热甚，病势由气分转入营分，病变稍缓的为外感温病。若初病发热头昏，心烦不安，咽干口渴，舌绛脉伏，神昏谵妄，病变急剧的为伏气温病。

个人认为如素禀阳微湿盛之人，内无伏热，虽感受温热之邪，必热变较缓，经过时间或长，恶化可能较慢。如素禀阴虚火旺之人，内有伏热，倘感温热之邪，则热变最速，可能在短时间内逆传心包，发生昏谵痉厥。是在医者于临证时谨慎而又细致地分清温热的表里轻重缓急，而施清凉甘寒、辛寒、苦寒、咸寒等法对证治疗。如确诊表热重而急，则着重先解表热兼泄里邪；如觉里热重而急，则着重先泄里邪兼解表热；如表里热邪俱重，则应表里兼治，不必拘泥于外感与伏气之说，失去灵活运用之机。

本节只介绍温病初发的症状、脉象和治法，以示与风、寒、湿诸病证、因、脉、治有所不同。至于温病在全部发展过程中顺传卫、气、营、血和逆传心包以及夹杂其他疾患的症状与治法等，当另述于下。

温邪内陷

证候　高烧不退，渐至神识昏迷，窍闭不语，目赤生翳，咬牙啮齿，循衣摸床，小溲短赤，大便不通，唇干焦黑，舌绛苔黄干厚，脉象弦数有力，皮肤干燥，灼热无汗，斑疹隐于皮内，视之有形，扪之无迹。

病因 温热邪陷入营，则血液被劫，故斑疹隐约不出。温热熏灼心包，则神明内乱，故窍闭神昏。温热伤阴灼液，故便闭溺赤。

治法 清气透营，解热救阴，凉血透疹。

方药与用法

1. 生石膏粉、金银花、带心连翘、玄参、生地各30克，知母、寸冬、鲜石菖蒲根各15克。

另加鲜芦根120克（切碎），鲜竹叶100片，熬水，去渣煨药，日夜频频灌服。

2. 紫雪丹，每次5支，用竹沥和水化服，每日3次。

3. 安宫牛黄丸2粒，每次1粒，用竹沥和水化服。

4. 鲜梨切片，榨取汁，日夜频频灌服。

方义 温热内陷心包络，壮热、神昏、窍闭、便阻、斑疹隐状，乃热盛伤阴，无水舟停，故仿玉女煎用生石膏、知母、生地以清气血两燔，麦冬、生地、玄参以增液益阴，银花、连翘、鲜竹叶、鲜芦根以清热解毒、泄卫透营、凉血滋阴，佐以通心孔、开九窍之鲜石菖蒲，更加芳香通络、逐秽化浊、开窍搜邪之安宫牛黄丸与紫雪丹以通神明而清神志。另以甘寒润肺益阴之梨汁代茶。因病情险恶危重，故药亦大其剂量，按法服之，方能化险为夷。

病例 1932年春，患者高某，证如上述，连续服药两昼夜，便泻稀黄水数次，恶臭刺鼻，热虽未尽，疹已全透，窍开能言，但面赤气粗，时有烦躁，此温热之邪尚未全平，仍用原方续服两日，热除泄止，神清疹退，改用甘平养阴之剂，调理而安。因本条温热之邪已经深入营分，形成上述重笃险证，所以用辛凉、甘苦咸寒及芳香透络等大量重剂，泄热、通便、开窍、化浊、透疹、清神，故能使病情转危为安。

风温初起

证候 头痛、身热，或恶风，或不恶风，咳嗽、涕清、心烦、口渴，脉象浮数，苔白或黄。

病因 温热挟风邪受之口鼻。

治法 辛凉轻苦之剂，祛风清热。

方药 金银花 12 克，连翘、薄荷、牛蒡子、桑叶、生甘草、菊花、淡竹叶、杏仁、前胡各 10 克，桔梗 6 克。

用法 水煎，分 3 次温服。可连服 3 剂。

方义 本病因温热更挟风邪，故于清热方中加入疏风之品，宗“风淫于内，治以辛凉，佐以苦”之旨，用清热败毒之银花、连翘、竹叶，祛风散邪之牛蒡、薄荷、桑叶、菊花、理肺止咳之杏仁、甘草、前胡、桔梗为剂，以治风湿初起之证。读者宜在临证时视风重热轻或风轻热重，将祛风清热之药量随病情轻重加减，灵活掌握。

风温内陷

证候 初起头痛身热，咳嗽口渴；继则神志昏迷，肢体时发抽搐，状如惊痫。脉象浮弦而数，舌苔干薄质绛。

病因 风温深入厥阴，风火内旋，热灼津伤，筋失所养故抽搐，神明内乱故昏迷。

治法 凉肝息风，清心开窍。

方药与用法

1. 带心连翘、金银花、白芍各 15 克，菊花、白僵蚕、钩藤、黑豆皮、莲子心、石菖蒲根各 10 克，白茅根 24 克，鲜石斛 15 克。

水煎，代茶频灌。

2. 紫雪丹 20 支，分 4 次，用上药水化服。

方义 风温内陷入营，神昏抽搐，较之单纯温热为重，因温热挟外风内陷，引动内风伏火，风火相煽，所以神昏抽搐，故用辛凉甘寒之银花、连翘、菊花、鲜石斛、白芍、白茅根以清热益阴，白僵蚕、钩藤、黑豆皮、莲子心以清心滋肾、除热醒神，使木平风息，火退热除，则神清而病自除。

湿热初起

证候 头痛恶寒，身重疼痛，午后热甚，或出汗，或不出汗，胸痞不饥，后但热不寒，舌苔白润不渴，亦有舌白不润，口干喜热饮者，脉象弦细而濡，其病多难速愈。

病因 有因素禀湿重，再感温热之邪，湿与温合而成者，亦有本体不足，感受夏秋湿热之邪所致者。

治法 宜轻苦微辛甘淡之品为剂，宣通三焦气机，清解温邪，分利湿邪，仿三仁汤法。

方药 杏仁、厚朴花、白通草、淡竹叶、陈皮各 10 克，白蔻仁 5 克，苡仁 18 克，滑石 15 克，鲜芦根 30 克（切）。

用法 水煎，分 3 次服。

方义 温病挟湿，故称湿温。温与湿合，即现上述征象。吴鞠通宗叶氏法用三仁汤为治。今宗其法，以陈皮易半夏，用杏仁、白蔻、厚朴花（原为厚朴）、陈皮等轻苦微辛，宣畅气机，以免湿热蕴结。淡竹叶、滑石、鲜苇根、通草、苡仁等甘寒渗利，清热泄湿，使湿热之邪，即从三焦分消而去，则病可早日获愈，以免蔓延。

按语 本条所言，乃湿温病初起在三焦气分，因湿为阴邪；其性濡滞，湿与温合，最易阻遏气机，可以只用苦辛甘淡轻剂，宣清分利湿热之法，宣展气机，使气化则湿亦化，以湿水同类，气为水之母，今从热中泄去其湿，使湿不与热相搏，以免蒸郁蒙蔽心包。

湿温转战汗

证候 湿温病，每日午后皮毛洒淅，热度渐增，入夜更炽。平旦头微汗出，热势略低。如此循环往复，经数月不解。自觉胸脘痞满，不欲纳食、口苦、舌干，渴喜热饮不多，溺赤、便溏，舌红苔白，脉弦滑数，似疟非疟，屡治不效。

病因 湿温之邪，始终在气分留连不解，亦不传变。

治法 宣通气分，和解三焦，调和营卫。以冀转变成疟，或发战汗而解。

方药 柴胡、青蒿、枯黄芩、法半夏、瓜蒌皮、甘草、陈皮、桔梗、炒枳壳、竹茹、炒知母各 10 克，炒川连 6 克，生姜 3 片，大枣 3 枚。

用法 水煎，分 3 次温服，3 剂。

方义 湿温久羁不解，证如上述。似疟非疟，乃手足少阳经俱病，所以用柴胡汤去参，合枳桔汤、小陷胸汤，更加青蒿、知母、陈皮、竹茹为剂，使邪从战汗解。是理论宗叶香岩，治法宗陶节庵，方剂宗张仲景。所以去参者，恐因补而留邪，加青蒿、知母退热滋阴，用陈皮、竹茹佐以理气化湿。

病例 1974 年秋，患者聂某，汉川农民。证如上述。用上法服药两剂后，即振寒战栗两小时，旋即高烧，移时周身汗出如洗，衣被尽湿，身热全退，肤冷如冰，但能安舒静卧，次日肢体恢复常温，经调理而安。

按语 本条所述湿热蕴结三焦，始终在气分留连不解，法用表里宣泄，上下分消，冀其或转疟，或转战汗，后果然获得战汗而解。这里必须指出，所谓三焦，不是吴鞠通《温病条辨》中以病在心、肺部分为上焦，病在脾、胃部分为中焦，病在肝、肾部分为下焦，按病势轻重深浅分为三个阶段之三焦，而是指十二经脉中手少阳经脉之三焦、属相火而司枢机，是主气所生病。《素问》称“决渎之官”，《灵枢》称“中渎之府也，水道出焉。”又云“上焦如雾，中焦如沤，下焦如渎”，是以上焦主卫气，功能温分肉，充皮肤，肥腠理，司开阖，行于脉外。中焦主营气，功能泌糟粕，蒸津液，化其精微，上注于肺脉，化而为血，以奉生身，行于脉中，决壅去塞，通调水道，渗入膀胱，排泄便溺。

根据三焦经脉生理作用和病理变化以观，则知前人治湿热病在三焦，只要分清病邪浅深，用分消走泄和攻下法，都能取得疗效。

本条所附病例发热四十余日，邪留气分，居然能得战汗而解，这应说是得力于《温热论》的理论指导和《伤寒论》的和解方法。

湿温发黄昏谵

证候 初起头昏身重，恶寒发热无汗，胸脘痞闷；继而神倦不欲食，口干喜热饮；渐至入夜烦躁不寐，面目皮肤一身皆黄，大便秘结，溺赤如赭，脉象弦数，苔白不润，舌色深红，神识模糊，语言失序。

病因 湿热蕴于三焦，热邪充斥表里。

治法 疏解肌表，清泄肝胆，攻逐阳明。仿大柴胡汤法，不用其方，以冀三焦表里一齐尽解。

方药 淡豆豉、连翘、山栀子、郁金、厚朴、枳壳、瓜蒌皮各 10 克，鸡苏散 15 克，绵茵陈、金银花各 25 克，绵纹大黄 30 克（另煎分冲），玄明粉 30 克（分冲）。

用法 除大黄另煎，分 3 次兑入药中，玄明粉分 3 次冲入药中外，余用水煎，分 3 次服。如服药后，大便通泻，则以后不兑大黄及玄明粉二味，恐泻多伤阴。

方义 本条因湿温失治，邪气充斥三焦表里，侵于肝胆则发黄，蕴于胃腑则便闭，津干屎燥则谵语，蒸郁蒙蔽则神识如迷，此与热逼营血，内陷心包，神明内乱之昏谵有别。故用茵陈蒿汤、栀子豉汤、鸡苏散以荡涤湿热而通里，银花、连翘清热而败毒，郁金凉心热而散肝郁，瓜蒌皮除胸中郁热而止渴。所以服之便通神清，热除黄退而安。

病例 1961年，患者钟某，男，学生。证同上述。用上法服药两次，即便泻数行，服2～3次药时，去掉大黄、玄明粉两味，入夜神清热除，黄疸渐退，未再发展，调理数日，黄退而安。

温毒

证候 本病多发于春天。夏、秋、冬三季亦有之。初起多见咽喉肿痛，或耳前耳后肿，或鼻颏面目肿赤，或头连脑后及项下俱肿，或面颊下连颈颌肿赤作痛，甚则舌干口燥，壮热气促，神昏谵妄，所以前人有大头瘟、虾蟆瘟等名称。

病因 先有热毒潜伏身中，再感瘴疠秽浊之气，侵入三阳之络，故温毒多见于头面。

治法 败毒、清热、泻火。

方药与用法

1. 连翘、玄参、金银花各15克，蒲公英、地丁各25克，野菊花、板蓝根、升麻、牛蒡子、生甘草、桔梗、马勃粉各10克，薄荷6克。

除马勃粉另用蜜调匀，加凉水和服外，余药加水煎，分3次服。

2. 外治方：如意金黄散60克，用茶清和蜜调匀涂肿处。

方义 本病治法宗普济消毒饮，去柴胡、黄芩、黄连、陈皮、僵蚕五味，加金银花、野菊花、地丁、蒲公英四味以清热解毒，消一切无名肿毒恶疮，更加外用如意金黄散涂布，内外合治，其效更速。

温　疫

证候　初起多有头晕、恶寒、胸痞等前驱症。经二至三日后，有先见头痛如劈，头汗大出，身热如火，甚至头面耳目肿赤等表证者；亦有先见身热肢冷、呕逆泄泻，甚则发斑、昏睡等里证者，也有表证与里证同时出现者，大都有舌绛苔如积粉，脉象模糊，面如蒙尘，臭气熏人等现象。

病因　有先由时行疫疠邪气从口鼻吸入，达于募原与内热相遇而发者，也有先由胃中湿热浊秽郁伏与外邪相合而起者。因此病邪由表入里，则先见表证；由里达表，则先见里证；若表里之邪同时发作，则表里证俱见。

治法　辛凉散表热，苦寒泄里热，芳香化秽浊。

方药　生石膏粉、金银花各 30 克，淡竹叶、生甘草、黄芩、生栀子、淡豆豉、丹皮各 10 克，川连 6 克，连翘衣、玄参各 15 克。

用法　水煎，分 3 次服，重证可日服两剂，神昏可加紫雪丹 15 克，分 3 次服。

方义　疫有寒疫、热疫、疠疫多种。本条乃温病兼时行疫气，故称温疫。在治法方面，宗余师愚治疫病之清瘟败毒饮，去犀角、生地、白芍、桔梗四味（因本条无斑疹与咳嗽），加金银花、淡豆豉二味，旨在治温热为主，故以白虎汤、栀子豉汤清热解表，黄芩、黄连、玄参、丹皮泻火坚阴，银花、连翘、竹叶败毒清热。如能坚持服用，温热一退，疫气自平。

按语　本病大都以背微恶寒、头额胀、胸膈痞闷为前驱症状，三日之后，或先见表证，或先见里证，或表里证并见，但都有面如油垢晦暗，望之令人可憎，舌苔白厚如积粉，四边紫绛，且汗气与口气秽浊恶臭触鼻，闻之令人欲呕，其特点为极易传染。本病发生后，沿门合境，大小病状相似，在治法上一以宣泄清解，辛凉苦寒为主，然有在治疗过程中出现汗出热解，后又发热；便通病退，后又复病。所以前人对本病认识，有由表传里，有由里传表，有先表后里，有先里后表，有表重于里，有里重于表，有表而再表，有里而再里，疫病九传之说，不可不知。但须随机应变为是。

流行性乙型脑炎

证候　初起头痛，眩晕作呕，发热，精神疲乏，继则嗜睡，日夜不醒，轻证在唤醒时，神识语言饮食清楚，但移时仍入睡乡；较重证在唤醒时，神识似尚清楚，问之能答，与之饮食亦不却，但食物含在口内未吞咽时，又已熟睡；更重证则出现高烧、昏迷抽搐等症，如此有经过数日或数周得到自愈者，有病后遗留多种后遗症者。

病因　现代医学认为是滤过性病毒而起。祖国医学认为是湿热之邪深入厥阴之络所致。

治法　通络逐瘀，破滞行气，泄热清神。

方药与用法

1. 土鳖虫 3 个，制鳖甲 15 克，土炒穿山甲、桃仁泥、银柴胡、白僵蚕、带心连翘、鲜石菖蒲根、青蒿、竹茹各 10 克。

共研粗末，加水用急火煎三沸，代茶频频灌服。

2. 炼雄丹 10 克（分作 10 包）。

取陈雨水十碗，只用一碗煮通草、木通各 10 克，再兑入九碗陈雨水中，另磨犀角 10 克取汁兑入药水中，每药水一碗加炼雄丹 1 克搅匀，继续与服，日以继夜，能在 3 天服完为好。（现在真犀角甚少，价亦昂贵。拙见可用升麻 10 克代替之。）

炼雄丹方药：净芒硝 180 克，水飞明雄黄 30 克。制法：

将上药二味入铜杓内，微火溶化，用柳枝不住手搅匀如水，离火，俟冷定，研细，瓷瓶收贮。

方义 本病以昏睡不醒为特征。陈平伯曰："昏愦不知人，不语如尸厥，脉数者。此热邪内蕴，走窜心包络。"薛生伯亦云："湿热证，七八日，口不渴，声不出，与饮食亦不却，默默不语，神识昏迷。进辛香凉泄，芳香逐秽，俱不效，此邪入厥阴"。用能去五脏积热咸寒纯阴之芒硝与能杀恶邪百蛊毒辛温纯阳之雄黄二味，火上熔化，俟冷研细，以陈雨水化服。更用异类灵物之鳖甲入厥阴经，引以银柴胡；土鳖虫入血分，引以桃仁；穿山甲入络脉，引以僵蚕为剂。梦侬更加带心连翘、鲜石菖蒲、青蒿、竹茹，使深入厥阴之邪，由里达表而散。

病例 祖国医学虽无此病名称，却有与此极相类似之病证，如《陈平伯外感温病篇》第十二条所记，《薛生白湿热病篇》第三十四条所论之证（见"方义"中所引之文），大都与本病所出现各型症状相似。回忆1951年，三女育和曾患此病，历时八天，用针灸刺激则立发抽搐，用白虎汤、紫雪丹、至宝丹、牛黄丸等均不效，后改用加味三甲散（即上方）并炼雄丹轮流灌服，经三日而愈。应该说明，本病临床表现、变化多端多样，本条所述，仅管见所及，不过一斑，特录出以供参考。

流行性脑脊髓膜炎

证候 初起神倦体乏，头背微痛，憎寒，继以剧烈头痛、恶寒、战栗、高烧，渐至项背强直，角弓反张，肢体痉挛，搐搦咬牙，神昏妄见，谵语、呕吐，皮下有出血点，苔白而薄，舌色深红，脉象弦数。

病因 瘴疠恶毒之气，挟湿热化燥生火动风，内陷心包，窜入经络脉隧所致。

治法 泻火，清热，增液，息风，宁神，开窍。

方药与用法

1. 带心连翘、菊花、鲜石斛、白芍、寸冬、生地、玄参、竹茹各15克，忍冬花、忍冬藤各30克，石菖蒲、川黄连、钩藤、白僵蚕各10克。

加水浓煎，频频灌服。

2. 局方至宝丹2粒。分2次化服。

方义 本病痉厥是因湿热化燥、生火、动风所致，故用生地、玄参、麦冬增液以滋阴，鲜石斛、白芍、菊花、钩藤平肝以息风，忍冬藤、花、连翘、竹茹清热败毒，黄连泻火，鲜石菖蒲透窍，更加至宝丹芳香通络，开窍清神。

病例 1952年5月，患者刘某，男，13岁，应城县人。证候概如上述，服药两日，风平搐止，热退神清，项背舒缓，舌润津回，调理数日而安。

按语 现代医学认为本病由脑膜炎双球菌所引起之急性传染病。祖国医学虽无此病名，但方书所论述某些温病症状与本病极为相似。例如《薛生白湿热病篇》第四条说："湿热证，三、四日即口噤，四肢牵引拘急，甚则角弓反张，此湿热侵入经络脉隧中。"又第五条说："湿热证，壮热口渴舌黄，或焦红，发痉神昏谵语，或笑，邪灼心包，营血已耗"等论述，与脑脊髓膜炎症状相对照，可谓如出一辙。

本条所举一例，是根据湿热化燥，生火动风，内逼心包，邪窜经络，导致神昏搐搦的病机，而用清热、救阴、泄邪、平肝、开窍等治法，才能获得预期疗效。我院附属医院近年来对本病进行中西医结合治疗，观察了大量病例，已总结出较为肯定的效果。今补此一法，作为临床参考。

疟疾

证候 本病多发于夏末秋初，先恶寒战栗，继发热口渴，后汗出热解，大都每日按时发作一次，也有二日、三日、四日发作一次的，一般经治疗则愈。亦有日久不愈者。还有每日不按时发作，而逐日延迟 2～3 小时晚发，依次从上午延迟至正午、下午、日暮、夜半，以至于次日天将明时最后发作一次，其疟自愈的。更有与此相反，逐日提前 2～3 小时早发，依次从夜半提前至日暮、下午、正午、上午以至天将明时发作最后一次，其疟亦自愈的。其道理是阴气渐消、阳气渐旺之故。

病因 风邪挟痰饮、食滞所致。

治法 以常山饮和截疟七宝饮加味为剂，如有兼证变证，分条论述如后。

方药 酒炒常山、槟榔、草果、知母、乌梅、厚朴、山楂炭、青皮、甘草各 10 克，生姜 3 片、大枣 7 枚。

用法 加水浓煎，先分二次冷服，药渣再加水兑酒 1 杯熬好，置户外，露一宵，次晨温服，以 3 剂为 1 疗程。如服药后发生呕吐痰水食物，这是正常反应，因常山为治疟之有效药物，其功能逐宿水、祛痰涎，同甘草服，好作吐，如用酒炒过，冷服则不吐。在疟病过程中及疟愈后，要禁忌荤腥难消化之食物。

方义 前人认为疟病是因风邪所致。本方以常山味苦辛、性寒、有毒，功能逐宿水、祛痰饮为治疟之药；佐以草果祛脾经之寒；知母清胃经之热；厚朴平胃；青皮伐肝；槟榔、山楂破积消食；乌梅泻肝敛阴；甘草反佐常山以吐老痰积饮宿滞；和以姜、枣，共成截疟之功。

按语 《素问》曰："痎疟疟皆生于风"，认为疟疾为风邪侵袭所致，因风中挟有浊秽瘴疠毒素之故。现代医学认为是由疟原虫传染所致。而中医所论疟疾与西医所言不同，即不完全等于西医的疟疾。然而，同为疟疾，为何出现不同症状？这是由于人体禀赋和并发病而异。例如人体阳微，复挟寒邪，则成寒多热少之寒疟；如人体火旺，复挟温邪，则成热多寒少之温疟；如在疟病过程中，恣意饮食，则成积滞不化之食疟；如疟邪更挟瘴疠毒气，深入脏腑，则成疟势猛烈之恶性疟；如疟久不愈，又不坚持治疗，听其断续发作，则成为数年不愈之久疟。更有疟疾挟痰、挟瘀、挟郁、挟温……名称繁多，以上仅略举数端，以概其余。

温疟

证候 温疟古称瘅疟，亦名牡疟，以其热多寒少，或竟不寒，服各种截疟剂，效均不显，疟发总在每日正午，始觉恶寒，继以高热。舌红苔少，脉象弦数，烦躁不宁，口渴喜饮凉水，甚则歌笑，谵妄不识人。迨汗出热解则精神如常。

病因 素禀阳亏火旺、或既患疟疾，又挟温邪，因疟发热盛，故神志不清。

治法 宜清凉甘寒，退热养阴，宁神定志，不必见疟治疟。

方药 丹参、鲜石斛、连翘、寸冬、白芍、淡竹叶、甘草、玉竹各 10 克，生首乌、生地、沙参、天花粉各 15 克。

用法 水煎、分 3 次服。3 剂。

方义 疟疾发时寒少热多或竟不寒，故称温疟。所以出现上述证象，由于热盛阴伤，故用石斛、连翘、花粉、竹叶以清热益阴，沙参、麦冬以养阴气，生地、白芍以养阴血，玉竹、首乌皆能滋阴而治虚疟恶疟。一味丹参以宁神定志，加甘草以泻火养阴。

病例 1929 年秋，患者卢某，女，38 岁。疟发半月，证如上述，疟发总在每日正午，投上方两剂而愈。因本病发作则歌笑无常。按心在志为喜，在声为笑。脾在志为思，在声为歌。此热灼阴伤，心脾俱病，故见证若此。用此方以清热、滋阴、安神、养心、柔肝、和脾，更加玉竹、首乌以治阴虚之疟，是以见效。

寒疟

证候 寒疟亦称牝疟，以其发作时寒多热少，甚或不热，纳差神倦、体乏、畏冷、手足不温，每日疟发午后，寒则身体蜷缩，肢冷如冰，热则暂时去衣，并不渴饮，舌淡苔白，脉细迟缓。

病因 素禀阳微气虚，既患疟疾，又挟寒邪。

治法 辛温甘热，扶阳益气。

方药 炙黄芪、炙党参、玉竹各15克，桂枝5克，炙甘草、白芍、当归、茯苓、陈皮、熟附片、焦白术各10克，生姜3片，大枣5枚。

用法 每剂药加开水泡，后用慢火煨2小时，分3次温服。3剂。

方义 寒疟多见于阳微气虚体弱之人，故用桂枝加附子汤以和营卫而祛寒。黄芪、党参、当归、白术、陈皮、茯苓以养气血而补虚，更加玉竹能补中益气又能治疟。不用常山，因其苦辛开泻，恐更伤元气。

病例 1969年秋，患者卢某，女，49岁，平时纳少神倦、肢冷畏寒、病疟数月，每日午后发作，自觉寒冷彻骨，手足如冰，必得厚衣暖被甚或向火，方能转温，诊脉沉弱而迟，苔白质淡，大便不实，综合脉证，虚寒毕呈，投上方3剂，疟愈而胃纳不旺、再用理中汤加味而安。

食疟

证候 疟病数月不愈，每日服奎宁则疟止，一日不服则疟发，脘中痞硬胀满，按之作痛，饥不欲食，恶闻油荤及某种食物气味，肢体困倦，苔腻中厚，脉象弦滑。

病因 在病疟过程中没有忌口，恣意饮食，致湿热食滞与疟邪相结，奎宁只能截疟，不能消食，故服药则止，停药则发，是湿热食滞与疟邪交混所致。

治法 当于截疟药方中，重加消导健脾之品。

方药 酒炒常山、知母、草果、乌梅、槟榔、炒神曲、炒麦芽、莱菔子、川厚朴、陈皮、炒枳壳各10克，焦山楂、白术各15克，生姜3片，大枣5枚。

用法 水煎，分3次温服，3剂。

方义 食疟乃饮食积滞与疟邪聚结而成。故于前疟疾方中去甘草、青皮二味，加神曲、二芽、莱菔子、枳壳、陈皮、白术等消导健脾以止疟。后用消补并行以善后。

病例 1927年秋，患者张某，男，42岁，每日按时疟发，经月不愈，屡服奎宁，疟终不除。脉象弦滑，舌苔白滑、中心干黄，渴不多饮，饥不能食，中脘坚硬拒按，自诉由嗜食荤腥粘滞而起。因拟上方三剂，疟除思食，更以异功散和保和丸两方合并加减为剂而安。

久 疟

证候 疟病久不除根，或间2～3日，5～7日发作一次，也有每日一次连续发作数日，更有经半月至一月有断续发作，寒热不甚剧，面色萎黄，肌肉消瘦，精神疲乏，肢体困倦，脾脏肿大，但服奎林等药则愈，停药则发。

病因 初发疟时未注意治疗，或妄行补益，或恣嗜肥甘，或不忌房事，或不喜服药和不坚持服药，致疟邪滞留，体气日虚，肝肾阴亏，邪乘虚入。或徒事截疟，不知培元固本，所以病根难除。

治法 于截疟方中加入滋阴之品，攻补兼行，更仿清骨散法，引厥阴之邪从少阳而出，更须禁房事，节饮食，甘淡清补以自养。

方药 制首乌、制鳖甲各25克，青蒿、知母、酒炒常山、甘草、草果仁、厚朴、乌梅、青皮、山楂炭、槟榔各10克，玉竹15克，生姜3片，大枣7枚。

用法 多加水浓煎，先温服两次，药渣再加适量水，另加普通酒一杯同煎，露一宵，次晨加温一次服完，每次服药时加红糖30克，搅匀和服。以3剂为1疗程，屡用皆效。

方义 疟久不愈，证因概如上述，但当以截疟为主，所以仍用前治疟方加制首乌之苦以坚阴，温以补肝，甘以益血，涩以敛阴，添精益髓，强筋壮骨为君；佐以青蒿随鳖甲深入肝经，引久伏厥阳之疟邪随少阳升发之气外出，是泻中有补，发中有收，所以每用必效。

病例 1963年秋，患者姚某，男，30岁，疟病三载不愈，性恶中药，疟发则用奎林、阿的平、林疟母星等，服之则止，停药则发。后服此方3剂，疟愈未再发，复以大补肝肾之味为丸续服而得根治。

第二章　呼吸系统疾患

鼻渊（鼻窦炎）

证候　本病以鼻塞（或左或右或双侧）不闻香臭为主症，兼症有涕稠如脓，色黄绿而气腥臭，亦有涕清如水，不自觉如屋漏滴下，更有头额痛胀，上连巅顶，以及时常缩鼻吸气以开其闭，借以排出鼻窦深部之脓涕。

病因　前人谓风中于脑所致，实即风热毒邪侵入鼻窦发生炎症，方书称为鼻渊。

治法　祛风、泻火、托里、败毒、加味辛夷散。

方药　辛夷花、藁本、黄芪、菊花、苦丁茶、防风、川芎、羌活、独活、白僵蚕、升麻、薄荷、甘草、白芷、荆芥各30克，苍耳子、蔓荆子各60克，细辛15克。

用法　共研末，每次10克，在临睡前用滚开水冲泡，取汁服，药渣于次日睡前再冲泡服1次。

方义　《素问·气厥论篇》云："鼻渊者，浊涕下不止也。"《灵枢经·脉度》云："肺气通于鼻，肺和则鼻能知臭香矣。"今肺热上蒸，鼻窍壅塞，嗅觉失灵，故不闻香臭。以辛夷花、苍耳子、细辛、蔓荆子、羌独活、防风、白芷、升麻、薄荷、藁本、荆芥、僵蚕、川芎等之辛泻肺气而散火，佐以黄芪、甘草、菊花、苦丁茶之甘平泻火而益气。病因热郁化火，药用辛散，是用"火郁发之"之义。泡取汁服，是取其气之轻清，不欲其味之重浊、以利药力上行，直达病所，因而获效更捷。

病例 1968年9月，患者万某，女，30岁。鼻塞不闻香臭，涕出如脓，色黄气腥，头痛以巅顶为剧，经年不愈。脉象弦滑，舌苔白薄，诊为鼻渊，投以上方，嘱每晚临睡前按法照服1次。1剂未完，病已痊愈。

过敏性鼻炎

证候 经常打喷嚏、流清涕，其特征每因环境变异（如从室内到室外，或从户外到户内），则喷嚏连续不已，汗常自出，有经数月或数年不愈者。

病因 肺气虚，卫阳弱。

治法 益气固表，助阳护卫。加减十全大补汤。

方药 生炙黄芪各12克，党参、北条参、龙牡粉各15克，当归、白芍、焦白术、炙甘草、茯苓、熟附片各10克，桂枝5克，生姜3片，大枣5枚。

用法 开水泡药，小火熬两小时，分3次服，可服5至10剂。

方义 本病为卫外阳弱，正气大虚，肺阴不足，故对空气变异则过敏。治法当以益气助阳补虚为主。故用十全大补汤去地黄之滋腻，川芎之辛散。加熟附子以补阳，北沙参以补阴，龙牡粉收敛精气而止汗，方中桂、芍、甘、姜、枣本桂枝汤方，原有祛风止汗，调营和卫之功、合黄芪、当归则为归芪建中汤，以治阳虚汗出、恶风，合本方诸药，能大补元阳，使营卫气血俱充，则病邪不攻自解。或有以病小药大而议其非者，如能通实践，方知此病用此方之疗效。

病例 1968年秋，马某，男，39岁。经确诊为过敏性鼻炎，久治不愈，证象概如上述，经常汗出恶风，脉浮濡缓，断为肺卫不足，肺主气外合皮毛，胃为卫气之本，由于阳弱气虚，不能卫外，故风邪易入，用本方3剂而愈。

鼻衄

证候　鼻孔一侧或两侧出血，有用药棉或药物塞鼻孔自止的，有血出不止，鼻孔用物堵塞而血从口腔溢出的。也有日以继夜，久出不止，因而发生危险的。

病因　血中伏火上攻，血络破裂所致。《灵枢经·百病始生》有“阳络伤则血外溢，血外溢则衄血”之文，也有因外伤引起的。

治法　滋阴降火，引热下行，内外兼治。

方法

1. 令患者平卧于竹床或木床上，用冷水一盆，安放于患者后脑边，将患者头发散开，浸入冷水中，在不长时间内，其血自止。即移开水盆，拭干其发，用药物调理。如患者系短发或光头，可用毛巾两条浸入冷水中，将一端搭在患者头上，也可收到同样效果。但要注意在鼻衄止后，即将水盆移开，拭干其发，不可浸水过久，久则周身冰冷，须安卧在暖被及棉絮内，略饮开水，则自然温暖如常。

2. 将本人头发剪下一绺，烧成炭，研极细末，吹入衄血鼻孔内，止血功效较好。用初生婴儿剃下的胎发烧研吹鼻止血，疗效亦高。但一般常人头发烧研也可用。

3. 独头蒜1枚，剥去外皮及内膜，捣成泥，贴在足心涌泉穴处，左鼻孔衄贴右足心，右鼻孔衄贴左足心，左右鼻孔俱衄则两足心俱贴。待自觉有蒜气触鼻、衄渐少以至全止时则去蒜，敷贴过久，恐引起发疱。如无独头蒜，多瓣蒜亦可用。

方药　黄连、黄芩、黄柏、栀子、丹皮、生地、白芍、制牛膝各10克，制龟甲、龙骨粉、牡蛎粉、旱莲草各30克。另用血余炭粉末3克，分3次冲服。

用法　水煎，分3次温服。

方义 鼻衄为常见之病，多由血中火盛，或鼻咽部血络破裂所致。鼻衄轻证，可以自止，重证须用黄连解毒汤（黄连、黄芩、黄柏、栀子）为主方，加丹皮泻血中伏火，生地平血逆，合旱莲草补肾而止衄，白芍敛阴和营，龟甲、龙牡粉滋阴潜阳，更加血余炭同气相求，入肝肾补阴止血。制牛膝引诸药与血下行而不上逆，则衄可止。

病例 患者周某，男，30 岁。鼻内出血，三日夜不止，血液点滴从鼻中经常流出，用药棉堵鼻则血从口中溢出。诊脉洪大，尺部无力，舌红苔少，面色潮红。是为血中伏火过盛，迫血上行，鼻中血络破裂所致。拟泻火滋阴潜阳补络法。用上方两剂而止。后以滋阴和阳补虚之剂善其后。

咳 嗽

证候 喉痒、气逆、作呛，前人以有声无痰为咳，有痰无声为嗽。有声有痰为咳嗽。

病因 由于外邪风、寒、暑、湿、燥、火或内伤等各种原因犯肺所致。

治法 辛凉轻清宣散。

方药 冬桑叶、杏仁泥、炒枳壳、前胡、甘草各 10 克，桔梗 6 克。

用法 水煎，分 3 次服，可续服 3～5 剂。

方义 本方系手太阴肺经药。因肺所生病为咳嗽上气、喘渴、烦心、胸满等症，故用冬桑叶之气味甘寒，祛风燥湿，走肺络而宣肺气；同杏仁之气味辛甘苦温而利，除风散寒，解肌泻肺，降气行痰为主；佐以桔梗之气味苦辛而平入肺，泻热散寒，开胸利膈，行气消痰；合前胡之气味辛甘苦微寒，畅肺气，解风寒，理胸腹，下气降火，消痰止咳；加枳壳之气味甘苦微寒，化痰行气，止喘散结，消胀治咳；更用甘草之气味甘平中和，泻心火而补脾胃，以资肺气生化之源而保护肺脏。甘草合桔梗名甘桔汤，能治咽喉口舌诸病。桔梗合枳壳名枳桔汤，有通肺下气，利膈祛痰之力。本方药只六味，是合桑杏汤、甘桔汤、枳桔汤等方加减组合而成。可以再随证加减之。

按语　上面处方，既可作为治一般咳嗽的通用方，也可作为治各种咳嗽的基本方。

加减

1. 风咳　咳声清高，痰少，舌红苔白薄，脉浮数。本方可加薄荷6克，牛蒡子10克（炒打），辛凉以散风。

2. 寒咳　咳声稍重，痰不易出，色白，舌苔白薄，脉象浮紧，或有头痛。本方可加紫苏、陈皮各10克，辛温以散寒。

3. 湿咳　咳声重浊，痰白不稠，或头闷身重，舌苔白厚腻滑，脉象缓细。本方可加苍术6克，厚朴、陈皮、茯苓、法半夏各10克，辛温甘淡以去湿。

4. 热咳　痰胶黏稠，色黄，或胸中隐痛，舌红苔白或黄，脉象洪数。本方可加马兜铃，天花粉各10克，鲜苇根30克，川贝母6克（研细冲服），轻苦微辛微寒以清热。

5. 燥咳　咳声清扬，痰少难出，多有喉舌干燥，津液不足，舌红，苔少不润，脉象浮涩。本方可加沙参、贝母、瓜蒌皮、知母、陈皮白各10克，甘微苦寒轻剂以化痰生津润燥。

6. 火咳　干咳无痰，气上冲喉，口干、舌燥，舌苔白薄或黄而不润，脉多洪数。本方可加天门冬、玄参、知母、天花粉各12克，生石膏15克。苦、甘寒以泻火滋阴。

7. 瘀血咳　咳嗽痰少，痰中时带血丝或血点，胸肋及胁间时发刺痛，舌尖或舌边有明显瘀血点。本方可加紫菀、茜草、降香、鹿角霜各10克，桃仁泥6克，血竭粉、三七粉各3～6克（冲服）等味，以消瘀活血。

8. 老痰咳　痰胶色黑凝结成团，咳不易出，如吐在水中即沉于水底，口燥咽干，若饮开水则痰易出，老年及平时有吸烟嗜好者，多有此痰。本方可加旋覆花、芒硝、捣瓜蒌子各10克，青黛拌蛤粉、海浮石粉各15克。亦可每日在饭后吞服礞石滚痰丸3克，每日1次。切忌辛温燥热之药，只宜用此等咸寒、辛甘寒之味，逐渐化除。

9. 寒湿咳　痰稀色白，咳不易出，得热则咳缓，遇寒则咳剧，苔白舌淡，脉象浮紧或沉迟。本方可加陈皮、法半夏、白茯苓各9克，干姜、桂枝各5克，辛温甘淡以散寒除湿。

劳伤呛咳

证候　喉痒呛咳，只咳半声（俗名干呛或名干啃），干呛无痰，饮食不为肌肤，形体日见干瘦，久则声音嘶嗄，舌红苔少，脉象细数。

病因　劳伤气分，气为水之母，气伤则水之化源渐少，津液日枯，久则气病及血，转为干血劳。

治法　甘寒益阴生津（民间验方）。

方药　鲜白茅根（剪去节、抽去心）60克（愈多愈好）。

用法　将茅根洗净，用小瓦罐加水令满，慢火熬至茅根沉于罐底为度，用以代茶饮。要每日连续不断服100日，其病自愈。

方义　本方治劳伤气分，证现呛咳无痰，每次只咳半声，食少、形瘦，久则骨蒸盗汗，声音嘶嗄，或咳血而死。只用一味鲜茅根，去节熬水代茶，连服百日不断，其病可愈。须知白茅根为《神农本草经》之中品，气味甘寒无毒。主治劳伤虚羸，补中益气，除瘀血，血闭寒热，利小便，止吐衄诸血。所以要用新鲜，不用干的，是取其水分足，药力全。去节去心是取其畅气血经络。要熬至茅根沉底，是取其药汁尽出。要连服百日不断，是取其药力连贯，能去瘀滞，活气血，祛邪务尽，以防死灰复燃。

病例 1936年，张某，男，35岁。证候概如上述。按本方制药、熬药、服药，坚持至六十日后，其效方显。服满百日，精神、饮食、体质、劳力均恢复正常。至今年愈60，人尚健在。曾以此方转治其他劳伤病人，无不见效。因特详细录出，一以供走访证实其疗效，一以供热爱祖国医药的同志参考。

哮　喘

证候 初起咳嗽痰不易出，气逆冲上，喉中作响，渐至声如曳锯，坐不得卧，只能俯首向前，呼吸均感困难，甚则肩抬肋陷，有的多在冬春病剧，有的夏季反重，也有四季都发，但发作多因气候变化引起。有连发数日不休，有每日夜间必发，有正午和夜半定时发作等不同。

病因 一由肺胃先有伏热，后感风寒诱发。二由初因风寒客于上焦，久则化热，后遇气候异常续发。

治法 宜先用按摩法缓其冲逆，平其哮喘以治标；继用散寒解热，化痰降气之加减射干麻黄汤以治本。

按摩法　医者在病者背后，将两手搭在病者两肩上，用两手大拇指各按在脊柱两侧肺俞穴上，以轻重合度的手法按揉，连续三至五分钟，其喘立止（肺俞穴在第三胸椎下各旁开寸半许，大指在按揉时要略向下推）。

方药 炒枳壳、炙麻黄、桔梗、炙甘草、杏仁泥、前胡、款冬花、紫菀、法半夏各10克，海蛤粉15克，细辛、五味子各2.5克，鲜生姜3片，大枣3枚。

用法 水煎1小时，分3次温服。此系成人剂量，如1至3岁小儿1剂可分3日，15次服完。4至8岁儿童1剂可分2日，8次服完。如久病重病，可连服3剂，其哮喘当平，至少要大见减轻，还可继续服3剂，再停药观察。本人体会，如患者用过激素，则服此方疗效较差，如未用过激素，则疗效较佳。一般服此方 3 剂，其哮喘即平。经过观察，有些新发轻证，服药 3～5 剂后，即未再发。

方义　以《素问·至真要大论》中“诸气膹郁，皆属于肺”；“诸痿喘呕，皆属于上”；“诸逆冲上，皆属于火”为依据。因本病是火热痰饮为本，风寒水气为标。由于痰饮与火热内伏于中上二焦，再经外感风寒水湿，使热邪火气不得外散，火性炎上，转挟痰饮上冲，故哮喘气逆而声如曳锯。在治法上如徒用降逆，不加升散，或徒用升散，不加泄热，则病必不除。是以宗“火郁则发之，”“肺苦气上逆，急食苦以泄之”，“肺欲收，急食酸以收之，以酸补之，辛泻之”之旨立法，采用《金匮·肺痿肺痈咳嗽上气病脉证治》治“咳而上气、喉中水鸡声”之射干麻黄汤。去苦平有毒之射干，易以咸平无毒，清热利湿，化痰定喘，降逆下气之海蛤粉为主药；更加桔梗以助麻黄、细辛、生姜之辛温宣散，升提开发；再加杏仁、前胡、枳壳、法半夏、款冬花、紫菀、五味子之降逆，敛肺、化痰、下气；合甘草、大枣之甘温补益脾胃，润肺和中。是升中有降，散中有收，温中有清，泻中有补，故能收到止咳定喘，降气化痰，散寒清热，利湿行水，敛肺安胃之功。历年治愈病人甚多，兹略举典型病例数则如下：

病例

1. 1967 年 7 月，患者王某，女，9 岁。哮喘经年频发，冬季更剧，发作则倚息不得卧。连服本方数剂，至今 7 年病未再发。

2. 1968 年 9 月，患者阮某，男，7 岁。患哮喘五年，夏季反较冬季为重，近一年来发作频繁，经用各种西药及中药并外治敷贴等法，效均不显，痰发则咳声重浊，痰不易出，继则喘息有音，连日不止，连服本方 8 剂，愈后至今，逐年走访，病未复发。

3. 1968年11月，患者王某，男，1岁。初生两月即患哮喘，屡治无效，由豫来汉，住某医院九月余，不但哮喘未愈，而且发展为鸡胸，惟以激素维持现状。服本方两剂（3日1剂），西药全停，至第七日复诊，哮喘已平，嘱续服数剂，经过一月，哮喘未发，鸡胸渐平。1969年5月，其母来信谓病未再发。

4. 1969年3月，患者郑某，女，47岁。哮喘经数年，有时睡中病发，动则喘息，服本方10剂而愈。

按语　大凡哮喘病人，多由肺受邪侵，痰饮壅塞，致气机升降失常。上述各例症状为临床一般表现，其发病原因除本节所述两种外，尚有偏热、偏寒、偏虚、偏实等不同病型，另分述如下。

寒邪挟水饮喘

证候　素有咳嗽气逆，遇寒则发喘促，发时呼吸迫促，喉中痰响，如水鸡声，甚则张口抬肩，肋骨下陷，坐不能卧，日久不愈，脉象浮紧。

病因　肺中水饮停蓄，再加寒邪外束，饮邪与寒邪相搏，故上逆作喘。

治法　散寒、涤饮、降逆、定喘，加味小青龙汤。

方药　麻黄、桂枝、杏仁、法半夏、炒白芍、炙甘草、紫菀、款冬花各10克，干姜6克，五味子3克，细辛2克。

用法　水煎，分3次温服，3剂。

方义　水饮蓄于肺，寒邪束于外，故用麻黄辛温发散，宣肺定喘为主药；佐以桂枝、甘草辛甘温和，白芍酸寒、五味酸温以收敛肺气，细辛、干姜辛温散寒行水，半夏逐饮降逆，杏仁辛苦甘温降气化痰，更加无论寒热虚实之咳逆上气用之皆宜之款冬、紫菀二味，以辛温润肺。

病例　1958年2月，患者张某，男，2岁。疹后溺水受寒，恶寒发热无汗，咳嗽作喘，渐至不食作呕，经某医院等治疗月余不效，已经音哑气促，前来就诊。见鼻煽孔张，目睛直视，喉间痰鸣，声如曳锯，脉象细弱，苔黄中厚，病已危笃。臆断为寒饮犯肺，更挟食滞。先用本方化饮定喘，继用消导安中和胃健脾，治疗经月而愈。

下元虚寒喘

证候 素体虚弱，经常短气畏寒，常于夜半突然发喘，坐不能卧，俯不能仰，脉象沉细，身半以上汗出，两足逆冷如冰。

病因 肾气大亏，下元虚冷，再受寒邪侵袭，致虚阳浮越于上，气不归元，夜半为阴极阳生之时，所以病发较甚。

治法 扶阳抑阴，补虚纳气，降逆定喘。

方药与用法

1. 黑锡丹 30 克，分 4 次服。高丽参 10 克熬汤送黑锡丹，每隔 3 小时 1 次。如无高丽参，可用党参 60 克代之。

2. 小青龙汤加杏仁、款冬花各 10 克。加水 2 磅，熬成 1 磅，1 日分 3 次温服。每隔 4 小时 1 次。

方义 丸用黑锡丹，以治真元亏惫，阳气大虚，肾不纳气，虚阳浮越之证。并有升降阴阳，除痰定喘等多种功效。用参汤吞服，则培元固本补肾纳气之功更显。汤用小青龙加味以散寒除饮，是标本兼治之法，所以收效更速。

病例 1934 年冬，李姓妇，47 岁，素体虚弱，不耐风寒，病发证象，概如上述，投以此法而安。

热　喘

证候 多发于夏季，发则咳喘气促，声如曳锯，汗出恶热，脉象洪数，舌红苔少。有时得热则喘，得凉则安，所以冬季病愈，春暖病发，暑季则剧。

病因 由肺经原有伏热，或寒邪久伏化热，再由外热引动内热，所谓“诸逆冲上，皆属于火。”

治法 辛凉宣散，加味麻杏石甘汤。

方药 生石膏粉15克，麻黄、桔梗、甘草、杏仁泥、款冬花、紫菀、前胡、炒枳壳、瓜蒌皮各10克。

用法 水煎，分3次温服，可连服5剂。

方义 麻杏石甘汤为治肺家热证之主方，以麻黄宣肺散热，杏仁降气定喘，石膏味甘辛性寒而清热，甘草性味甘平补土泻火而生金，更加瓜蒌、枳壳去郁热而祛痰，款冬、紫菀能润肺而降逆，前胡畅肺气而降火化痰，桔梗入肺经开滞泻热。

病例 1966年3月，患者刘某，女，15岁。咳则发喘，病已8年，冬春稍缓，夏秋则剧，病证概如上述，投上方7剂而平。次年3月患者来云：自去春服药病愈后，病未再发，而且身体较前发育。特来致谢。

虚　喘

证候 经常咳嗽，痰多色白，或稀或稠，动则呼吸促迫，步行或轻微劳动，亦气短不续，吸短呼长，甚则张口抬肩，面紫汗出，胸部膨大，显著向前突出，脉象滑数，舌红苔白而滑。

病因 久病及肾，下元空虚。因膻中为气之海而肺主出气，命门为元气之根，而肾主纳气。今肾气大虚，不能摄纳真气，故短气不足以息，古人称为肾喘。肺气肿病人气短不续，皆由肺肾俱虚所致。

治法 补肺滋肾，益气生精，止咳定喘。

方药 全蛤蚧1对（酥炙），红参、川贝母、炒知母、桑白皮、桔梗、前胡、款冬花、苦杏仁、粉甘草、白茯苓、广陈皮、党参、北条参各60克，姜半夏30克。

用法 上药除蛤蚧酥炙令枯外，余药共炒焦，合研极细末。发病时，每次服3克，每日服3次，开水送下。不发病时，每次服1.5克，每日饭前服2次。症状控制后，可停药观察。

方义 人参蛤蚧散，药只八味，原用以治肺痿失音，咳唾脓血。今用以治肺气肿，因人参甘平，大补肺中元气而治虚咳喘促；蛤蚧咸平，（或云甘温）补肺润肾定喘；茯苓、甘草甘平益气，治烦满咳逆；贝母、知母苦辛性寒而清肺化痰；杏仁苦辛甘温治咳逆喘促；桑白皮甘辛而寒以治肺气喘满；更加党参以补阳气，条参以补阴气；半夏、陈皮以行气化痰；前胡、桔梗以利膈止咳；款冬花润肺化痰。组合成剂。本方大义是以大补肺肾而培真元之气为主。定喘止咳、降气化痰为辅。

病例 1972年9月，患者阮某，男，58岁。素体瘦弱，经常咳嗽气促，渐至动则发喘。住院疗养日久，病势逐步加重。年来很少活动，多半卧床休息，近更增剧，转侧即气逆喘促，起坐需要人扶持。今诊脉缓细弱，寸口略浮，尺部空乏。印象为下元亏损，肺肾俱虚，元气已惫，非寻常小剂能医。投以本方，经常照服，近几年来，病根虽未能除去，但能缓慢活动，行止坐卧，不须他人扶持。

实 喘

证候 喘促气急，呼吸极端困难，眼闭口张，颈项肿，面唇青，胸廓膨隆，四肢厥冷，口出白沫，喉中痰鸣如曳锯。

病因 痰饮水气，闭塞肺络。

治法 苦降辛开，化饮泄闭，降逆定喘。加味葶苈大枣泻肺汤。

方药 葶苈子（米炒）、桔梗、前胡各10克，苦杏仁、炒枳壳各15克，炒莱菔子30克，大枣7枚。

用法 水煎，频频灌服。

方义 本病为痰饮或水气阻塞肺络而喘促，故用加味葶苈大枣泻肺汤，用葶苈子苦辛大寒泄肺中水气以定喘，大枣甘温补脾土，更加枳壳、前胡、杏仁、莱菔子之苦寒辛温利肺下气化痰。桔梗之苦平开胸利膈。

病例 1928年夏，患者聂某，女，20岁。病由劳累汗出，渴饮凉水过多，入夜发热，咳嗽气促。因当时天花流行，医者误为天花，治用温补，使病势急剧恶化。证象一如上述。当为之按摩肺俞穴10多分钟，喘促得以暂时缓解，再以上方代茶频频灌服，2剂而平。

肺虚痰喘

证候 阵发性喘息，发则坐不能卧，抬肩陷肋，呼吸气短促迫，汗出肢冷，脉象弦数，舌苔白滑，舌质紫暗，痰多色白，咳极难出。

病因 正气大虚，真阴亏损，阳气浮越，痰饮内盛。

治法 益阴和阳，潜镇摄纳，化痰涤饮。

方药 白石英粉30克，青黛拌蛤粉15克，北条参、煅龙牡粉各24克，川贝母、炙紫菀、款冬花、竹半夏、远志肉、白茯神、冬瓜子各10克。

用法 加水3磅熬成1磅，1日分3次服。另用西洋参15克炖汤兑入药汁中同服。

方义 本病为阴虚阳浮，气不归元。故用西洋参、北条参滋阴增液；白石英温润化痰，重镇摄纳；青黛拌蛤粉清热化痰，治咳逆上气；茯神、远志、龙骨交通心肾，止汗定喘；款冬花、紫菀润肺化痰；竹半夏、贝母下气除痰；冬瓜子益气除烦。

病例　1962年春，患者徐某，男，57岁。素有烟酒嗜好，经常咳嗽气促。1961年入冬以后，咳嗽作喘，逐渐加重，形成上述证象。邀往天门县会诊。投以上方3剂，喘汗气逆都平，后经调理而安。

咳喘肿胀

证候　咳嗽、恶寒、发热、头疼，渐至面目肢体浮肿，更加气逆喘促，呼吸不利，口渴无汗，小便不利，舌苔白滑，脉浮弦紧。

病因　由于外感风寒，肺失肃降，水道不能通调，水停不行，以致泛滥肌表，发为喘胀。

治法　辛温发表以宣肺，甘淡利湿以理脾，用苓桂术甘汤与麻黄汤加味以开鬼门，洁净府。

方药　麻黄、桂枝、桔梗、炙甘草各6克，杏仁泥、白术、茯苓、陈皮、前胡各10克，姜皮1.5克。

用法　水煎，分3次温服。

方义　本病由外寒未解，更加水气泛溢于皮肤之间，是以咳喘肿胀，故用麻黄、杏仁、甘草、桂枝、茯苓、白术等，是合苓桂术甘汤、麻黄汤，更加桔梗、前胡、陈皮、姜皮组成，以发汗解表，止咳定喘，消肿退热。

病例　1938年春，患者张某，女，6岁。证状概如上述，服上药1剂，得微汗出，寒热难平，喘嗽肿胀未消，续服2剂而愈。

肺痨（肺结核）

证候　经常咳嗽，痰中带血，胸中隐痛，每日午后潮热，两颊常赤，盗汗食少，形瘦，脉象细数，舌红苔少，神倦乏力。

病因 肾阴虚则水亏火旺，肺被火灼则阴液日耗，因之肺损络伤，咳痰带血，俗称肺痨。又称痰火病。

治法 先用清热养阴，润燥化痰，止血镇咳，继用培元固本，补土生金，肺肾双补。

方药与用法

1. 冬桑叶、天门冬、紫菀、款冬花、百部根、甘草、枇杷叶、甜杏仁、桔梗、前胡各 10 克，白茅根 30 克，川贝母 6 克。

加水浓煎，分 3 次温服，可连服十数剂，亦可间日服 1 剂。

2. 膏剂：太子参、北沙参、明玉竹、怀山药、白茯苓、天门冬、甜杏仁、生熟地各 120 克，生甘草、紫菀、百合各 60 克，五味子、川贝母各 30 克，白茅根 240 克。

制法 上药多加水浓煎两次，滤去渣。另用冰糖 1500 克，先烊化熬至滴水成珠，后加入药汁收成膏，瓷瓶密贮，埋入土中七日后取出。

服法 每次服 1 大匙，滚水化下，日服 3 次。

方义 本病以肺损络伤，咳血潮热，食少形瘦为特征。故用白茅根、甘草、天冬清热滋阴；贝母、紫菀、款冬花润肺止血；桑叶、桔梗、前胡开畅肺气；枇杷叶利气消痰；百部根既能清肺热止咳嗽，又能治骨蒸潮热之传尸痨。但此汤药方先用以治肺痨病之标，还须膏药方续服以治肺痨病之本。前人常借朴素唯物论五行子母相生相克之理，来代表五脏相互促进、相互制约之用，认为肺以脾为母，肾为子，如脾虚则肺之生气失养，肺虚则肾之化源告竭。治法以虚则补母，是肾虚当补肺，肺虚当补脾，故用生熟二地与五味子以补肾，北沙参、太子参、天麦冬、百合、玉竹、甜杏仁（即巴旦杏仁）以补肺，山药、茯苓、甘草以补脾，更加紫菀、贝母、白茅根以止血润肺，重用补中益气、止痛解毒、除众病、和百药之蜂蜜合上药熬膏常服，使土旺金生水足，土旺则脾不受制，金生则肺不受刑，水足以滋肺则百脉调和，肺痨自然可愈。

病例 1953 年春，患者曾某，男，28 岁。素有劳伤，日久不愈，渐至形成上述证象，先后用上二方治疗获愈。

肺痨大量咳血

证候 肺痨日久不愈，形瘦食少，盗汗潮热，经常咳嗽，但有咳嗽不带血的，有时痰中少量带血的，今乃大量咳血，甚至咳血盈碗成盆。

病因 阴虚火盛，肺损络伤。

治法 张锡纯有补络补管汤，今师其意，而自拟二方，按脉象与血色择而用之。如脉洪数，血色紫暗，则用第一方，如血色鲜红，脉象细数，则用第二方。

方药与用法

1. 锦纹大黄（酒炒）、黄连、黄芩各 10 克，生地黄 30 克，侧柏叶 60 克。

加水熬浓汁，分 3 次温服。本方可 1 日服 2 剂。

2. 白及粉 60 克，三七粉、血余炭粉各 30 克。

三味共研极细末，每次 6 克，米汤调成稀糊状服，每日 3 次。如用真正藕粉和药末滚水调成稀糊状亦好。如用西洋参熬汤送药更好。

（注：脉象细数则用第二方，但不能用第一方。反之，前症兼用此第二方则效果更显。）

方义 肺痨大量吐血，当由肺损络伤所致。治法要以脉象与血色为主，而用泻火止血与收涩止血两法。如脉洪大是火盛之象，血紫暗是血热之征。故用大黄、黄连泻心汤加生地黄、侧柏叶以泻火而凉血，火降热平，则血自不妄行。如脉象细数，为阴虚之象，血色鲜红为血热不甚之征。故用发炭、三七、白及共为粉末，补血止血，收涩所损伤之肺络，则血自止。或谓本方无补药，是不知三七乃补血之圣药。赵学敏称昭参·引《宦游笔记》云："其味微甘而苦，颇类人参，人参补气第一，三七补血第一，味同而功亦相等，故人并称曰人参、三七为药品中之最珍贵者。"今人每用三七只知其能止血消瘀，不知其为补血第一良药。特表而出之。

病例　1963年春，曾某，男，37岁。患肺痨咳嗽吐血，服肺痨节中两方治愈后已经10年未发，自谓全愈。后因劳累过重，忽大量吐血，自服原汤方不效。故来诊，察得脉象细数，血色鲜红，投以第二方粉剂，用党参60克熬汤送下，3日而愈。用原来药膏方配服两料，至今未发，人尚健在。患者曾以此方传之他人，服之均有显效。

支气管扩张咯血

证候　既往无肺痨病及胃病吐血史，只觉胸中有轻微热痛感，忽觉喉头如有物而作痒，即随咯而出。一般无发热恶寒现象。有不咳嗽吐痰而纯咯血的，也有咳痰带血的，但痰与血界线分明，如兼感外邪，则大量咯脓样痰，其痰在搁置后每分三层，咯血无定时，血量或多或少，有的咯血数口或断续咯血数日而自止。不发病时身体如常人，病时脉象浮数无力，舌红苔白。

病因　肺气先虚，阴火内盛，肺络损伤。

治法　甘温平剂，益胃润肺，滋补气血。以食物疗法与药物疗法并行。

方药与用法

1. 食物疗法：百合鲜者90克（干者60克），冰糖60克，活鲫鱼一尾（大者佳）半斤以上可用。

将百合洗净，分片，鲫鱼去鳞、肠杂及腮洗净，将冰糖放鱼肚内，同百合放入锅中加适量冷水，火上煮熟，不加油盐酱醋，吃鱼、百合，并渴汤，能在1个月内吃5～7次为好。

2. 药物疗法：北条参、生黄芪、白术、白茯苓、甘草、陈皮、半夏曲、炒黄芩、五味子、生地、丹皮、山药、薏苡仁、百合各10克。

水煎，分3次温服。1日1剂，5剂为1疗程。

禁忌　鸡、鸽、牛、羊、狗肉，猪头，猪蹄，虾，蟹，鲤、鲇、河豚、黄颡鱼，葱，蒜，姜，椒等发物，更不能喝酒。

方义　支气管扩张咯血，祖国医书无此病名记载。临床类似证情甚多，根据脉浮无力为气虚之象，脉数为火盛之征，咯血为络伤所致。所以采用甘平微温治内伤络血之民间验方。取百合之甘平、补肺益气止血；冰糖甘平，生津泻火；鲫鱼甘温、益胃和中以补肺气；更以罗天鹏之《集验良方》中吐血效方，取六君子汤加山药、百合、黄芪、苡仁以补中益气，健胃润肺；佐以丹皮泻血中伏火，黄芩泻火坚阴，生地凉血滋阴，五味子敛肺止血。所以用于临床，不仅治支气管扩张咯血有效，即肺痨虚损吐血、胃病络伤呕血，也能收到一定效果。

病例　1968年秋，患者廖某，男，24岁。既往无咳嗽带血或呕血史。年来每月周期性咯血一次，有时成盆盈碗，吐后自止，下月又发，多方治疗不效。投以本节食物疗法与药物疗法，交替服用一月，以后未再复发。

第三章 消化系统疾患

急性咽炎及口腔炎

证候 急性发作，咽头或口腔与舌面溃烂肿痛，色呈深红，溃疡表面白腐，凸出黏膜之上，甚则有臭秽气，妨碍饮食，四肢温暖如常。脉多洪数。

病因 热毒实火内发。

治法 滋阴降火，清热解毒。用增液汤加味。

方药 金银花 30 克，连翘、生地、玄参、寸冬各 15 克，丹皮 10 克，生石膏 15 克，白芍 10 克，甘草 10 克，竹叶 10 克，车前草 15 克，薄荷 10 克。

用法 水煎，代茶频服，可连服 3～5 剂。

方义 《素问·阴阳应象大论篇第五》云："水为阴，火为阳"，"阴胜则阳病，阳胜则阴病"。今热毒内发，咽、舌、口腔糜烂，是火盛则伤阴。故用玄参、麦冬、生地增液以滋阴固其本；生石膏、竹叶泻气分之火；丹皮、白芍泻血分之火；薄荷使郁火上散；车前引毒火下行；银花、连翘败毒；甘草解毒泻火协和诸药，合成滋阴泻火败毒之剂。确诊为实火用之即效，如属虚火，虽多用久用亦不见效。须通过实践方知。

病例 1938 年秋，黄某，女，23 岁。咽痛不能饮食，体温略高，脉象浮数，舌红苔少，咽头红肿，上有白腐如脓样粘稠液，病已两日。臆断为实火上升，宜滋阴泻火，针药并施。先针两手拇指内侧爪甲角韭叶许少商穴，以三棱针点刺，放出乌血如豆大，立时可以缓缓吞咽，并外吹锡类散于肿处，更服上方而平。

附锡类散　焙象牙屑，珍珠各1克，飞青黛2克，冰片0.3克，壁钱（俗名喜儿窠）20个，西牛黄0.3克，人指甲（男女各半）0.3克（煅），共研极细，瓷瓶密装勿泄气。吹患处。

慢性咽炎及口腔炎

证候　发作缓慢，咽部或口腔及舌面发生溃烂，色呈淡红或紫暗，溃疡凹陷在粘膜之下痛亦不甚，饮食勉强能入，屡投滋阴降火剂不效，炎症持续数月或经年不退，其特征为两下肢常冷，两足如冰，脉多沉缓。

病因　阴寒虚火，循足三阴经脉上炎。因足少阴肾经之脉挟舌循喉咙。足太阴脾经之脉挟咽连舌本散舌下。足厥阴肝经之脉循喉咙上颃颡。

治法　温补肝肾脾三阴经脉，引火归元。用肾气丸加味。

方药　肉桂末1.5克捣，熟地15克，山萸肉10克，山药15克，泽泻10克，丹皮10克，北细辛2克捣，玄参15克，茯苓10克，熟附片10克，车前子10克，牛膝10克。

用法　开水泡1小时，慢火煨2小时，分2日4次服，以10剂为1疗程。如服药5～7剂，症状完全消失，即可停药。

方义　本节同为口腔炎症，但属虚火，其症状与上节对照，则虚实自明。故用加味肾气丸，以熟地滋阴补肾，山药益肺补脾，山萸涩精补肝，茯苓泻脾而交通心肾，泽泻泻膀胱利湿行水，牡丹皮泻火而凉血除烦，肉桂补肾命之火，附子收上炎之虚阳，车前子渗膀胱湿热，牛膝引诸药下行，玄参泻无根之火，细辛治口舌之疮。玄参与细辛同为肾经本药，但一热一寒，均治咽喉口舌之病，同捣并用有相互制约之意。更加甘草既能治少阴咽痛，又能协和诸药，使之奏功。

病例

1. 1968年夏，王某，女，37岁。口舌咽喉经常溃烂作痛，咀嚼吞咽皆碍，每次发作半月左右自愈。而两眼随即发赤刺痛，入夜尤甚，经三日亦自愈。而口疮又继之复发。按此规律，周期交替发作。在两病复发之始，治亦不愈。在口疮半月，眼痛三日，不治均能自愈。此愈彼发，循环往复，已经八年，下肢四季常冷。与上方10剂而愈，至今病未复发。

2. 1968年秋，李某，男，33岁。咽喉常觉有异物感，咽津则梗阻，经过年余，续发咽痛和口舌生疮，色紫暗不肿，双脚常冷，屡治无效。投此方五剂而平。因改作丸剂以冀根治。后经走访，至今病未复发。

3. 1970年夏，林某，男，35岁。口舌生疮，经年不愈，服中药百数剂及各种消炎药物不效。视疮色淡红，溃汤凹陷。脉缓细弱，服此方8剂而愈。后多次走访，未见复发。

急性胃肠炎

证候 先觉脘痞闷胀，次则腹中剧痛，继则呕吐酸馊食物及泻利稀黄水，便中带不消化残渣，甚则脱水，目眶凹陷，精神疲乏。

病因 饮食生冷不洁的或腐败有毒的、有刺激性及难于消化的食物，使脾胃之阳俱伤。胃阳伤则吐，脾阳伤则泻。

治法 芳香化浊、安胃、理脾、和中，正气散加味。

方药 藿香10克，厚朴10克，法半夏10克，白茯苓15克，陈皮10克，炙甘草10克，黄连5克，吴萸5克，苍白术各10克，紫苏10克，神曲10克，生姜3片。

用法 水煎，分数次温服，可连服3剂。

方义 脾胃阳伤，升降运化失常，则吐泻交作。故以藿香、紫苏芳香解秽；半夏、陈皮、生姜和胃止呕；苍白术、甘草、茯苓健脾止泻，厚朴、神曲理气调中，消食开胃；吴萸、黄连温中下气，泻火燥湿，并治吐酸。凡一切饮食不洁引起的吐泻病，都可用本方治之。

慢性胃肠炎

证候 经常胃脘胀闷，按之作痛，知饥纳少，嗳饱气逆，头痛眩晕，腹中雷鸣，大便有时燥结数日不行，有时稀溏带黏液，日下 3～5 次，绵延数月或数年。

病因 主要由饮食饥饱不均，导致脾胃衰弱，日久中焦阳微，失其健运，故胀闷纳少。湿热蕴于下焦，气机滞阻，故便结或溏。

治法 温中扶阳，健脾益胃，利湿除热。七味白术散加味。

方药 藿香 10 克，煨葛根 10 克，茯苓 10 克，焦白术 10 克，桂枝 5 克，炙甘草 10 克，法半夏 10 克，炒党参 10 克，陈皮 10 克，木香 10 克，枳壳 10 克，黄芩炭 10 克，生姜 3 片。

用法 水煎，分 3 次温服，10 剂为 1 疗程。

方义 胸脘胀闷纳少，乃中焦阳微失运。大便或结或溏，是下焦湿热滞阻。故用参、术、苓、草、陈、夏、桂枝，扶阳补气以温中涤饮；藿香、木香、葛根芳香化浊以升阳行气；黄芩炭以除大肠湿热；炒枳壳以散胃肠气滞；引以生姜开胃调中。凡肠胃日久失调，纳少便通不整，可以本方治之。在此必须说明，上节与本节之急性与慢性胃肠炎，乃临床常见之病，上节是以正气散、平胃散、左金丸综合加减，本节是以七味白术散加味为剂，亦是临床常用之方，义浅易明，故不举例。

寒吐

证候 每日饭后觉脘中胀闷作痛，气逆嗳饱，食物随之而吐出几口方快。

病因 由于食后寒邪侵袭，客于胃脘所致。

治法 苦辛甘热，扶阳和中，温胃散寒，不换金正气散加味。

方药 吴萸10克，炮干姜10克，黄连炭5克，法半夏10克，苍术10克，陈皮10克，藿香10克，茯苓15克，焦山楂15克，炒建曲10克，炒麦芽10克，厚朴10克，炙甘草10克。

用法 水煎，分3次温服。可服3剂。

方义 寒邪客于胃中，胃失和降，致饭后胀满嗳饱，吐食几口方快。故用《局方》不换金正气散之苍术、厚朴、陈皮、甘草、半夏、藿香等辛甘苦温以治胃寒呕吐为主；又用丹溪方保和丸中茯苓、神曲、山楂、麦芽等酸甘咸温以开胃调中，消食除胀为佐；更加吴茱萸、炮干姜辛苦大热以温中焦而下气，除胃冷而守中；借黄连炒炭减轻苦寒之性味为引导入胃以逐寒而止吐。

病例 1971年春，刘某。述因饭后即出外受寒，当觉胃中不适，胀满，气逆嗳饱，随将食物呕吐而出，从此每日如是，已经月余。投以此方3剂而安。因原有肝炎，后即更方治疗。

寒　泻

证候 泻利完谷不化的水样便，色白气腥，腹中雷鸣隐痛，脉象迟缓细弱，舌苔白滑，四肢不温。

病因 饮食生冷，寒邪直伤脾阳，或衣被单薄，或卧阴冷湿地，寒邪侵袭入里，火衰阳弱，脾湿肠寒，正与《黄帝内经素问·阴阳应象大论篇》："湿胜则濡泻"，《灵枢经·师传》："肠中寒，则肠鸣飧泄"之文相符。

治法 散寒祛湿，温中扶阳，益胃健脾。理中汤、白术散合剂加减。

方药 藿香10克，草果仁10克，苍白术各10克，党参10克，茯苓10克，陈皮10克，煨葛根10克，桂枝6克，炙甘草10克，炮干姜10克。

用法 水煎，分3次温服。可服3剂。

方义 泻因于寒，便稀似水，乃气虚阳微寒盛，脾弱胃虚火衰，故用干姜、草果辛热以祛寒燥湿，暖胃健脾；参、术、苓、草甘温平和以补中益气；桂枝、葛根辛甘性温而升阳，而葛根又为治脾胃虚热泄泻之要药；藿香、陈皮辛温微苦，芳香化浊，理气调中。乃合仲景理中汤，钱乙白术散加减为剂。

病例 1966年冬，石某，男，21岁。因先晚餐冷食又加劳累过度，夜半和衣而卧，天明觉腹中雷鸣、微痛，泻利白色水液，气腥不臭，四肢发凉，脉缓细弱，舌苔白滑，气短无力。投上方3剂，服1剂泻止，2剂而安。

火泻

证候 泻下黄水如注，有急性与慢性之分。急性则每日泻下10次左右；慢性则每日3～6次，有时带不消化食物，肠中雷鸣，多无腹痛，时微时甚，有牵延数月至数年不愈者。其特征多舌红无苔，脉象弦数，手足温暖。

病因 热邪蕴于肠中，水谷未能运化，即直趋大肠而出。《灵枢经·师传》“肠中热，则出黄如糜”。此与寒泻水谷不化色白气腥有别。

治法 清热泻火，苦寒坚阴。葛根黄芩黄连汤加味。

方药 煨葛根10克，黄芩炭10克，黄连炭10克，白芍10克，生甘草10克，桔梗10克，大豆卷15克，广陈皮10克，金银花15克。

用法 水煎，分3次温服，可连续服5～10剂，以愈为度。

方义 病因于火，泻利黄水如注，故病名火泻。用黄芩、黄连苦寒坚阴止泻而清里热，葛根、甘草甘平生津鼓舞胃气而治泻利。或谓葛根黄芩黄连汤仲景用治太阳桂枝证误下、脉促、喘汗、利下不止，本节只有泻利，并无喘汗，何以亦用此方，更加白芍、豆卷、桔梗、陈皮和金银花？其根据安在？答以此说诚是。不知太阳病桂枝证，医反下之，利遂不止。是误下引表邪入阳明化热所致。本节下利黄水如注，中医名火泻，西医称肠炎。虽非伤寒表邪内陷，其为火邪直犯阳明经可知。所以用葛根黄芩黄连汤加苦酸微寒之白芍，同原方中之甘草，是仲景治太阳少阳合病下利之黄芩汤，后人称此方为万世治利之祖。又加甘平无毒大豆卷，以其有止泻、健脾之功，《本经逢原》谓“入脾胃散湿热也”。李时珍谓：“除胃中积热，消水病胀满”。陈平伯谓：“口渴不利……此温邪由肺胃下注大肠，当用黄芩桔梗煨葛豆卷甘草橘皮之属”。更加甘寒之金银花，甄权与陈藏器皆用此药以“治下澼”、“热毒血痢水痢”，取其能清热解毒止泻。根据以上各论，组成此方，数年来，常用于临床实践，屡收奇效。病例甚多，略举数则，以供参考。

病例

1. 1960年夏，本院张某之女，8岁。先患火泻，经服药治愈，医谓病后体虚，宜用温补，用六君子汤加归芪，服3剂，病复发，较前更重。经过3日，除每日注泻黄水，完谷不化外，神识昏迷，双眼闭合，不语不食，肢体软若无骨，气息奄奄。其母涕泣求治，诊脉细数，舌红无苔。即与此方，1剂泻止神清，3剂全愈。因此病最忌温补，若误用则病必恶变，屡见不鲜。

2. 1962年秋，王某，女，60岁。火泻断续发作，数月不愈，证如上述。投本方3剂，服1剂即平。续服而愈。

3. 1962年春，刘某，男，65岁。经常泻利黄水如注，时愈时发，发则日5～6次，已经数年，屡治不效。投以上方3

剂而安。嘱在日常生活中，禁食辛辣之味及各种酒与公鸡油腻厚味，药物则忌温补，尤以参茸桂附热药为大禁。

慢性结肠炎

证候 大便经常稀溏，色黄带粘液，肠中雷鸣，每日3～6次，多无腹痛，或间有腹中微痛，但痛则作泻，泻则痛止。经月累年不愈。

病因 以湿热蕴结肠中为主要因素，也有由急性肠炎转化，或由泻利补涩过早，病邪留着所致。

治法 清热、泻湿、败毒，用葛根黄芩黄连汤合痛泻要方加黑姜等味。

方药 煨葛根 10 克，黄芩炭 10 克，炮黑姜 2 克，黄连炭 6 克，金银花 15 克，桔梗 10 克，陈皮 10 克，生甘草 10 克，白术 10 克，白芍 10 克，防风 10 克，大豆卷 15 克。

用法 水煎，分 3 次温服。以 10 剂为 1 疗程。

方义 本病亦为火邪蕴结于大肠日久失治所致。故仍用苦寒泻火，清热解毒，治火泻之方。泻久则脾受伤，故加白术以健运之；火邪郁伏已久，故用防风以升发之。若有兼症，可适当加减之。

加减 ①便泻物中如带白黏液，可酌加炮黑姜 1.5～5 克；②如带红黏液，可酌加红曲米（研细）10 克；③如后重气滞，可酌加木香、大腹皮、莱菔子各 10 克；④如胃中有滞，饮食不香，可酌加炒神曲、焦山楂、炒麦芽各 10 克。

病例 1969 年春，撒某，女，36 岁。大便溏泻已 3 年，每日 1～3 次，甚则 3～6 次，便溏带黄脓子或白黏液，有时后重，便泻多在午前，腹中雷鸣作痛多在午后。西医诊为过敏性肠炎，时有低烧畏寒，口干味苦，脉象弦滑，舌红苔白而薄。印象为湿热郁遏于肠中。投以此方。因便中带白黏液，故加黑姜；因后重不爽，故加木香。连服数剂而愈。

痰饮久泻

证候 大便不实，经常溏泻，每日 4～8 次，甚则 10 余次，肠间漉漉作响，腹中不痛。其人素胖今瘦，饮食日少，口干不欲饮，神倦体乏，甚至病经数年不愈。

病因 肾命火衰，不能蒸发脾阳，脾虚阳弱，不能运化精微而成痰饮，故久泻不愈。

治法 温补脾肾，健运中阳，化痰涤饮。六君子汤合四神丸加减。

方药 米炒党参 15 克，土炒白术 15 克，茯苓 15 克，法半夏 10 克，陈皮 10 克，甘草 10 克，白扁豆 15 克，炙罂粟壳 10 克，煨诃子 10 克，肉豆蔻 10 克，干姜 10 克，补骨脂 10 克，禹余粮 30 克。

用法 浓煎，分 3 次温服，10 剂为 1 疗程。病愈即停药，不必尽剂。

方义 泻利日久不愈，累治不效。从素胖今瘦，腹中作响，知为痰饮；从神倦体乏，知为气虚；从经常大便不实，知为火衰脾弱。故用参、术、苓、草、陈、夏（六君子汤）、白扁豆以补气健脾祛痰；肉豆蔻、补骨脂温脾补肾，止泻祛痰；干姜温中消痰，补脾止利；禹余粮涩以固下而治痢；诃子化痰，罂粟壳固肾，均有涩肠止泻之功。组合成剂，以温补脾肾、和中祛痰，则泻自止。

病例 1968 年冬，艾某，男，50 岁。大便经常溏泻，每日 7～8 次至 10 余次，午前泻次较多，每夜子丑之交，肠中漉漉作响，不痛。病起于 1964 年夏，在某使馆工作，素无他病。至 1967 年夏，发生泻利，初起每日 3～4 次，渐增至每日 7～8 次。在当地治疗无效。回国住某医院，经过 2 个月检查治疗，未发现病因。泻利反增至日10余次。形体由胖转瘦，本年元月返汉，经中药治疗病减，但每日仍泻7～8次，形体更瘦，神倦乏力，曾发生眩晕，昏倒数次。诊脉弦滑无力，舌苔白薄，口中干苦不欲饮。臆断为痰饮素质，泻久气虚脾弱火衰。投以上方10剂，病减过半，饮食精神好转，大便成形。仍宗原方加五味子。续服7剂，大便完全正常，后改此方为丸以巩固疗效。数次走访，病未再发。

痢　疾

痢疾名称繁多，前人总名“滞下”。由于患者所下全无正常黄色粪便，只有少量脓血相杂之红白冻子，虽然腹中阵痛，里急窘迫，及至排大便时却后重坠胀，滞阻难通，所以大便一日数次至数十次，总有便而不尽之感。祖国医学对病因分析，大致以湿热食滞挟时邪为主要因素。但有兼表证和不兼表证之别，都是急性发作。在治法上兼表证的，当以解表为急，而兼以清里。

兹将辨证施治要点简述于下：

（一）急性痢疾兼表证

证候　初起恶寒、发热、头痛，继以腹痛下利水样便，即转里急后重，痢下赤白冻子（也有单下白或单下红冻子的），每日数次或数十次不等。

病因　湿热食滞挟痢疾时邪，更加外感客邪而发。所谓表里俱病。

治法　表里同治，着重解表，用仓廪散加味，以表解则里自和。

方药　玉竹10克，羌独活各10克，柴胡10克，枳壳10克，桔梗10克，川芎6克，甘草10克，炒黄芩10克，茯苓10克，木香10克，前胡10克，生姜3片，陈粳米30克。

用法 水煎，米熟汤成，分3次温服。避风寒，能得微汗，则寒热自退，痢下亦减，2～3剂可望治愈。如热除痢未痊愈，可用下一条的方药。禁忌：荤腥油腻。

方义 仓廪散系人参败毒散加味而成。人参败毒散原用以治伤寒时气寒热、头痛、咳嗽、目赤、口疮、腮肿、喉痹、毒痢、斑疹等病。以羌活、独活、柴胡、川芎、薄荷、生姜辛温解肌发汗，散寒祛风而治寒热头痛；茯苓、桔梗、前胡、枳壳苦平辛温甘淡，行气化痰而治咳嗽；人参补正气而祛邪，甘草协和诸药和里而发表，使正气旺邪从汗解，则疮肿亦自消。今用此方，由痢因外邪内陷所致，故用以发汗解肌，使邪仍从表解，前人称为"逆流挽舟"之法。更加黄芩清里热，木香行气滞，陈粳米补中和胃，使毒在表者从外泄，毒在里者从内清。不治痢而痢自止。如初病泄泻发烧用之亦效。

（二）急性痢疾无表证

证候 身无寒热，只有腹中阵痛，里急后重，痢下脓血样的红白冻子（也有单红或单白的）每日数次或数十次不等。

治法 清热导滞，调气和血，用仉涵初治痢疾方。

方药 炒黄芩10克，炒白芍10克，炒枳壳10克，炒黄连5克，木香5克，槟榔10克，焦山楂10克，桃仁10克，红花10克，厚朴10克，青皮10克，生地榆10克，当归尾10克，甘草6克。

用法 水煎，分3次温服，1日1剂。以痊愈为度。禁忌：荤腥油腻黏滞面食。

加减 本方原为下痢红白冻子立法。如下痢单红或单白可按后法加减。

1. 如单痢白冻子：本方去桃仁、红花、当归尾、地榆，加：小薤白10克，陈皮10克。

2. 如单痢红冻子，原方照服。

3. 如大便一日数十次，腹痛、里急后重、红白黏液点滴而出，原方加：酒炒大黄10克，煎服。大便通顺则去大黄。

方义 无寒热是外无表邪，有腹痛是内有湿热，痢下红白是气血俱伤，故用归尾、白芍、桃仁、红花、地榆以和血；木香、槟榔、枳壳、厚朴、山楂、青皮以调气；黄连、黄芩以清热燥湿；甘草协和诸药，同白芍和营而止痛。如单痢白冻是血分未伤，故去桃仁、红花、归尾、地榆，加薤白、陈皮辛苦温滑，泄大肠气滞，利膈调中；如单痢红冻是血分受伤较重，故可照服。如大便日数十次，后重里急，是湿热阻遏，气血俱滞，加酒炒大黄缓缓攻下，乃通因通用之法。如服后大便畅行则去大黄不用。

（三）阴虚血痢

证候 痢下多日不愈，全为血便，有时带花红冻子，脉沉细数，舌红苔少，口干不欲饮，不欲食，小便短赤。

病因 痢久津耗阴伤，热邪深入血分。

治法 养阴增液，败毒泻火，清热凉血。

方药 金银花30克，生地榆10克，干生地15克，枯黄芩10克，杭白芍15克，生首乌24克，生甘草10克，杭寸冬10克，南沙参15克，明玉竹15克，旱莲草15克，茜草根10克，阿胶15克（另烊化分冲）。

用法 水煎，分3次温服。3剂。

方义 痢下多日，全为血便，有时带花红冻子，口干不欲饮，为热毒深入血分。脉数舌红，不饥不食，为肺、脾、胃与大肠之阴皆伤，故重用甘寒无毒能治肠澼血痢之金银花为主药；佐以甘寒泻火，润燥补阴，凉血生血之干生地；苦酸微寒，收阴气，和血脉，能止下痢腹痛之白芍；甘平补阴，滋肾养肝，益气和血，治肠风下痢，治热痢调大肠必用之阿胶；苦酸微寒，能治诸血疾，冷热痢，疳痢与血痢不止之地榆；苦寒（或云温）酸咸，既能补中止血，又能活血行血之茜草根；甘酸性平，益阴止血，主治血痢之旱莲草；更用甘苦微寒与甘平益气养阴之寸冬、甘草、沙参、玉竹；仅以一味苦寒泻大肠火治澼痢腹痛之黄芩；另用苦涩微温能治肠风、脏毒、下血不止之何首乌。考首乌人皆用以为滋补肝肾之良药，少有知其为“消痈肿”、“肠风脏毒”之妙药者。《纲目》名此药为疮帚，亦名红内消，草药家多生用捣敷恶疮有效。《太平圣惠方》用“治大肠风毒，泻血不止”。故本方中亦加用之。本证为阴虚血痢，正气大亏，真阴大伤，所以不用黄连、黄柏等，恐苦寒化燥，更伤其已耗之阴。只用既能止血止痢，又能养阴生血之品，复加甘平益气，养阴生津之味，组合成剂。

病例　1931年秋，张某，男，11岁。血痢经旬，腹痛后重里急，下痢纯血，间带花红冻子，不饥不食，口干不欲饮，舌红无苔，脉沉细数，脐腹热炽。投上方三剂，痢减思食，续宗原方加减，调理而愈。

(四) 噤口痢

证候　痢久不愈，每日潮热，胃败不欲饮食，勉强食之则呕，但痢仍红白相杂，后重里急而脱肛。

病因　痢久气血俱虚，脾胃俱败，湿热阻遏，胃气伤残。

治法　补正祛邪，败毒清热。

方药　红参10克（另煎分冲），炒金银花15克，酒炒川连5克，石菖蒲10克，石莲子15克，木香6克，白芍10克，炙甘草10克，炙升麻10克，炙柴胡10克，黄芩炭10克，陈皮10克，生姜3片。

用法　药内另加陈米百粒，加水同煎，米熟汤成，点滴与服。

食物疗法　用鱼肉之类的香美食物，置病榻前，患者欲食即与，任其饱餐，胃口一开，自然思食不吐。

方义　痢疾是由湿热毒邪蕴结于胃肠道中的病患，如日久不愈，不仅气血耗损，亦且胃阴伤残，因而食思缺乏，饮食不进，故前人名之为“噤口痢”，也有称为“噤口毒痢”的。此时正气固然大虚，但湿热邪气仍实，治之之法，徒补则助邪，徒清则损正，故于益胃和中补气方中，加入泄湿清热降胃逆之品，补清兼行。朱丹溪云："噤口痢者，胃口热甚故也。大虚大热，用香连丸莲肉各一半，共为末，米汤调下。又方人参三分，姜炒黄连一分。为末浓煎，终日细细呷之，如吐则再服。但一呷下咽便开"。许浚引《仁斋直指方》云："下痢噤口不能食，亦由脾虚，宜以参苓白术散去山药加石菖蒲为末，粳米饮调下二钱或人参赤茯苓石莲子，入些菖蒲煎服，胸次一开，自然思食"。观此二说，则噤口痢为虚而有热，虚中挟实，也即正气虚弱是本，湿热实邪是标，宜标本同治，切不可固执偏寒偏热、偏虚偏实一面论治。所以本条采用性味甘温、大补元气之人参；甘温而涩，清心除烦，开胃进食，专治噤口痢之石莲子；辛苦而温，芳香而散，开胃宽中，疗噤口毒痢之石菖蒲；大苦大寒，清热燥湿，治肠澼下利之黄连；再加仲景用治下利，后人改作治痢疾之祖方——苦泻、酸收、甘补之黄芩、芍药、甘草三味；更佐以散热解毒，治肠澼血痢之金银花；解百毒治下痢后重之升麻；宣畅气血，升陷散结之柴胡，使以调和诸气，治呕逆反胃，泻利后重之木香；调中导滞，能泻能补，可升可降之陈皮；和中止呕，开胃下食之生姜等为剂。另用食物疗法，诱导其开胃进食，凡痢久转为噤口，正虚邪实患者，经用此法，多能获效。

病例 1961年春，晏某，女，3岁。证如上述，病已2月余，经两法同时并用，1剂分2日服完即效，2剂而安。后经调理痊愈。

习惯性便秘

证候 粪便干燥坚硬，始则2～3日，渐至5～7日方排便1次，非常困难，逐渐成为习惯，须用中西泻利药物，便始能通。有延至3～5年以至数十年不能治愈者。伴有胃脘胀闷，食欲不佳，或呕逆嗳饱及泛酸等症。

病因 本证虽属大肠运动机能障碍，实由中阳欠运，湿郁热遏，上焦不行，下脘不通，气机滞阻所致。

治法 温通中阳，宣利湿热，通畅气机。

方药与用法

1. 半硫丸（成药）。每次10克，每日2次，饭前开水送下。

2. 藿香10克，法半夏10克，厚朴10克，炒枳壳10克，白蔻仁6克，桔梗10克，杏仁泥10克，瓜蒌子15克，当归10克，郁李仁10克，桃仁泥10克。

水煎，分3次服，2日服1剂，可续服5剂。

方义 本病多因初起未治，久则形成习惯。常觉脘中不快，嗳饱气逆，乃湿阻、热郁、气滞阳微，故用半硫丸以治本，汤剂以治标。丸方取半夏之辛温开郁下气，能燥能润；同硫黄之大热纯阳，补命门真火为伍以疏利大肠；并用姜汁糊，久服可使阳旺气行，郁开便通。汤方取苦平辛温芳香之桔梗、陈皮、藿香宣通上焦气滞；辛温苦酸微寒之半夏、厚朴、枳壳开泄中焦湿热；辛苦甘温性降之杏仁、郁李仁、桃仁通泄下焦气秘血秘；甘寒清润之瓜蒌子开结利肠；辛甘苦温之当归行血中之气，润滑大肠；辛温味厚气薄之白蔻流行三焦，消散滞气。组合成方可使上下气机通畅，肠胃运化正常，则大便秘结自通。此与麻仁丸及各种常用通便西药之只能用之则通，不用则秘者有别。

病例

1. 1935年秋，李某之母，70岁。大便每2～4日1次，先结后溏，已40年，常用卡司卡拉内服，或外用通便锭，否则多日不便。形体白胖，脉象沉细缓涩，舌苔白滑，饮食甚少。臆断为真火不足，湿盛阳微。于理应当溏泻，因素有吸大烟嗜好，大肠阴液被灼，故成大便初硬后溏，投以半硫丸，每次10克，每日2次，饭前开水送下。服药两旬未断，大便能每日1次，再未使用西药。二诊嘱每日减服1次，一月之后，完全停药，从此大便正常，再不秘结。

2. 1965年夏，张某，男，47岁。大便经常秘结，历10余年，近8年来，便则胀坠，粪如羊屎，甚至脱肛，如用养血滋阴润肠之药，大便反而溏泻，脘闷欲吐，不欲纳食。诊脉沉细而涩，舌苔微黄而滑，印象为中阳欠运，上焦不行，中脘滞阻，下脘不通，投本方汤剂，服后大便转正常，后加半硫丸断续服用而安。

脱　肛

证候　大便时肛门脱出，在程度上有轻、中、重之分。轻度：在大便时轻度脱垂，便后能自行回缩；中度：大便时脱肛稍长，便后须按揉方入；重度：脱肛出较长，按揉亦难收入，更有延之数日，黏膜干枯变黑如一层外壳，垂于肛外，不胜痛苦。

病因　由于久泻久痢，气虚下陷所致。

治法　益气升阳，补涩并用，内外兼治。

方药　黄芪15克，当归10克，党参15克，白术10克，升麻10克，柴胡10克，炙甘草10克，樗白皮10克，陈皮10克，罂粟壳10克。

用法　水煎，分3次温服，多服数剂为好。

方义　脱肛以肛门括约肌松弛为标，以正气大虚下陷为本。因肺主气，与大肠相表里，大气虚而下陷则脱肛，故用补中益气汤之参、芪、术、草以补气，当归以补血，升麻、柴胡以升提，陈皮同升药则升补药则补而理气，加罂粟壳与樗根白皮之收敛涩肠而固气。然必须配合外治之法，如脱肛不收之重症，当先用生则破血散瘀，熟则止血治肠风脱肛之卷柏熬水熏洗；继用味酸咸气寒性涩能治脱肛之白矾同五倍子二味煅枯研末外擦；或再加辛苦而温能治脱肛之蛇床子熬水熏洗，此皆民间相传，屡用皆效之方，不可以其药味简单平凡而忽视之。

外治法

1. 凡脱肛不回缩者，用生卷柏 120 克，熬水，分 3 次先熏后洗，连洗数日，每次务将已干黏膜熏洗润滑，能缩回少许为佳。

2. 五倍子 60 克，白矾 30 克，蛇床子 30 克。熬水，分 3 次先熏后洗。（余同第一项）

3. 煅枯白矾 15 克，煅枯五倍子 30 克，共研极细末，香油调匀，涂布肛门上。

病例 1946 年秋，肖某，男，45 岁。经常脱肛已 10 余年，现在肛门脱垂不收已经 10 日，证象全如上述，用上内服药方及外治第一方与第三方依法治疗 3 日，脱肛完全收入，后教以每日只用生白矾化水于大便后洗涤肛门，另用汤药方并十剂加蜜两斤熬膏服，以巩固疗效，防止复发。

脾胃失调

证候

1. 腹中饥饿，口中无味，不欲纳食。

2. 知味能食，但食后脘闷、胀满不消。

3. 不欲纳食，亦不知饥，大便不调，或结或溏，精神疲乏，肢体无力。

病因

1. 是胃有病，脾无病；

2. 是胃无病，脾有病；

3. 是脾胃俱病。

因胃主纳食，脾主消食。胃病则不欲食，不食则神倦；脾病则胀满不消，大便不调，脾主四肢，病则体倦肢乏。

治法 健脾益胃。宜保和丸合六君子汤加味。

方药 苍白术各6克，炙甘草10克，陈皮10克，法半夏10克，白茯苓10克，厚朴10克，焦山楂10克，炒神曲10克，麦芽10克，炒枳壳10克，大党参10克，藿香10克。

用法 水煎，分3次服，5剂。

方义 《黄帝内经素问·灵兰秘典论》："脾胃者仓廪之官"。脾病则不能消，胃病则不思食，因而导致气虚。本方用党参甘温益胃；茯苓甘淡泄湿；陈皮辛苦而温，导滞快膈，理气调中；半夏辛苦性温，除湿化痰，健脾和胃；山楂酸甘咸温，健脾行气，消油腻腥膻肉积；麦芽味咸性温，补脾助胃，化一切米面食积；神曲辛甘而温，化水谷而消积滞；厚朴苦温辛散，消痰饮而调中焦；枳壳苦酸微寒，破气消胀，开胃进食。系以六君子汤、保和丸、健脾丸等方组合而成，消补兼行，使脾胃健运，正气充实，纳谷旺而精力充沛。

伏热吐泻

证候 初病泻利稀黄水液，继以呕吐涎水食物，病经二日，转增烦燥不宁，大渴引饮，饮水即吐，并作干呕，舌苔灰黑干燥、质红，脉象细数。

病因 热伏于中，食滞于胃，脾胃受伤，吐泻交作，因之津液消耗，热邪内炽。

治法 甘寒益阴，沃焦救焚。

方药 西洋参10克，金钗石斛10克（细切）。

用法 生谷芽15克，熬水，去渣。以谷芽水煨西洋参、金石斛，加冰糖60克溶化，时时频饮代茶。

方义 真正西洋参出大西洋佛蓝西（《本草从新》），苦寒微甘，味厚气薄，补肺降火，生津液，除烦燥、补虚。金钗石斛出霍山，性平味甘微咸，生津、止渴、解暑、醒脾、补虚、益气，以嚼之有液如涎者为真。谷芽（即稻芽）快脾、开胃、下气、和中、消食、化积，能清胃热，故有养胃之功。

病例 1927年夏，王某，男，3岁。

时当中伏，发病两日，医以舌苔焦黑，为土燥水竭，宗《温热论》用咸苦下之立法处方。病家因患儿吐泻已经二日，不敢再泻，邀往诊视。见患儿扬手踯足，烦躁异常。视舌苔焦黑起刺，舌质深红发绛，是阴伤至极，津液大耗。故用上方多加谷芽水熬药代茶，连夜与服。次晨复诊，舌苔全退，舌色鲜泽滋润，烦躁已平。嘱用原方续服1剂，并用煎米茶与食。次用原方加生甘草、沙参、山药、扁豆衣、竹茹以善后。

血瘀反胃

证候 既往有劳伤吐血史，不时发作，逐渐频繁，每在饱食后，将食物带乌血块呕出。经各种检查，食道、胃部及十二指肠球部均未见异常或出血灶。

病因 胃有瘀血阻遏，饮食物不能下行，因之食物与血一并呕逆而出。

治法 苦辛酸甘复方加化瘀止血之品，安胃和中。

方药与用法

1. 炒黄连10克，吴萸5克，乌梅肉10克，炒川椒5克，当归10克，炮黑姜5克，炒白芍15克，陈皮10克，姜半夏10克，仙鹤草30克，茯苓15克，大党参24克，仙桃草30克。

每剂加水3磅，煎取一半，分2日6次服完。

2. 白鸭1只，将鸭头切掉，口含着鸭颈吸吮其热血。一气饮完。

方义 方用吴茱萸、炒川椒、炮黑姜辛苦大热除胃冷，降气逆，温中止呕；川黄连大苦大寒，燥湿开郁，凉血消瘀，配合黑姜、吴萸、川椒之辛热，乌梅酸涩而温，治噎膈、反胃、吐逆。半夏辛温，下逆气，止烦呕，治反胃吐食；陈皮辛苦甘温，调中利膈，导滞消痰；当归甘辛苦温，和血散寒；白芍苦酸微寒，敛逆气，散恶血；党参味甘性温，补五脏，止呕哕，反胃吐食，治一切虚证；茯苓甘平，和中益气，止呕开胃；仙鹤草（即龙芽草）花紫者名紫顶龙芽，黄者金顶龙芽，《本草纲目拾遗》引《药镜》名石打穿，味苦辛性平，治吐血膈气，噎膈翻胃。蒋仪谓："滚咽膈之痰，平翻胃之哕。"今制成仙鹤草素为治血症之常用药。仙桃草（亦名接骨仙桃，又名活血丹）味甘淡辛温，治跌仆损伤，劳损虚怯，吐血（累用皆效）。配合民间经验单方，既能活血消瘀，又能止血解毒，用治哽噎有效之白鸭血。前者合苦辛酸甘，降逆下气，安胃调中，止呕，养血，补气；后者以血治血，同气相求，而治此瘀血导致之反胃。

病例 王某，女，16岁。既往有劳伤吐血史，两年来发作无时，日趋频发，近两月每日食后觉心烦嘈杂，先将食物呕出，继以水液血块，两次住院治疗不效，钡餐检查：食道及胃部与十二指肠球部均无异常发现，转来就诊。观其呕血紫暗，在呕吐时心慌、头晕、肢体震颤而血压随之增高。最后经纤维胃镜检查发现十二指肠球部有数个出血点。投上方数剂，服白鹅血一次，呕止能食而安。

胃下垂

证候 空腹时常觉胃脘压重，食后更觉胀闷膨满，嗳气恶心，甚则呕吐。平时神倦体乏，头昏眩晕，失眠、多梦、便秘、气短、脉弱，在劳动时，腹内有如抽掣牵引作痛之感。

病因 首因正气久虚不复，次因痰湿水饮结聚于胃，积液潴留，有加无已，致脾气升提之力日薄，下陷之势日增，以致形成胃下垂。

治法 补中益气，除湿化饮，养胃健脾。宜加味补中益气汤、补胃散。

方药与用法

1. 炙黄芪 15 克，当归 10 克，炙党参 15 克，焦白术 15 克，柴胡 10 克，法半夏 10 克，广木香 10 克，升麻 10 克，炙甘草 10 克，西砂仁 10 克，陈皮 10 克，白茯苓 15 克，鲜生姜 3 片，大枣 5 枚。

水煎浓汁，1 日分 3 次服，如无不良反应，可连服数十剂，以愈为度。

2. 补胃散：鲜猪肚 1 个、洗净、正面朝外。白术片 250 克，用水浸透。

制法 将白术入猪肚内，两端用索线扎紧，放入大瓦罐内，加水令满（罐内须用洗净碎瓦片垫在底上，以免猪肚粘在罐底上），置火上，煮一日，将猪肚内白术取出晒干，焙枯，研成极细末（猪肚可切细脍食）。

每次 3 克，每日 3 次，空腹时用米汤送下，开水亦可。服完之后，可继续按法配制，以 5 剂为 1 疗程。轻症 1 疗程可愈，重症可连用 3 个疗程。

方义

1. 本病由脾胃阳弱失运，气血俱虚，胃中积液潴留过多渐致，故用党参、白术、茯苓、甘草补气利湿，健脾益胃；木香、砂仁、陈皮、半夏和胃醒脾，理气化痰；再加黄芪、当归气血双补；柴胡、升麻升提下陷之阳；生姜、大枣以和营卫。此香砂六君子汤、补中益气汤加姜枣合剂，功能温中阳，健脾胃，逐痰湿、消积液以治其本。

2. 猪肚性微温味甘，能补中益气，消积聚癥瘕。乃异类有情之物，用以补人之胃。白术苦燥湿，甘补脾，温和中，燥湿则能除痰湿积液，补脾则能进饮食，和中则能止呕安胃，重用、独用则药力大而效速。同猪胃为散，其效更著。

病例 1973年春，冯某，女，62岁。患胃病多年，后经湖南某医院确诊为胃下垂，住院半截，又经武汉几处医院用中西药及针灸各种治疗，效均不显。诊脉缓细，气短、神疲、体倦、纳少，脘中胀闷，食后更甚。投以上述两方而去。1974年1月来诊，云：断续服汤药60余剂，散药4剂，病已基本痊愈。

停饮腹痛

证候 本病以酒客为多，病发则脘腹剧痛，二便秘，不欲食，饮食即吐，脘中痞硬拒按，日夜痛无休止，痛甚则手捶足蹬，床榻为折。每年周期性发作。

病因 水气痰饮停积于胃，尤以好饮冷酒冷食之人多见，常反复发作。多以受寒为诱因。

治法 逐痰涤饮，降逆通便。

方药 控涎丹（成药）（煨甘遂、去心大戟，白芥子三味各等分，共炒研细末，蒸枣去核及皮，取枣肉捣和为丸，小豆大，晒干）。

用法 每次服7粒，开水送下。服后3小时左右如腹中嘈杂作响，必泻下水样便而愈。亦有先呕水液后作泻者。如病重者，服一次不应，6小时后再服10粒。在2～3小时内，或吐或泻，其痛自缓，后用汤药调理善后（两次不应，可服三次）。但孕妇、有吐血史及体虚人禁用。

方义 痰饮水气为病，在人体无处不到。本病以顽痰水饮凝结于中，气机升降，脾胃运行，均被阻滞。上则饮食不能入，下则泻便不能通，中则胃脘剧痛欲死。故以《三因方》之控涎丹治痰饮之本，痰饮之本为水湿，受热煎熬则成痰饮。故用辛温通络之白芥子，散寒利气以祛皮里膜外之痰；苦寒有毒之甘遂、大戟，逐经隧脏腑之水饮。服后如痰饮在上则水从呕出，在中下则水从泻走。痰饮去则气机畅达而脘痛自止。后用汤剂健脾涤饮解酒以善后。

病例　1938年春，张某，男，40岁。素喜饮冷酒，经常发胃痛。受寒则痛发，寒甚则痛剧。已经多年，每年必有几次剧痛。今脘中痞硬如石，绞痛欲死，手捶足蹬，床板为折。视面容痛苦，呕吐，便闭，舌苔白厚，脉象弦滑，右甚。诊断为痰饮水气挟食滞搏结于中，中焦阻滞，上下不通，投以控涎丹，痰饮从吐泻而出，气通痛止，再与汤剂而安。

善后方　藿香、葛花、法半夏、厚朴、白茯苓、陈皮、枳椇子、神曲、泽泻各10克，炒黄连、吴萸各5克，炙甘草6克，生姜3片。

用法　水煎，分3次服。

方义　本方系二陈汤、左金丸、解酲汤加减而成，能化痰涤饮，温中健脾，安胃解酒。

脘中痞硬（癖积）

证候　脘腹正中痞闷胀满，坚硬如盘，按之作痛，经数月或数年不愈，纳食不多，食后胀闷更甚，气逆嗳饱，大便不调，神倦身重，四肢无力，病名癖积。

病因　湿郁热遏，气滞饮停，更挟有形之食积，因之聚结成为痞块。

治法　宣湿清热，利气涤饮，通阳散结。

立药　炒黄连6克，吴萸5克，法半夏、瓜蒌皮、厚朴、炒枳实、焦白术、陈皮、炙甘草、炒神曲、莱菔子各10克，白茯苓15克，桂枝5克，生姜3片。

用法 水煎，分3次温服，10剂为1疗程。

方义 脘中痞块，坚硬如板，推之不移，按之则痛，检查亦非肿瘤，乃无形湿热与有形食积结聚而成。故以苓、桂、术、甘通阳化饮，陈、夏除痰，枳、朴消满，吴萸消痞满而温中下气，黄连治痞满而燥湿开郁，瓜蒌皮开胸泄热，神曲消积滞，莱菔子降气消食，生姜下气解郁调中。组合为剂，连续服用，则痞块自消。

病例 1964年春，宋某，男，52岁。剑下正中有一碗口大包块，高突如瓢，按之痛增，面肢浮肿，动则喘促，心悸，气短不续，纳少，腹胀。曾经多次检查，疑为肿瘤，患者拒绝剖腹探查。今诊脉象结代，舌苔白厚腻滑，询及素喜饮酒，印象为中阳不足，痰饮水气结积成块，病名饮癖。《金匮要略》有“病痰饮者当以温药和之”、“苓桂术甘汤主之”之治法，故用上方嘱其多服。经服上方16剂，脘中硬块全消，嘱以续服数剂，后用香砂六君子丸善后。次年一患者蒋某病亦相同，症状略轻，亦服上方10剂而愈。

关格（附干霍乱）

证候 有腹脘痞硬胀满拒按，二便不通，口燥烦渴引饮，水入则吐，吐后再饮，饮后再吐，如此循环往复不已，神倦不语，目闭不开，但渴饮吐逆日夜不止的；有渴饮呕吐同上述症状外，更加躁扰不安，自觉热不可耐，令人挥扇不止，并欲卧泥水中的。但两者同有舌苔白滑，肢冷脉伏征象。更有一种不渴、不饮、不吐、二便俱闭，脘中嘈杂，烦躁不宁，腹中绞痛，就地翻滚，挥霍撩乱的，俗名干霍乱。

病因 中焦阻塞，上下不通，清气不能上升，蒸发运化，故口渴引饮不止；中脘痞塞不运，故饮水入胃则吐；浊气不能下降，故二便俱闭；阴阳交混，寒热错杂，故烦躁如焚而身冷如冰，所以病名关格（前人谓关则不得出，格则不得入）。

治法 先用烧盐探吐法，咸苦涌泻，以宣通壅塞；继用藿香正气散加减，芳香苦辛，以安胃和中。

方药与用法

1. 食盐60克，童便1钟。

将盐放锅内炒红，加凉水3大碗，兑入童便1钟，分3次温服。但服一次要吐一次（所吐之水中带有黏液，与服药前所吐者不同）。如服第二次烧盐水后不吐，须用手指或鸡翎或竹著探喉，令其呕吐，服第三次所吐之水，必带有很多色黄粘稠之痰液，此时患者自觉脘中舒畅，吐止神清，烦躁亦平，各症均随之减退，继用汤药以善其后。

2. 汤药方 藿香、法半夏、陈皮、厚朴、建曲、麦芽、苍术、炙甘草各10克，茯苓、焦山楂各15克，黄连、吴萸各6克，生姜3片。

水煎，分3次温服。

方义 烧盐探吐法，《千金方》用此法三饮三吐，治霍乱、蛊毒、宿食腹痛，汪讱庵用治欲吐不得吐，欲泻不得泻，腹中大痛之干霍乱病。因邪结中焦，吐泻不得，以食盐之咸能软坚结、破顽痰、消宿食，炒之则苦，故能涌吐；童便本人身下降之气，引火下行而归旧路；盐涌于上，溺泄于下，则中焦自通，方极简易，却有起死回生之功，远胜其他贵重难得之药，凡一切宿食积滞，用之皆效，希勿忽视。

病例

1. 患者陈某，女，35岁。于1928年9月就诊。当时病者席地而卧，身着寿衣，惟俟气绝入殓。询知已经三昼夜，双目紧闭不语，二便不通，四肢如冰，脉伏不出，惟胸口尚温，呼吸微细，时一张口，可见腻厚白滑之舌苔，中心绛干。询诸病家，患者因何不断张口？答：要喝凉水。但水方入胃，立即呕出，故不与饮，因此时一张口，试之果然。按其中脘坚硬如石，患者知痛，急用手推。追询起因，谓由自行截疟，连吃两只雄鸡而起，从此不饥不食，渴饮吐逆，逐渐加剧，遂至如此。按此情况，诊断为食滞挟痰饮中阻，脾胃失运，升降失常，阴阳痞塞，延成关格危笃之证。遂用《千金方》中之烧盐探吐法，三饮而探吐之，最后一次，吐出如鸡子黄样胶稠痰碗许，随即大声呻吟，双目开张，神清能言，从此再不渴呕，续与阴阳水（即烧滚开水 1 碗，兑冷水 1 碗）1 碗服之，继用汤药以善后。

2. 患者刘某，男，18 岁，于 1929 年 7 月邀诊。病家代诉：患者因暑天酷热，经常冷食冷饮，引起胸闷腹痛便闭，渴饮冷水，水入即吐，吐后又饮，肢体冰凉，反觉热不可耐，欲卧泥水中，除将室中遍洒冷水席地裸体而卧外，更要人不住挥扇，心烦躁扰，辗转反侧，无片刻安静，双目紧闭不语，脉伏不出，仍复渴饮吐呕不止。因之诊断为水饮积食中阻，寒热湿邪错杂，阴阳痞隔，仍与烧盐探吐法，三饮三吐，渴呕全平，烦躁顿减，安卧至次晨而寤。便通、知饥，食煎米茶而愈。

3. 干霍乱：1929 年秋，曾某，男，30 岁。病起当日午饭后二小时，觉腹中痛，逐渐增剧，甚至咬牙啮齿，扬手踯足，挥霍撩乱，欲呕不得呕，欲便不得便，约半小时，忽大叫一声，猝然倒地，口噤、目闭，窍闭不语，满地乱滚，躁扰不停。询得患者入伏以后，性极畏热，日以糖、醋化凉水为饮，以甜瓜为食。视眉头紧皱，牙关紧闭。诊脉关前应指，尺部无脉。印象水饮结聚挟食滞中阻，病名干霍乱，实属关格。急用烧盐探吐法强灌，三饮三吐，而目张窍开，腹痛全止。前人有言："上部有脉，下部无脉，其人当吐，不吐者死，故吐之则愈"。

胃溃疡

证候 多在腹脘中上部或略偏左方作痛，每于食后发作，痛处拒按，有痛剧发呕的，有时止时发，或大便秘结的，更有溃疡多年不愈的。

病因 多发生于喜食坚硬食物及过热之饮食品与多食肉类和嗜好烟、酒、酸、辣味之人。

治法 安胃和中，止呕定痛，苦辛酸甘复法。

方药 大党参15克，吴萸5克，黄连炭5克，法半夏10克，陈皮10克，乌梅炭10克，白芍10克，炙甘草10克，白茯苓10克，厚朴10克，生姜3片。

用法 水煎，每剂分数次服，每次服半杯。2日服1剂，可续服10剂为1疗程。

方义 胃内发生溃疡，非由饮食之有形伤害，即五味之无形刺激所致。因胃为水谷之海，脾胃为仓廪之官，五味出焉。今既成溃疡，不仅着重治疗，还须注意保护。故用党参甘温以益气，甘草甘平以养胃，茯苓甘淡以利湿健脾，厚朴苦辛以散满，陈皮苦辛以调中理气，法半夏辛温以除湿化痰，白芍苦酸以敛阴和血，吴萸辛热以散郁，黄连苦寒以降逆，乌梅酸涩以收脾阴。组合成方，取酸苦泄热，酸甘化阴，辛开苦降之义。用酸苦甘辛诸味化和，互相制约，不使偏盛。因五味对五脏各有所宜与所不宜，是在用者因病制宜，患者注意饮食五味与病情之宜与不宜，则更能加强疗效。

病例 1951年春，李某，女，56岁。胃脘常痛，发作无时，甚则水谷不入，呕吐酸苦，大便闭阻，如外受寒邪，或饮食生冷，则痛发更剧。经过钡餐透视，发现胃窦部有一溃疡如黄豆大小。投上方三剂病减过半，嘱仍服原方数剂而安。

十二指肠球部溃疡

证候 胃脘正中偏右有胀满或刺痛感，其痛多在食后二小时以外发作，与胃溃疡食后不久即痛不同。更有在饥饿时其痛亦发。但摄取少量食物后，痛亦缓解。

病因 以嗜酒、吸烟、爱食酸辣味或胃酸过多为其主因。亦有因坚硬食物刺伤所引起。

治法 甘平柔和，镇静收涩，缓中止痛。

方药 酸枣仁10克（炒打），白茯苓15克，鹿角霜15克，海螵蛸15克，陈皮10克（盐水炒），生甘草10克（盐水炒），炒白芍10克，寸冬10克，远志肉10克，北条参30克，鸡内金10克，炒谷芽10克。

用法 另用白茅根60克熬水去渣煨药，每日1剂，分3次服。亦可并上方10剂（不用茅根）共炒研末，每次服3克，每日空腹时服3次，米汤调下。

方义 本病当从疮疡论治。“诸痛疮疡，皆属于火”，故用北条参之甘苦微寒以补五脏之阴为主；佐以甘苦微寒之寸冬泻热养阴；苦酸微寒之白芍泻火敛阴；味甘气平之甘草缓中止痛；甘平淡渗之茯苓除湿泻热；甘温无毒之谷芽消食和中；甘酸而润之酸枣仁安五脏，助阳气散邪结气聚；苦辛而温之远志肉除邪气，长肌肉治一切痈疽；苦辛甘温之陈皮消谷化痰而理气调中；甘平性涩之鸡内金除热消积而合疮口；味甘性平之鹿角霜补虚劳，长肌肉治损伤而除邪气；味咸性温之乌贼骨粉以制酸、止血、敛疮口而止痛。组成镇静收涩，甘缓柔和，养阴气，敛疮口之方剂，而鹿角霜、乌贼骨粉外用能止血，内服能敛疮，都有对伤处吸着起保护疮口防止摩伤之作用。

病例 1966年秋，朱某，女，36岁。患十二指肠球部溃疡十四年，神倦体瘦，纳少作吐，只能食半流质，经常作痛，尤以饥时明显。投本方为散，连服数剂而愈。

肠痈（阑尾炎）

证候 初起恶寒发烧，继则腹中剧痛，呕逆、便闭，其痛以脐至右髂前上棘连线正中处为甚，痛处皮肤较热，腹肌紧张拒按。其特征为右下肢屈不能伸，伸则牵引腹中更痛，故前人有“缩脚痈”之称。

病因 由饮食失调，湿热郁遏，气血滞阻，瘀浊凝结，火毒内盛，聚积于大小肠之间，蕴酿成毒发作。

治法 清热散结，行气破滞，活血消瘀，泻火败毒为主。腹痛紧者，先用针灸以止其痛。呕吐药难入者，先止其呕。便闭不通者，先通其便。

方药及用法

1. 针灸止痛法

针穴：足三里、上巨虚、条口、下巨虚、委阳。先针右下肢，后针左下肢，留针 15～30 分钟。患处及天枢穴用梅花针扣打，可以止痛。

2. 止呕降逆方

如呕吐不止，药难入腹者，即先用下方。

淡吴萸 10 克，炒黄连 5 克，法半夏 10 克，陈皮 10 克，藿香 10 克，炒川椒 5 克，厚朴 10 克，生姜 3 片。

水煎频服，每次只服 1 酒杯。缓缓吞下，呕止则服消炎通便方。

3. 消炎通便方

金银花 60 克，活血藤 30 克，紫花地丁 30 克，蒲公英 30 克，丝瓜子 15 克，桔梗 10 克，炒枳壳 10 克，赤白芍各 10 克，牡丹皮 10 克，甘草 10 克，当归尾 10 克，桃仁泥 10 克。另用番泻叶 10 克泡水（兑药汁冲服）。

水煎，日夜频服，便通则去番泻叶。本方可连续服 3～5 剂，至便通、痛止、腹中和，饮食如常则停药。要注意在治疗过程中，饮食先用流质，后用半流质，不可骤用坚硬食物，切记切记。

方义 湿热火毒酿成肠痈，外寒热，内腹痛，上呕逆，下便闭，乃气血瘀滞，肠道阻塞。故用苦辛性寒之紫花地丁散热解毒，治一切痈疽无名肿毒；用甘平之蒲公英化热毒，解食毒，消肿核；用色红味苦之活血藤治肠痈、诸风杀虫（活血藤，正名省藤，又名红藤、赤藤）；用苦辛甘温之当归尾养血生肌，排脓止痛；用苦酸微寒之赤白芍活血脉，散恶血，消痈肿疝瘕；用辛甘微寒之牡丹皮破积血，疗痈疮，泻血中伏火；用苦平微甘之桃仁泄血滞，去血痞，通大肠血秘；用甘平之丝瓜子通经络，行血脉，凉血解毒，消肿滑肠，治疝痔痈疽；用苦辛而平之桔梗开提气血，养血排脓，治肠鸣腹痛；用苦酸微寒之枳壳消胀破气，利膈宽肠，消痰癖癥结；用甘平之甘草主治五脏六腑寒热邪气，消肿解毒以消炎止痛解毒。再加轻苦微寒之番泻叶以通大便。如饮食与药物服后都呕吐而出，宜另用吴萸、黄连、半夏、陈皮、藿香、川椒、厚朴、生姜等辛温大热以散逐中上二焦之寒湿痰饮，加一味大苦大寒之黄连作司道以降逆止呕。但此药初服切忌大口吞咽，只可点滴频饮，待几分钟后，才可少量吞服。为此逐渐增加将此药服完后，则中脘痰饮寒积消除，再服消炎通便方。如腹痛甚，可按上述穴位针刺，其痛当时可缓。

病例

1. 1962 年秋，杨某，男，52 岁。向有血吸虫病腹水臌胀，经治愈后，食眠甚佳。于当日午饭后一小时腹中剧痛，将饮食呕出后，痛更加重，经四小时后来诊。脉弦滑数，苔白舌绛，腹部臌胀，脐右下方有一坚硬包块，手不可近，大便未通，右腿屈不敢伸。脉证合参，与《辨证奇闻》载："大肠痈证"相符合，即今日所谓急性阑尾炎。即按上述穴位针刺以止其痛，继用上方与服，夜半其痛复发，仍针上穴立止，次晨便通，续服原方 1 剂而愈。

2. 1946 年冬，叶某，女，15 岁。经西医确诊为阑尾炎，腹痛、呕逆、便闭，拒绝手术，来诊。药入则吐。因先与止呕降逆方，呕止。续与消炎通便方，3剂后，便通痛缓，续与上方加减，调理1周而安。

胆 囊 炎

证候 右上腹部经常膨满胀闷，自觉胆囊部压重难名，气逆嗳饱，甚则呕吐，右肋间有轻度疼痛，有时亦发剧痛，食脂肪过多及油炸食物则痛发频繁。

病因 按脏腑阴阳学说，肝属风木，胆属相火。由于湿热阻遏于中，致肝胆木火内郁而发生炎症。

治法 苦辛开泄，宣湿清热，行气解郁。

方药 红柴胡、法半夏、炒栀仁、炒枳壳、莱菔子、川郁金、瓜蒌皮、焦山楂、炒神曲、枯黄芩、酒炒龙胆草各10克，大腹皮15克，生姜3片。

用法 水煎，分3次温服，可连服5剂。痛胀愈后则停药，以后病发可仍服此方数剂。自然逐渐减轻而痊愈。

方义 本病为肝胆两经气血郁滞而成。故用柴胡平肝胆相火，散血凝气聚，治五脏寒热邪气；用半夏开郁下气，散痞消胀，宣通阴阳；用栀子利三焦，解六郁，清热散结；用枳壳散留结，消胀满，散血破坚；用莱菔子化滞散瘀，消胀下气；用瓜蒌皮除热解郁，下气消痰；用郁金破瘀行气，散肝解郁；用黄芩除脾土湿热，泻肝胆；用山楂去食积，消油腻；用神曲泻胀满消积滞；用大腹皮降逆气，消痞满；用生姜消胀满开胃气。

病例 1969年夏，何某，男，45岁。肝区经常胀闷，有时右胁引后背剧痛，不能食脂肪油类食物。经造影检查见胆囊增大。自觉气出如火，唇焦乌青，乃木郁乘土，肝胆病及脾胃。投此方10余剂，症状逐渐减轻。因病已多年，骤难根除，嘱续服至愈为度。

胆道结石

证候 一般症状与胆囊炎相同，惟有时发生剧烈绞痛，痛时牵引背后及右肩与剑突下等处有明显自痛和压痛，尤以胆囊区手不可近。

病因 胆为足少阳经，《黄帝内经素问·六微旨大论篇》云："少阳之上，火气治之"之论。胆中结石，可能由胆火过盛，致胆汁凝结而成。

治法 泄火为主，佐以疏肝、清胆、散结、软坚、化石、止痛。

方药 酒炒龙胆草10克，金钱草60克，海藻15克，昆布15克，降香15克，夏枯草30克，蒲公英30克，紫花地丁30克，旋覆花10克（布包），天葵子10克，煨三棱10克，红柴胡10克，硝石（即火硝，又名硝酸钾）15克。

用法 上药除硝石一味分5次另行冲服外，加水5磅浓煎至2磅，分2日5次服，15剂为1疗程，痛止则停药。平时可4日服药1剂（即两日服药1剂，休息2日）5剂可服20天，完全停药20天。

方义 胆石由胆汁被胆火煎熬凝结而成。故首用苦寒泻肝胆实火之龙胆草，佐以治恶疮与腹内热结之金钱草，软坚散结之海藻、昆布，消肿定痛之降香，解热散结之夏枯草，化热毒、消肿核之蒲公英，治痈肿瘰疬之天葵子，消老癖坚块之三棱，退热散结之柴胡，更加除热破积，软坚散结能化五金八石之硝石等为剂，以泻胆火而消坚结。

病例

1. 1969年秋，陈某，男，36岁。经胆囊造影确诊有蚕豆大结石1枚，病已9年，曾发生黄疸，以后胆区常痛，胀闷，口苦作呕，近来痛更增剧，不愿手术。投以上方6剂，各恙皆平，痛未再发，认为病已痊愈。后因参加游泳4小时，觉胆区又有隐痛，想结石尚未全化，嘱仍照原方继续多服数剂，亦可共末蜜丸常服，以冀根除。后经走访，病未复发。

2. 1968年冬，罗某，女，39岁。胆石病经过四次手术，现又发生绞痛，经西医检查，诊断为胆石复发，因患处创口纵横，瘢痕交错，无法再行手术，嘱转中医治疗。投以上方3剂，痛减大半，续服数剂，痛已全平。从此照常工作，有时因过度劳累痛发，仍服此方而安。至今七年，约有两年未发，终年坚持工作，健康如常。

无黄疸型肝炎

证候　早期多无自觉症状，经过日久，始觉肝渐肿大，肝区有自痛或压痛感，兼有脘闷食减，气逆嗳饱，神疲体倦。

病因　外因六淫客邪侵袭，内因七情郁结所伤，引起肝脏血瘀气滞，因而疏泄失职，影响脾胃消化能力。

治法　疏肝、理气、消瘀、活血、散结、败毒。

方药　丹参15克，旋覆花10克（布包），五灵脂10克，炒蒲黄10克，紫花地丁24克，蒲公英24克，夏枯草30克，当归尾10克，赤白芍各10克，川厚朴10克，延胡索10克，生甘草10克。

用法　多加水浓煎，分3次温服，每日服1剂，以15剂为1疗程。停药观察其变化。如服后有效，可以续服3个疗程。

方义　肝喜条达而恶抑郁。若情志不舒或感染病毒，则气滞血瘀，郁结为病，使肝脏肿痛。故首用消结软坚，下气行水。《金匮》用治肝著之旋覆花为君；佐以除烦热，破瘀血，生新血之丹参；入肝经血分，散瘀活血止痛之五灵脂；入厥阴血分，行血散瘀消肿之蒲黄；泄热消肿解毒之蒲公英；治一切无名肿毒之地丁；补肝血，泄肝火之夏枯草；泻肝火，散恶血之赤白芍；养血和血，治心腹诸痛之当归；除湿散满，能破宿血之厚朴；治气凝血结，上下内外诸痛之延胡索；而以甘平解毒，协和诸药之甘草协同白芍能缓中止痛。综合成剂，为治一般肝炎之通用方。

黄疸型肝炎

证候 初起发热恶寒，头痛脘闷，纳少作呕，精神疲乏，全身倦怠，在数日内发现一身面目小便皆黄，黄色比较鲜明。

病因 外因六淫病毒侵袭，内因七情抑郁，湿热阻遏，致脾胃运化失常，肝胆疏泻失职。胆汁外溢，故使一身尽黄。

治法 宣湿清热，疏泄肝胆，健运脾胃。

方药与用法

1. 茵陈泻肝汤 西茵陈30克，炒槐角10克（研），炒栀仁10克，酒炒龙胆草10克，焦山楂15克，川厚朴10克，炒建曲10克，炒麦芽10克，炒黄芩10克，红柴胡10克，广陈皮10克，白茯苓10克。

多加水煎，分3次温服，每日1剂，以15剂为1疗程。

2. 茵陈饮子 西茵陈60克，炒槐角10克（研）。

滚开水冲泡，取汁代茶服，1日服1剂，以黄疸全退为度。

3. 糖矾豆 皂矾（一名青矾、又名绿矾，西药名硫酸亚铁）60克，小黑豆1000克，红砂糖500克。

将皂矾化入1碗开水中，再将黑豆浸入其中，俟矾水尽吸入豆中，晒干。入铁锅内，慢火炒熟，微令枯焦，后将红砂糖撒入小黑豆内，务令炒匀，炒枯，成为糖炙小黑豆，俟冷，收贮在瓦罐或瓷瓶中。每次嚼服30～40粒，只能喝白开水，或茵陈泡水更佳，切忌喝茶，1日3次，以黄退病愈为止。

方义

1. 本方用苦燥湿寒清热，善能退黄之茵陈蒿为主药；佐以苦寒纯阴，入肝经气分、清热凉血之槐角；味苦性寒泻三焦郁火，退五黄去邪热之栀子；大苦大寒治时疾热黄，益肝胆泻火之龙胆草；苦平微寒，宣畅气血，平肝胆邪热之柴胡；性味苦寒，除脾土湿热，泻中焦实火之黄芩；苦辛甘淡散满，理气，除湿之厚朴、陈皮、茯苓；辛甘酸咸而温，能消米面肉食油腻积滞之神曲、麦芽、山楂等合成为消肝炎，退黄疸之有效方剂。

2. 茵陈饮子方药只二味，对一般黄疸疗效很高，坚持服用，其效显著。

3. 皂矾乃含硫酸亚铁，能治血证、脾病、食劳、水肿、黄肿诸病；配伍除胀、利水、消肿之黑豆炒枯；及甘温和中，助脾气，缓肝气之砂糖。每日按法服 3 次，可自利黑色水样便数日，其黄自退。梦侬早年亲验。

肝硬化

证候 肝区多有不同程度的疼痛，有自觉不痛只感压痛的，有时痛时止的，有隐痛不休的，有阵发性刺痛的，或肋连胁痛及肋连背痛……。肝脏大都是肿大的，也有萎缩到不可触及的。脾脏也多肿大，还有在外表皮肤上出现蜘蛛痣、红斑掌、腹壁青筋暴露，在内则食道静脉曲张，脘腹痞满胀闷拒按，食少、便溏或结，体乏、神倦、形瘦，病情严重者则发生黄疸及腹水。

病因 由肝炎日久，使血瘀气滞，门脉阻塞。因肝主疏泄，性喜条达，肝病则障碍疏泄功能，失其条达之性，因而影响脾胃运化，故出现上述各种症状。

治法 视肝区症状与脾胃症状的轻重随证施治。

1. 肝区疼痛较重，肝肿较大，脾胃症状较轻者，则当以止痛、软坚、治肝为主。

方药　绵茵陈30克，昆布15克，炒槐角10克，煨莪术10克，海藻15克，煨三棱10克，制鳖甲15克，赤芍10克，旋覆花10克（布包），五灵脂10克，蒲黄10克，夏枯草30克，蒲公英30克。

用法　水煎，2日1剂，分4次温服（1日服2次）。如无不良反应，可续服两月，至肝区不痛，肝脏变软，肝脏缩小停药。

方义　肝硬化未有不累及脾胃者，如肝病重，脾胃病轻，则着重治肝。故用茵陈、槐角治肝炎而消黄疸，三棱破血中之气，莪术破气中之血，海藻、昆布软坚散结，鳖甲入肝除热散结而养阴，夏枯草补肝散结解热而泻火，五灵脂入肝经和血止痛，蒲黄入肝经行血消瘀，蒲公英败毒消肿核，旋覆花消结治肝著，赤芍泻恶血而除肝火。凡肝炎日久，肝脏肿大，坚硬作痛，肝功能较差者，皆可用此方多服。

2. 脘中痞痛胀满，纳少神疲，大便不调，胃肠症状严重，肝区症状较轻者，当以健运中焦，治脾胃为主。

方药　白茯苓15克，桂枝5克，炙甘草10克，炒枳实10克，白术10克，淡吴萸5克，陈皮10克，黄连炭5克，瓜蒌皮10克，焦山楂15克，法半夏10克，生姜3片。

用法　水煎，1日分3次温服。如无不良反应，可连续服1个月，至症状消失后停药，并守禁忌，虽病情严重，也可望取得显著疗效。

方义　肝硬化影响脾胃受损，脾胃病重，肝病较轻，则着重治疗脾胃。故用白术健脾，甘草益胃，茯苓渗湿，陈皮理气，半夏燥湿痰，瓜蒌祛热痰，桂枝通阳，吴萸下气温中，黄连苦降燥湿开郁，山楂酸温消滞磨积，生姜和胃健脾，厚朴散满，枳壳宽中。此方合苓桂术甘汤、左金丸、枳术丸、小陷胸汤、二陈汤和橘枳姜汤数方，组成此方，以温中通阳，健脾益胃，理气化痰，消胀进食。凡脾胃失运，脘痞拒按，嗳饱气逆，二便不调，常服此方，都能获效。

禁忌 凡属肝炎、肝硬化及并发腹水或续发黄疸的，都应遵守下列禁忌。

1. 饮食方面　禁各种酒、辣椒、姜、花椒、胡椒、葱、蒜、虾、蟹、鲤鱼、鲇鱼、黄颡鱼、猪头、猪蹄脚、羊肉、牛肉、狗肉、鸡、鸽等。

2. 生活方面　戒绝房事、忧愁、怒恼。

肝硬化腹水（臌胀）

证候 脘腹坚硬胀满如鼓，肝区时痛，腹壁静脉怒张，肢体出现明显蜘蛛痣及红斑掌，四肢干瘦，食少、溺短、神倦、体困，动则气短作喘，也有发生黄疸的，日久失治，则正气衰竭，发生肝性昏迷而致死亡。

病因 肝脏气滞血瘀，导致脾胃运化失常，湿郁热遏，致三焦决渎失职，水道不利，因而形成腹水。

治法 疏肝，理脾，活血，消瘀，清热，利湿，软坚，散结，丸剂缓图。

方药 苍白术各 60 克，川厚朴 60 克，炒枳实 60 克，旋覆花炭 60 克，煨三棱 60 克，煨莪术 60 克，醋炒鳖甲 90 克，绵茵陈 120 克，炒槐角 60 克，广陈皮 60 克，败酱草 90 克，赤白芍各 60 克，红饭豆 120 克，昆布 60 克，海藻 60 克，槟榔 60 克，干䗪虫（土鳖）30 个，干蝼蛄（土狗）30 个，蒲公英 120 克，地丁 120 克。

用法 共炒焦，研极细。另用：皂矾 120 克，入半斤醋中，加热溶化，再加入粟米 1000 克，拌匀、晒干、入锅内慢火炒成炭，待烟尽，俟冷，隔纸将粟米炭摊地上，约 2 小时许以去火气，研极细，再合入上药末中共研匀，后用白面粉 750 克加醋与水各半，打成糊，和合为丸，如小豆大，晒干。每次服30粒，饭前糖化开水送下，每日3次。如服后胃中有嘈杂感，可只服20粒或10粒，待反应消失时，每日加服5粒，逐渐加至每次30粒，最多每次不得超过40粒。如服一料后，病势减退，可照方配制继续多服，以愈为度。

方义 本病治法，与水肿病根本不同。唐代孙思邈有“治蛊（鼓）以水药，治水以蛊药，或但见胀满，皆以水药。如此者，仲景所云，愚医杀之”的论断。但未指出病根在肝。

著者曾治愈本病几例，其方药全从前人治黄疸及肝病的基础上立法。建国20多年来，又在此基础上，通过对病人的走访，对方药的探索，检查得失，总结疗效，更作了多次改进，始成为本条所介绍之方剂。

本方以《金匮要略》“见肝之病，知肝传脾，当先实脾”之论为主导。因肝藏血而主疏泄，肝病则血瘀气滞，不能疏泄脾土，脾病则不能为胃行其津液，又不能制约肾水，致水气泛溢入肠胃之间，成为腹皮绷急、静脉怒张之腹水臌胀病。治法当以健脾益胃而资其运化机转，更以破血消瘀散其坚结，而复其疏泄功能。其机制是使瘀血消则新血自生，脾胃健则运转正常，水道自利。

方药组成，是宗周益公的阴骘丸，用利湿散满，健脾益胃之平胃散，消瘀活血之醋煅皂矾，补脾胃、利小便之粟米用醋浸炒炭为主药。助以治肝著之旋覆花；及治黄疸之茵陈与槐角；佐以消瘀行气，破结攻积之三棱、莪术、鳖甲、枳实、赤芍；败毒消肿之地丁、蒲公英；软坚利水之昆布、海藻；使以逐水通络之䗪虫、蝼蛄等药。和合炒研，醋糊为丸。

凡肝硬化腹水臌胀重病，只要元气未败，如能坚持服用此药，更守上述禁忌，可望转危为安，以至完全治愈。

病例

1. 患者蒋某，男，25岁。患黄疸型肝炎两年余，肝大三横指，质硬如板，肢体遍起扁平疙瘩，大如豆瓣，肌肉厚处疙瘩更多。自述：由于久用某种化学药物所造成，疙瘩与黄疸两年不退。于 1938 年 12 月到西安就诊，经与阴鹭丸方，连续服药两料。至 1939 年 3 月黄疸全退，疙瘩全消，肝脏柔软变小，精神饮食体力完全恢复正常。著者于 1964 年暑假期间复亲见此人，身体健康，病未再发。

2. 患者喻某，男，36 岁。患肝炎 8 年，肝大三横指，质硬如石，经常作痛，肝功能极差。于 1965 年 4 月就诊，与加味阴鹭丸（即本方）连服数月，症状完全消失，身体恢复健康，至今 9 年未发。

3. 患者刘某，男，36 岁。患黄疸型肝炎久不愈，肝大质硬，已成臌胀，屡治无效。于 1968 年 1 月就诊，服本方 3 月余，黄疸全退，臌胀亦消，肝硬变软变小，嘱续服本方 1 料，至今 7 年无恙。

4. 患者赵某，男，32 岁。患肝炎 7 年，肝硬变萎缩，肝区常痛不能侧卧，腹水明显，臌胀如鼓，一身面目尽黄。于 1968 年 11 月就诊。先服肝硬化汤方两月，症状减退，续服本方丸剂数月而愈。

5. 患者张某，男，38 岁。患肝炎日久转肝硬化，久治不愈，肝大坚硬，剑下平脐，而且续发黄疸，渐起腹水，腹胀如鼓。1965 年 8 月就诊，服本方半年痊愈。至今 9 年，精神体力依然非常健康。

6. 患者陈某，男，38 岁。患肝硬化腹水，腹大如鼓，腹皮绷急光亮，肝脾无法触知，腿肿如柱，阴囊肿大如匏，坐不能卧，动则气喘，纳食甚少。于 1969 年 9 月就诊。先投肾炎重症汤方，服 7 剂，下肢阴囊肿胀全消，腹胀颇减，肝脏可以触及，但坚硬如石。继投肝硬化第 1 方，续服 3 个月，臌胀全消，肝脏变软转小，嘱继续再服本方一料善后。至今 5 年未发。

7. 患者李某，男，40 岁。患肝硬化黄疸，并发腹水臌胀，肝大作痛，肝功能极差，蛋白倒置。于 1971 年 3 月就诊。先投肝硬化第 1 方，服数剂后，黄疸退，肿胀减，肝痛止。继用本方续服数月，肝脏转软变小，臌胀全消。至 1972 年初，因禁忌失守，病情有复发趋势，后乃续服本方而愈。至今能坚持工作。

第四章 泌尿生殖系统疾患

肾 炎

（一）轻证

证候 面目肢体轻度浮肿，小便欠利，或有恶寒发热，或有肢体重困酸痛，脉多浮弦，舌苔白薄，尿检有蛋白、管型、红、白细胞等出现。

病因 湿热内郁，风邪外加，风湿合邪，外闭腠理，气机受郁，致膀胱气化不行，水道不能通利，水湿外溢，而见外形轻度浮肿。

治法 宜辛温宣解，开泄腠理，如壶揭盖，气化下行，水道自利，则小便亦随之而下。

方药 淡豆豉、香薷（冬月可用麻黄）、杏仁泥、连皮苓、桑白皮、通草、陈皮、紫苏、地肤子各10克，六一散（包）、车前草各15克，姜皮2克，厚朴10克。

用法 加水用大火煎药，分3次温服，1日1剂，10剂为1疗程。如服药后得微汗，须避风，如服5～7剂、肿消病愈即停药。

（二）重证

证候 面目四肢一身尽肿，甚至腿肿如柱，按之如泥，凹陷成坑，囊肿如匏，腹大如鼓，阴头发亮，小便短少赤涩，尿检有蛋白、管型等存在。神倦、身重、四肢无力，脉多沉细，舌多胖嫩，苔白薄或腻滑，舌根部苔较厚。

病因 肾、脾、肺、膀胱、三焦俱病，各脏功能相互影响失调，以致水气不行，泛溢于脏腑、肌腠、经络之间。

治法 温肾、理脾、宣肺、通膀胱、利三焦，寒热并行，通补兼施。真武汤、麻黄附子细辛汤加味。

方药 麻黄、白术、白芍、陈皮、木通、熟附片各10克，知母、泽泻、炒地肤子、车前草、红饭豆、茯苓、炒麦芽各15克，北细辛2.5克，桂枝5克，生姜2片。

用法 先用开水泡药，后用慢火熬2小时，2日1剂，分4次温服（即头煎药分2次服，药渣留汁，再加开水1碗，将药渣翻动搅匀，火上熬开，待冷，盖好，次日早晚再分2次热服）。本方服后，如无不良反应，可连续服5～7剂为1疗程，停药观察两周，如病有反复，可按原方续服1个疗程，如欲根治，可用下面治慢性肾炎的白扁豆散常服。

（三）慢性肾炎合并尿毒症

证候 肾炎日久不愈，浮肿或轻或重，小便短少，甚至点滴而出。化验检查提示肾功能受损严重。患者精神疲乏，头目昏眩，嗜睡食少，恶心呕吐，反应迟钝。

病因 除与肾炎重症相同外，更由于肾中真火不足，不能温暖脾阳。脾为后天生化之源，脾阳失其温养，不能运化精微，以致水气泛溢，水盛则火愈衰。

治法 宜用白扁豆散，补脾、温肾、理肺，益火培土，使中阳旺盛，脾胃健运，气化水行，则诸症自已。

方药 白扁豆500克，红饭豆250克，焦白术、白茯苓、熟附片、泽泻、麻黄、桂枝、炒白芍、炒黄柏、车前子、木通、陈皮各60克，炒知母、炒地肤子、炒麦芽、甘草、细辛、干姜各30克，干䗪虫（土鳖）、干蝼蛄（土狗）各36个。

用法 共炒，以白扁豆焦枯为度，研极细末，瓷瓶密贮。每次服6克，饭前以米汤调服，最好是干嚼，以少量开水送下，每日3次，以1剂服完为1疗程，重病可连续服3剂。

如妇女患本病者，可于本方内加入茺蔚子、泽泻、当归各

60 克。

方义　水肿病根在肾，祖国医学早有“其本在肾”、“肾者主水”的记载。肾虽为水之总司，必赖三焦之决渎，膀胱之气化，脾之转输，肺之通调，肝之疏泄，各经相互协调，方能无病。否则水气阻滞于某一经络或脏腑之间，则诸经相互影响，乃使水病发作，非独肾脏为病，所以专从肾脏论治，有的效果不显，其原因或在此？按本病在治法上，当根据新久轻重，立法用药。

第一、轻证：由于水气在肌腠浅表，用重剂则药过病所，故仿叶天士治肿胀法，用轻苦甘淡，微辛微温之剂。用淡豆豉、香薷、紫苏杏仁以开泄腠理，宣通气机，茯苓皮、通草、桑白皮、六一散、车前草、地肤子以通利小便，陈皮、厚朴、姜皮以理气调中，使腠理开而小便利。

第二、重证：由于水气泛滥于经络脏腑，用轻剂则药力不能胜任。故仿仲景真武汤，修园消水圣愈汤、林一乌消水肿方，用麻黄、桂枝开太阳以发汗；细辛、附子入少阴以温肾；白术、茯苓、泽泻、木通、车前子、地肤子健脾以利小便；红饭豆、大麦芽以利水健脾消积；知母清肺滋肾，利二便消浮肿；白芍敛肝脾之阴，和血脉利小便，陈皮理气调中，生姜宣肺利水，综合为剂，以温少阴、开太阳、补火健脾、利尿消肿，使表里水气一齐尽解。

第三、慢性肾炎，日久不愈，正虚邪实，或尿毒症已濒于危险阶段，此时若投微量轻剂，则不能去邪，若用大量重剂，则又恐伤正。故采用民间验方白扁豆散，重用温中利湿、养胃健脾之白扁豆为主，佐以行水消肿之红饭豆，散结除胀之大麦芽，使以逐水去瘀之䗪虫、蝼蛄，更辅以治肾炎重证之全方，炒研为散剂，每次只服 6 克，每日 3 次，乃重剂轻投，急药缓用，补而不滞，行而不峻。如能耐心坚持服药，不欲急于求成，多能转危为安，并有得到完全治愈的。兹将以上三型肾炎治疗获愈的典型病例，各举数则，以资证实。

病例

肾炎轻症

1. 张某，女，12岁。先患急性肾炎，经治疗未获痊愈，转为慢性肾炎，虽已禁盐数月，每次尿检总有蛋白、管型出现。于1971年6月就诊，予肾炎轻证方，嘱改用低盐饮食，至7月下旬复诊，云服上方12剂，经两次化验检查，尿中蛋白、管型完全消失，嘱仍服原方数剂，巩固疗效，至今病未复发。

2. 张某，女，10岁。由急性肾炎转慢性肾炎，面肢一身轻度浮肿，多方治疗，半载不消。于1971年10月就诊，用肾炎轻症方，继续服药10余剂，症状消失而痊愈。

肾炎重症

1. 刘某，男，30岁。患慢性肾炎两年多，一身头面肢体及阴囊肿胀变形，行动艰难，曾在武汉某医院住院半年，用中西药物不断治疗无效。于1953年4月就诊，用肾炎轻证方和白扁豆散同时服用月余，肿胀全消，嘱继续服此方两料，至今20年，身体健康，病未再发。

2. 周某，女，43岁。患慢性肾炎两年，一身尽肿，屡服中药如五苓、八正、五皮、胃苓等汤散，效均不显。经常用西药利尿剂以消肿，但停药则肿胀又起。于1966年3月就诊，投肾炎重证方，连服6剂，肿胀全消，后服白扁豆散得到根治，至今病未复发。

3. 许某，女，5岁。患慢性肾炎，急性发作，面肢尽肿，呼吸促迫，小溲点滴。于1967年12月就诊，当于肾炎重证方以宣散分利，先缓其急，次用白扁豆散以治其本，病愈至今未发。

4. 田某，男，31岁。患慢性肾炎年余，面肢反复浮肿，尿检蛋白经常存在，住院治疗无效，于1969年12月就诊。与白扁豆散，初服1料，浮肿全消，尿检多次，蛋白完全消失。继服1料痊愈。

5. 史某，男，14 岁。患慢性肾炎 9 年，面肢经常浮肿，中西药治疗无效，于 1970 年 6 月就诊，投白扁豆散 3 料而愈，至今四年未发。

6. 张某，女，25 岁。患慢性肾炎日久，一身面肢尽肿，屡经治疗无效。肢体困乏嗜卧，动则气喘不止，于 1971 年 4 月来信叙述病情经过，要求治疗，遂抄寄白扁豆散方一纸，嘱照方配制服用，观察变化。于 7 月来信云：服药疗效不显，要求改方，因复信嘱按原方加当归、茺蔚子、泽兰 3 味各 60 克续服。讵于 9 月张与其爱人亲至，云服二次方药才半料，肿胀全消，精神体力饮食均恢复正常。复于 10 月来信云：不仅病愈，而且怀孕，要求给方保胎并防止病发。三次复信，按初次方去木通 1 味，加当归 60 克，续服。以冀达到根治。1973 年 2 月来信云：前后续服本方 4 料，所有症状完全消失，尿检正常，去年生了一小孩，长得很好，本人现已参加劳动。

慢性肾炎合并尿毒症

1. 蔡某，男，11 岁。患慢性肾炎尿毒症，面肢经常浮肿，小溲点滴而去，住某医院数月无效出院，于 1971 年 5 月就诊。先与肾炎重证汤剂，续与白扁豆散，连服数月，症状基本消失。嘱仍续服本方，以冀根治。后经随访，病未再发。

2. 李某，女，21 岁。患慢性肾炎尿毒症，住武汉某医院数月。面肢浮肿，经常呕吐不能饮食，头目昏眩，精神困乏，反应迟钝，小溲点滴，月经停闭，不能行动。于 1971 年 7 月就诊，先与肾炎轻证方，续与白扁豆散，连服数月，症状基本消失出院。嘱仍坚持续服此药，直至痊愈为止。后经随访，一直参加劳动。

急性泌尿道炎

证候 尿频尿急，甚则不能控制，小便时尿道有灼热和刺痛感。小腹常觉坠胀，腰痛，有时伴有恶寒发热，尿检有红、白细胞。

病因 湿热蕴于下焦，膀胱气化失常。

治法 清利下焦湿热，宣通膀胱气机。

方药 白薇、升麻、柴胡、黄柏、知母、茺蔚子、天葵子、栀子、炒地肤子各10克，六一散（包）、车前子各15克，蒲公英、地丁各30克，桂枝5克。

用法 水煎，1日1剂分3次温服，以5剂为1疗程。

方义 泌尿系急性炎症所引起的尿频尿急或尿时刺痛及有热辣感，多由湿热蕴于下焦。故用李东垣治小便秘涩之滋肾丸，以黄柏、知母苦辛而寒以泻火；桂枝辛甘性温以化气；再加栀子苦寒清泻三焦郁火从小便出；车前子、地肤子、六一散泻热降火，利小便而通淋；白薇、茺蔚子活血去瘀通淋而行水；地丁、蒲公英败毒消炎以通淋；柴胡、升麻升清散火开郁而解毒。组合成剂，以期达到清热泄湿，败毒泻火，使小便利，则炎症自消。

病例 1968年秋，曹某，女，28岁。小便频数短赤，日夜20余次，上则头目作胀，口燥咽干，下则小腹胀坠作痛，自觉膀胱内灼热如汤沃，尿道常有热辣痛痒难名之感，病因产后弥月，遇雨而起，已经年余。诊脉沉弦而数，臆断为湿热蕴于下焦，膀胱气机不化。即前人所谓："湿热下流干于肝经，廷孔郁结"。投以上方3剂，病减大半，后依原方加减续服数剂而安。

血　淋

证候 尿中时带血点、血丝或血片，尿意频数，尿量短少，溺时作痛，伴有小腹胀痛感，小便检查常有脓球、红细胞出现。

病因 热毒郁于下焦血分。

治法 清热、凉血、败毒。

方药 小蓟根、丹皮、炒栀仁、炒蒲黄、白芍、茜草根、炒黄柏、木通、软白薇、萹蓄各10克，干生地15克，白茅根30克。

用法 水煎，分3次服，9剂为1疗程。

方义 尿中带血，溺时滴沥涩痛，方书谓之血淋，因下焦血瘀热结所致。故用能破瘀生新，保精养血小蓟根；和血凉血，除热泻火之牡丹皮；解三焦郁火之栀子；泻下焦湿热之黄柏；泻火消瘀，利小便，治热淋之茅根、萹蓄；消瘀行滞，生行血，熟止血之茜草、蒲黄；清热利湿之木通；消瘀泻火之生地；散恶血，养肝血，利小便之白芍；下水气，利阴气，治热淋之白薇等为剂。以凉血清热，消瘀利尿。

病例 1962年夏，樊某，女，26岁。尿中带血已半年，小便频数赤涩，医多疑为肿瘤发生于膀胱，或结核生长在肾脏。检查都不明确，治疗亦无效果。诊脉沉实弦数，尺部更甚。臆断为邪热结于下焦血分，阴络受伤，则血内溢。投以上方5剂，复诊各恙皆平。嘱宗原方加鲜藕节3枚捶碎同煎，续服数剂以善后。

石淋（泌尿系结石）

证候 以腰痛、小腹痛、脐腹两侧或左或右偏痛、甚则剧烈绞痛，检查尿中有红细胞为主征，如结石在左肾则腰痛左甚，在右肾则腰痛右甚，如在左侧输尿管内则腹左痛甚，在右侧输尿管内则腹右痛甚，如结石在膀胱内则小腹痛甚。

病因 尿中杂质因湿热蕴结而成。

治法 散结软坚，清热利湿。

方药 冬葵子30克，金钱草60克，滑石、干生地、玄参、榆白皮、车前子、石韦各15克，硝石（即火硝、硝酸钾）15克（分3次冲服）。

另加五加皮、地榆各500克，半炒炭，半生用，二味共研极细末，分成30包（每包用布扎好）。

用法 上药除硝石分冲外，每剂加入五加皮合地榆粉末1包，加水熬浓汁，分3次温服，1日服完，停药2日，再如上法煎服1剂。如此3日服药1剂，以30剂为1疗程。计90天服完。

附：另方金砂牛（即山上的大蚂蚁），以色黄者为佳，黑色的亦可用，越多越好，在锅内炒焦，研成极细粉末，每次0.3克，同硝石冲入药汁中服，每剂药只用0.9克，分3次服。此方由广东中医张景述传来。

方义 尿中杂质蕴结成石，法当以软坚破结、清热利湿为治。故以能消积聚结瘕，留血停痰，柔五金，消八石甘辛咸寒之硝石以消之；能治恶疮，散热结，今人用治结石病有卓效甘寒之金钱草以散之；与能治气癃，利小便，下石淋甘寒之车前草以下之；能入肾经，壮水泻火，增液滋阴甘苦咸寒之生地、玄参以滋润之；能走膀胱，益阴利水，散结通淋甘苦性寒之石韦、滑石以攻逐之；能通关格，下石淋，利便通水甘寒淡滑之冬葵子与能治五淋，通二便，下有形留著之物甘滑下降之榆白皮二味；皆有滑可去著之功。更加能去瘀血，破恶血，治湿痹痛痹气味辛温之五加皮与除恶肉、治恶疮、诸血痹痛风味苦性寒之地榆二味，皆有煮石可烂之力。至于金砂牛（即山蚂蚁黄色者），本草不载其功用，南方人用以炒研治泌尿系结石。

病例 1970年冬，李某，男，44岁。尿时作痛，经常带血，经汉川县某医院及武医附一院造影拍片检查为膀胱结石。投以上方，嘱按法服1疗程（30剂），再行复查。患者仅服方10剂，小便不再带血，也不作痛，自觉一切正常。二诊时，问前药是否需要再服？嘱再行拍片检查，如膀胱中不见结石，可不服药，如结石未尽，可继续再服。后经检查无石，因而停药。

淋浊

证候 尿意频数，溺时茎中作痛，常带白浊，甚则小便滴沥而出，阴头常有脓样粘液污衣，有时将溺口封闭，结成干痂，不经洗涤或挑拨则尿不得出，有时尿中常有米泔样白浊。

病因 由于性交时忍精不射，或入房太甚，精液空虚，湿热下注，或与不洁之淋浊带下或有梅毒人接触所致，也有在交媾时受惊而成者。

治法 清热泄湿，泻火解毒，疏利小便，宣通气机。初起重在清利，切忌补涩留邪；久病肾元亏虚，宜清补兼行。

方药 金银花、蒲公英各 60 克，黄柏、知母、瞿麦、木通、栀仁、萆薢、车前子各 10 克，六一散（包）15 克，另琥珀研极细末 5 克，分 3 次冲服。

用法 上药加水 3 磅，熬成 1 磅，分 3 次温服，每次另加生韭菜自然汁 1 酒杯兑入药汁中和服，以 10 剂为 1 疗程。

方义 重用金银花、蒲公英败毒通淋，黄柏、知母、木通、栀仁滋阴泻火，萆薢、瞿麦、车前子、六一散、更加一味琥珀末通五淋，利小便，生韭汁消瘀和血利窍。组合成剂，以清热、泻火、败毒、消瘀、滋阴、利窍，用治五淋白浊，疗效较好。

病例 1969 年冬，周某，男，22 岁。已婚，证象概如上述，更有右偏头痛，右耳常有刺痛感，腰背脊柱胀痛，痛发数月。以往治法多以肾虚而用补，愈治愈剧。诊脉弦滑而长，舌苔薄黄质红。臆断为纵欲精伤，有时忍精不泄，致相火与败精瘀阻，窒塞溺窍，成为淋浊。自认为虚，一味蛮补，医者从而和之，所以痛日增剧。投上方 10 剂，诸证悉平，继以丸剂善后。

处方 制首乌120克，关蒺藜、茯苓、菟丝子、川萆薢、山药、炒黄柏、炒知母、生地、制龟甲、炒牛膝、芡实、车前子、建泽泻、升麻各60克，金钱草150克。

用法 共炒研极细末，炼蜜丸如桐子大，每次40丸，空腹淡盐汤下，每日2次。忌口。

方义 病邪虽去，正气当复，故用制首乌之苦甘温涩以补肝肾、养血脉、敛精气；佐以菟丝子、关蒺藜强阴益精；山药、茯苓、芡实、泽泻补脾肾以去湿益阴，黄柏、知母、生地、龟甲、萆薢滋阴清热、补虚益精，车前子、牛膝引诸药下行，强阴益精。升麻解毒，金钱草去热散结。

阴虚血尿

证候 小便常呈红色，化验检查常有多量红细胞，有时肉眼可见血尿或如洗肉水样尿，自觉时有腰痛，并无其他痛楚，经过各种检查化验，泌尿系各部未发现异常，虽经中西医治疗，效均不显。

病因 肝肾真阴亏损，阴络暗伤。

治法 滋肝补肾，益阴养血，凉血止血。

方药 制首乌、生地、菟丝子、生地榆、阿胶、茜草炭各15克，仙鹤草、制龟甲各25克，白薇、仙桃草各10克，旱莲草、白茅根各30克，阿胶另烊化，分冲。

用法 加水浓煎，分3次温服，10剂为1疗程。

方义 血尿原因非一，本病为阴虚络伤，故用首乌、生地补肝肾之阴以凉血而泻火，阿胶、龟甲滋肾养血而补阴；仙鹤草、仙桃草、旱莲草养阴补肾而止血；茜草、地榆、白薇、白茅根入下焦治伤中淋露而止血；菟丝子治劳伤淋沥、强阴益精。合而为剂以养阴止血。

病例 1970年秋，刘某，男，38岁。去秋发生腰痛，今春出现血尿。连续诊疗，由于原因不明，所以治亦无效。诊脉沉缓无力，臆断为阴虚血尿。投以上方5剂，复诊血止，腰亦不痛，嘱按原方作丸常服，以免复发。

肾结核血尿

证候 腰膂常痛，小腹时胀，小便每日20多次，尿中经常带血，溺时痛如刀刺，经造影拍片确诊为双侧肾结核，不能手术，经各种治法疗效均不显。

病因 阴虚内热，阴络损伤。

治法 正虚当补，邪实宜泻，法宜先泻其实，后补其虚。

方药 百部根15克，海金砂、石韦、瞿麦、车前子、萹蓄、泽泻、山栀仁、通草、白薇各10克，白茅根、白花蛇舌草各30克，六一散（包）15克。

用法 每剂加水3磅，熬成1磅，1日分3次服。以40剂为1疗程。

方义 尿血由结核损伤肾脏之络所致，故用甘苦微温之百部根能杀一切蛀虫，治骨蒸传尸痨（结核病）者为主药；佐以苦咸而寒之白薇治血热伤中淋露；苦平利小便治热淋之萹蓄；苦寒治邪热淋病要药之瞿麦；甘苦微寒治五劳，益精气之石韦；甘淡微咸治淋沥尿血之泽泻；苦寒色赤解郁火，治血淋之山栀仁；甘寒凉血利小便治五淋之车前子；甘寒淡渗，除小脏湿热，治五淋茎痛之海金砂；色白气寒味淡，利小便治五淋之通草；甘寒益气，消瘀血，利小便之白茅根；甘寒滑淡，泻热通窍，利小便，治石淋之六一散；更加甘淡性凉，清热解毒，活血利尿之白花蛇舌草等为剂。先治其出血灶。

病例 1966年春，王某，男，30岁。除有上述证候外，病经四年，常用异烟肼（雷米封）及链霉素等抗痨药物，效果不显，反应极大，口渴饮冷，头晕耳聋，形瘦色苍，食少神倦。诊脉细数，情绪悲观。投上方，连续服四十剂，症状减去大半，尿中无血，溺时不痛。给以膏方常服，嘱戒怒慎劳以善后。

膏方　百部根150克，白薇、关蒺藜、补骨脂、泽泻、山萸肉、天冬、丹皮、覆盆子、茯苓各90克，熟地150克，山药250克，加水熬取浓汁，去渣，后加蜜1500克，熬至滴水成珠。每服15克，每日2次，饭前滚水化服。

遗　尿

证候　本病多发生于儿童，成人亦偶有患此病者，或有在夜间梦到厕所，因之将尿遗在床上。亦有无梦而遗尿者。

病因　下元虚寒，命门真火不足。

治法　温补命门真火，益阴助阳，使火旺阳强，自能控制。

方药　肉桂细末1.5克，捣熟地15克，山萸肉10克，怀山药15克，建泽泻10克，粉丹皮10克，白茯苓10克，熟附片10克，菟丝子10克，益智仁10克，覆盆子15克，补骨脂10克，煅龙牡粉各15克，桑螵蛸10克。

用法　药用滚水泡半小时，慢火煨2小时，儿童2日1剂，分6次服完。成人1日1剂，分3次服完。5剂为1疗程。亦可并本方5剂，共末蜜丸，每次10克，每日空腹服两次，淡盐汤送下。

方义　睡中遗尿，乃命门真火不足，肝肾俱虚，故以熟地滋阴补肾而生精血；山萸助阳补肝而秘精气；山药清肺脾虚热；泽泻泻膀胱水邪；丹皮泻火；茯苓泻脾肺湿热；肉桂入肝肾血分而补命火之不足；附子通行十二经除脾湿肾寒补下焦之阳虚；益智仁、补骨脂均有暖丹田，壮元阳，缩小便而补命门真火之功用；覆盆子、菟丝子均有补肝肾，缩小便，助筋脉而强阳益精之效能；龙骨、牡蛎入肝肾固精止脱，收敛浮越之气；桑螵蛸入肝肾命门益精气而缩小便。是用仲景金匮肾气丸加味组合成方，所谓“益火之源，以消阴翳”是也。

病例 1965年夏，张某，男，14岁。自婴儿时期起尿床，至今14年，每夜遗尿，屡治无功。诊脉沉细尺弱，舌苔白滑质淡。其孪生弟亦遗尿，脉症相同。臆断为命门火衰，先后天俱不足，投以上方，每日兄弟共服1剂。初次服药6剂，每夜唤醒起床小便1次，有十二夜未曾尿床，嘱续服本方10剂，以后按本方为丸常服。半年以后，完全正常，至今10年，病未再发。

乳糜尿

证候 尿如乳汁，尿中间有条状、片状之胶状凝固物，自觉腰酸腿软，头昏目眩，甚则面色萎黄，身体瘦削。

病因 脾肾阳虚，湿浊下注，或丝虫感染。

治法 温补脾肾，散寒利湿。

方药 炙黄芪、党参、白术、萆薢、杜仲、菟丝子各15克，干姜、益智仁、炙甘草、贯众、升麻各10克，白芷12克，茯苓25克。

用法 多加水浓煎，1日分3次饭前温服，以10剂为1疗程。

方义 本病为脾肾阳虚湿盛，或血丝虫所引起，用大补元阳，甘温益气之黄芪、党参、白术、茯苓、甘草；佐以补火逐寒，辛温大热之干姜、益智仁；滋肾补肝，甘温辛润之杜仲、菟丝子；散风除湿，苦寒辛温之升麻、白芷与萆薢。而萆薢又有治失溺遗浊，分利小便之功能。更加一味能治崩中带下解毒杀虫之贯众。组合成方，用于临床以治乳糜尿，通过实践，较其他药方疗效为好。

病例 1966年秋，杜某，女，28岁。证象概如上述，病方数月，形容憔悴，气短音低，脉沉细迟，舌苔白厚而滑，是湿盛阳弱，脾肾俱虚之象显著。投上方10剂，小便由混浊转黄而至正常，头昏、目眩、腰痛都减，嘱续服数剂以善后。患者系枕木防腐厂工人家属，经走访后未再发。次年另一患者余某，女，40岁。患乳糜尿症状全同，亦用此方10数剂痊愈。

消　渴

证候 渴饮无度，小溲频数，随饮随消，饮一溲一，食思正常，睡眠尚可，病已多年，屡治不效，曾经各种化验检查，原因始终不明。脉沉数，舌苔薄白质淡。

病因 肺肾肝阴不足，命门真火衰微，脾阳不振。因肺主气，气为水之母，生化之源，肺阴大亏，引水求救。今命火衰微不能蒸发脾阳，脾不能为胃行其津液上输于肺，肺无水精不能四布，失去治节之权，故将渴饮之水，直趋膀胱而出。

治法 滋养肺肾肝脏之阴，补益命门之火以蒸发脾阳，使能将水精之气散归于肺，肺得精气滋润，才能行治节之权，使水精四布，五经并行，而恢复其正常。

方药 肉桂末1.5克，捣熟地15克，山萸肉、菟丝子、泽泻、五味子、熟附片、丹皮、枸杞子、白茯苓各10克，覆盆子、山药各15克，楮实子10克。另西洋参10克，水煎分冲。

用法 除西洋参另煎外，每剂加开水4磅，熬成1磅，分3次温服。

方义 本方即治遗尿方去益智仁、补骨脂、龙牡粉、桑螵蛸。加楮实子补虚劳、助阳气；枸杞子润肺清肝、滋肾益气，治嗌干消渴；五味子益气生津，收敛肺气，滋肾水，除烦渴；

西洋参滋阴降火，补肺生津。其余诸药性味俱见遗尿方义，不再赘述。

病例 1965 年秋，潘某，男，32 岁。消渴病经十年，初起每日小便约 30 多次，饮水 20 磅左右，最近四年增剧，每日饮水约 50 磅，小便百次以外。曾住院检查治疗，原因不明。近一年来有所好转，但每日小便仍有 80 多次，饮水约 40 磅内外。脉象细数，苔白质淡，眠食尚可。因拟上方，连服 60 剂，至 1966 年 2 月复诊，小便减至每日 30 次左右，口已基本不渴。仍宗原方以红参须易西洋参（因缺），再加冬虫夏草 10 克补精益髓，保肺滋肾。嘱继续多服，缓缓图功。每月可服 8～10 剂。三诊云：续服二诊方 20 余剂，小便每日还有 20 次左右。再宗原方加胡芦巴、巴戟天、益智仁、桑螵蛸、台乌药、桑椹等，加大剂量四倍，共炒研极细末，炼蜜为丸，梧桐子大，每次 40 粒，每日 3 次，饭前淡盐汤下。患者系一工人，近十年来一直坚持工作，病未再发。

中 消

证候 饭量较正常加倍，食后不到 2 小时感腹中饥饿，心慌气短，非进食不可，日夜至少要食八餐，每餐要有肉食方安，脂肪之类食物愈多愈好。更加大渴引饮，但饮多溺多，只要小便一解，觉体内所有营养物质均随小便排泄而去，当时心悬气促，烦躁难名，立即纳食则安。大便数日 1 次，粪如羊屎。

病因 血亏阴虚，热自内生，久则化火，津液消耗，故欲得水液及脂肪滋润以自救，即《内经》中之“消瘅”。王冰注解云：“多食数溲谓之消中”。此三消中之中消证。

治法 大量滋阴养血，清热泻火。

方药 生地、北沙参各 30 克，白芍、寸冬、天花粉、阿胶（另化分冲）各 15 克，当归、知母、甘草各 10 克，生石膏粉、玄参各 25 克，白粳米 30 克。

用法 多加水浓煎，1 日分 4 次温服。以 20 剂为 1 疗程。

方义 此人参白虎汤、增液汤加味为剂。以专补肺气，甘苦微寒之北沙参代人参养五脏之阴；清金泻火，凉血滋阴，甘苦大寒之生地黄；强阴益精，泻热除烦，甘微苦寒之麦门冬；补肾益精，滋阴降火，苦咸微寒之玄参；降火润燥，除烦热消渴，酸甘苦寒之天花粉；清金润燥，泻火滋阴，辛苦寒滑之知母；清热降火，生津止渴，甘辛大寒之石膏；养气益精，除烦止渴，协调诸药味甘气平之甘草；益气除烦，退热泻火，苦酸微寒之白芍，治阴虚阳浮，养血润肠，甘辛苦温之当归；补中和胃，清热除烦止渴，甘平之白粳米；更加补血增液，清肺益阴，甘平味淡之阿胶。合成养阴生津，增液润燥，清热泻火，益气除烦之剂。

病例 1969 年夏，杨某，女，32 岁。初因产后出血过多，因而饮食吞咽不利，每进食一口，须饮水一口，方能咽下，从此饮食倍增，食已即饥，一切证象概如上述。病经四年，服药千余剂，皆未见效。诊脉细涩，苔黄舌红。臆断为血亏阴虚，内热化火，津液被灼，故饮水以自救。随饮随消，故大便干结不润，须要脂肪滋润。因投上方，连服 20 剂而愈。患者系襄樊市小学教员，最近曾来武汉，病未再发。

遗　精

证候 平人在一个月或数月内梦中遗精 1～2 次，是精满自溢的正常现象。若经常或每夜遗精，引起头昏、目眩、神疲、体倦、腰痛、心慌，这是病态。甚至白日心中略有感触，精液即自行流出，此名漏精或名滑精，日久失治，则成虚劳。

病因 多由手淫恶习，或房事过度而起，亦有神劳过甚或阴虚劳损所致。

治法 戒绝手淫，节制房事，培元固本，涩精补气。

方药 熟地、黄芪、山萸肉、煅龙骨、莲须、韭子、益智仁、覆盆子、金樱子、五味子、黄柏炭各60克，五倍子250克，白茯苓120克，山药120克，砂仁30克。

用法 共炒研末，炼蜜为丸如梧桐子大，每次50克丸，每日3次，空腹开水送下。

方义 遗精日久不愈，导致肝肾阴伤精损，则相火愈炽。故用熟地生精补肾，养血滋阴；黄芪补中益气，长肉生肌；山茱萸温肝补肾，秘气固精；莲蕊须涩精固气，通肾清心；韭子治筋痿遗尿，溺血泄精；山药治虚劳遗精，降火生津；益智仁摄涎唾，缩小便，涩精固气；龙骨粉安五脏、定魂魄，止梦遗泄精；黄柏泻膀胱相火，补肾水不足；茯苓能宁心安神，治遗精；覆盆子补肝肾，助命门，治筋痿遗尿；金樱子补脾肾，固精气，治梦泄遗精；五味子益气生精，敛肺滋肾；五倍子治虚劳遗浊，降火生津；加砂仁和胃醒脾，补肺益肾。合和作丸常服。更须自觉戒绝手淫恶习，节制房事，可望痊愈。

病例 1947年冬，杜某，男，22岁。未婚。精神疲乏，四肢无力，夜难入寐，多梦纷纭，大便干结，饮食甚少，动则心慌气短，经常腰痛。追询病因，由16岁开始，至今7年，常犯手淫，频繁遗精。投以上方为丸，嘱照方常服，坚决禁绝手淫。次年复诊，患者精神体力转好，饮食二便近正常，但时有梦遗。嘱宗原方加红参60克，甘草60克，天冬60克。取三才封髓丹之义仍作丸服。

附：漏　精

证候 初则经常梦遗，不交精出，小便后，时有精液尾随溺出，大便努挣则经常在小便前出，白昼如见异性，心有所感，精即自行流出，有时如屋漏水点滴而下。形体瘦削，面色㿠白，精神萎靡，四肢乏力，动则气短，心悸、汗出，脉象浮芤尺弱，纳少寐差。

病因 未婚则由手淫暴行，已婚则是房事过度，亦有先天禀赋不足，后天营养缺乏，遇事焦思苦虑。肝肾阴虚，精关不固。

治法 先宜涩精固气，以玉锁丹加味固其精关，后用大补肝肾，培养元气。

方药 五倍子 500 克，煅牡蛎粉 180 克，茯苓、萆薢各 120 克，莲蕊须、金樱子、五味子、益智仁、煅龙骨各 60 克。

用法 共炒研极细末，过箩，水叠为丸，梧桐子大，晒干。每次 70 丸，饭前、淡盐汤送下。每日 2 次。禁绝手淫，并忌房事。

方义 五倍子酸平无毒，诸家本草未言治遗精，而《和剂局方》重用以治虚劳遗浊，极其有效，故以为君；佐以治赤白浊梦遗泄精，咸平微寒之牡蛎粉；治遗尿淋沥，小便泄精，甘平微寒之龙骨粉；缩小便，止梦泄，秘气固精酸涩之金樱子；固精气，安心肾，治梦泄遗精甘涩之莲蕊须；滋肾生精，五味俱备之五味子；涩精固气，辛温补肾之益智仁；治泄泻遗精之茯苓；治白浊频数之萆薢。共末水糊为丸。连续照服，其效方显。

病例

1. 1961 年秋，管某，男，28 岁。已婚。经常漏精已三载，曾经各种检查治疗，精漏如故。诊脉细缓，寸大而空，尺弱而涩，终日精神不振，肢体困倦欲睡，纳食尚可，肌肉日瘦，面色苍白，目睛昏暗，视物模糊，每夜睡中精常自遗，白日见色精即泄出，极感痛苦。阅前所服诸方，均为涩精秘气之煎剂，服参桂鹿茸丸则漏精愈甚，而且阳强。因思阴愈虚则火愈炽，故用上方试投，以观后效。复闻介绍人云：服此方后，效果显著，因之连服3料，病已根本痊愈。并以此方转告同病患者，服之有同等效果。

2. 1961年冬，王某，男，30岁。漏精5年，证象与例一无二。常服红参、胎盘粉及参茸丸并住院治疗无效。诊脉沉细而数，尺部滑实有力，舌色深红，后半舌苔黄厚浊腻。综合脉证，除原有肝肾阴伤，精关不固外，下焦湿热阻遏，更加甘温辛热大量温补之剂，使浊瘀锢蔽，所以其病不愈。投以黄柏、知母、泽泻、赤茯苓、乌药、石菖蒲、萆薢、甘草梢为剂煎服，另用生韭白（去青叶）60克，切极细，拌以红糖80克，嚼食，1日2次。3日服药3剂，食单方6次，精漏减少，舌苔退去一半，连服7日，苔退如常，精漏已减80%。仍宗原方加生龙牡粉、海蛤粉、车前子、蒲公英等以分利湿热，去浊逐瘀，败毒泻火，涩精滋阴以善后。

阳　痿

证候　在性交时，阴茎全不勃起，或不全勃起，或勃起时间不长，或乍交即泄，致阴茎迅速萎软。

病因　一般以犯手淫及房事过度而起，亦有精神紧张恐惧，事先即害怕阳痿不举，陷于恐怖状态，致阴茎勃起不全，因而早泄者。

治法　宜清心寡欲，戒绝手淫，节制房事，兼用滋补肝肾，涩精补气，强阴益阳之法。

方药　制首乌、山药各120克，淫羊藿（羊脂炙）、蛇床子、阳起石（煅透）各90克，菟丝子、远志肉、益智仁、补骨脂、当归、茯苓、续断、石莲子（带壳炒）、芡实、金樱子、红参须、韭子、小茴香、枸杞子各60克。

用法　共炒研末，炼蜜为丸，梧桐子大。空腹时每服50丸，盐开水送下，每日2次。

附注 本方如加入高丽红参60克，酥炙海狗肾两支，共研极细，加入上药中研和为丸，其功效更为显著。

方义 阳痿乃肝肾阴亏逐渐形成，所以不能立时治愈。故用补肝坚肾，添精益髓之制何首乌为君；佐以强阴益精之菟丝子；涩精固气之益智仁；养血脉，治虚劳之当归；补肝肾，壮筋骨之续断；补精壮阳之远志；安神宁心之茯苓；暖丹田补命门之小茴香；固精气，治梦遗之菟丝子；治梦遗淋浊，清心去烦之莲子；补脾除湿，益精固肾之芡实；治虚劳损伤，益肾强阴之山药；散瘀活血，助肾补阳之韭子；滋肾助阳，益气生精之枸杞子；温补肾命，益火壮阳之补骨脂；补肾气，治腰痛，益阴强阳之蛇床子；治阳痿，暖腰膝，补命门真火之阳起石；坚筋骨，益阴气，能强阳之淫羊藿；专补下焦阳气，经化验证实能兴奋性神经之红参须；如再加益肾气，暖腰膝，助阳气，治男子劳损肾精衰竭味甘咸性温热之海狗肾等甘温柔和之品为剂作丸，缓缓图治，禁房事一月，其功效方显。

病例

1. 1964年秋，陈某，男，29岁。结婚数年，初时尚能媾接，后则早泄，继则阳痿，夫妻反目，蕴酿离婚。经熊某介绍，给以上方1料，大有好转。续服1料，其爱人已经受妊，10年来已生3胎。

2. 1965年秋，陈某，男，28岁。去冬结婚，初觉隐曲不利，后竟阳痿不举。夫妻感情恶化，同来就诊。因与陈某为同乡，并持有陈所服处方，但海狗肾不易得，以黄狗肾代替，服丸药半料，性机能恢复正常。次年生一女孩。

3. 1970年冬，花某，男，27岁。由于手淫恶习先伤其精，虚其阳而不自觉。结婚后，才交接即泄精而阳痿（俗名见花谢），引起对方不满，坚决要求离婚。后经雷某介绍来诊。投以上方，更加海狗肾及朝鲜参制成丸剂，按法在开始服药时，禁房事一月，此后两情融洽，和乐异常，续服2料，病未再发。此种病例不少，略举可资走访者3例。说明本方疗效固然显著，但朝鲜参价昂，海狗肾难得，在例一例二均未加此两味，其效果仍然良好。特提出作为对比，以免一般患者固执耽误病机。

阳强不倒

证候　“阳强”乃对“阳痿”而言，本名“强中”，因阴茎坚长而精自出，又名“阴纵”，谓前阴受热挺长不收。有阴茎挺长肿大，外皮软润，行动时在两股间磨擦难受。有阴茎挺长坚硬不倒，二便不畅，小溲点滴难出，小腹胀痛满硬者。

病因　恣情纵欲，肾阴与精气大伤，更借丹石壮阳之药以助相火发生“强中”。如重度体劳，终日不歇，不论严寒酷暑，常与水湿接触，有时因房劳阴亏，湿热乘虚客于下焦，成为阴纵，致阳强不倒，则劳动人民亦患之。

治法　前者宜泻火、滋阴、败毒。后者宜清热利湿，化气坚阴。另加针灸法与外治方。

方药与用法

1. 龙胆草10克，黄柏10克，黄芩10克，黄连10克，白薇10克，栀子10克，生地15克，赤芍10克，丹皮10克，柴胡10克。

水煎，1日3次温服。

2. 针刺穴位　大敦、行间、太阳、中封、蠡沟、委阳、足三里、上巨虚、下巨虚、均刺双侧，关元、水分。

3. 外敷方　鲜丝瓜汁，如无瓜用丝瓜叶捣取汁，调五倍子细末30克，如意金黄散120克成糊状，涂敷在阴茎、肾囊与会阴部，用纱布包缠，1日2次。

方义　“前阴者宗筋之所聚”，前阴之病多与肝经及督脉有关，因肝脉绕阴器，督脉“起于少腹以下骨中央，女子入系廷孔……男子循茎下至篡（会阴部）”。本病因湿热毒火聚于宗筋，故用龙胆泻肝汤与黄连解毒汤加减，以泻肝胆火邪除下焦湿热之龙胆草为主药，佐以镇肝凉血泻心火之黄连；除脾脏湿热，泻肺火之黄芩；除下焦湿热，泻相火之黄柏；泻三焦郁火之栀子；泻血中伏火之丹皮；散恶血泻肝火之赤芍；消血瘀泻火之生地；利阴气下水气之白薇；散结气升清气之柴胡；是于大苦大寒泻火败毒降泄方中，用一味柴胡以升提气机，乃将欲降之必先升之之义。至于外用如意金黄散能治痈疽发背疔肿流毒，而五倍子降火解毒之功甚大，丝瓜及叶捣汁外敷各种毒肿、火疮、虫螫，其性寒凉解毒消肿之力颇强，为群众常用之效方，而大医家反不知其功效，所以亦不知其能入药用。至于针刺穴位以肝经为主，而阳明经次之。

病例 1968 年夏，张某，46 岁。前阴挺长坚硬已半月，住某铁路中心医院，因其二便不通，小腹胀痛难名，甚则以头抢地，医家与病家协议，决定于 5 月 15 日手术将阴茎切除，时有某人建议来诊。视阴茎坚硬挺长，阴头紫暗，包皮肿如棒槌。脉沉弦长实大有力，臆断为湿热蕴于下焦化燥，火毒聚积于宗筋，导致膀胱、前列腺、尿道与阴茎全部发炎，使二便阻塞不通，即令将阴茎切除，也不能使毒火内消，故用药内服、外敷及针刺等上述各法，以观疗效。

5 月 18 日二诊：服药 3 剂及外治，二便通利，痛苦大减，舌苔紫绛黄燥都退，食思正常，但阴茎肿硬如前。内服药仰原方加龟甲、知母、白茅根、甘草梢。外敷药中加大黄、栀子、黄柏、黄芩共末，同前药加水调敷。

5 月 29 日三诊：连日用药外敷内服，胀痛大减，阴茎外部水肿全消，坚硬程度减半，能轻度活动摇摆，但尚不能下垂，饮食二便正常。另拟方着重败毒。

方药 南沙参、地丁、蒲公英、金银花、寒水石各 30 克，野菊花、黄柏、知母、天葵子、龙胆草、丹皮、升麻各 10 克，白薇18克。

用法 多加水浓煎，服法同前。

外用药照二诊方敷用。

6月16日复诊：阴茎硬度已消2/3，脉象已平，口干舌红均退。按三诊方加龟甲30克，2日服药1剂。外敷续用前药。

7月2日复诊：阴茎外形恢复，早能下垂，但茎中结节尚未全消，其余一切正常。断续照服上方，外用药早已停止，休息至月底出院。后经走访，身体健康，照常工作。

按语 本病因湿热毒火为病，初用大剂苦寒泻降宣通。因龙胆泻肝汤能治肝经实火湿热，阴肿阴痛；黄连解毒汤治三焦实火，一切火热之症。二诊加龟甲、知母，即大补阴丸，以其能滋阴抑阳，降火补水。三诊方加野菊花，能治一切肿毒，蒲公英化热毒、消肿核有奇功，寒水石即凝水石（今人用石膏代，非是，因石膏也有寒水石之名），乃盐精结成，能解五脏伏热，治男女转胞不得小便，因本病为实火，故用上法得救。

前列腺炎

证候 小便时觉会阴部及阴茎有隐痛和胀坠感，溺色浑浊，溺后余沥不尽。如作肛门指检，可触知前列腺肿大压痛。尿检则有脓细胞出现，也有伴随本病发生头昏、失眠等症状，甚至尿闭不通须用导尿管。更重则膀胱造漏。

病因 中医书籍无此病名记载。按祖国医学理论推断，本病发生于会阴穴之里，会阴为奇经中冲脉、任脉、督脉三经之发源处，奇经八脉，皆附隶于肝肾二经，由肝肾阴虚，湿热之邪流于下焦，乘虚结聚于此，郁而化火，发生本病。

治法 主以清热、利湿、消肿，佐以解毒、滋阴、补虚。

方药 蒲公英30克，地丁15克，仙鹤草15克，栀子10克，仙桃草10克，茜草10克，野菊花10克，天葵子10克，连翘 10 克，生地 15 克，丹皮 10 克，金银花 15 克，甘草 10 克。

用法 水煎，每日 1 剂，分 3 次温服。5 剂为 1 疗程，3 个疗程为限。

方义 前列腺发炎肿痛、肥大，致小便不利，故用蒲公英、地丁、野菊花、金银花、连翘、天葵子以消炎泻火，茜草、仙鹤草、仙桃草以止血。组合成剂，使炎消火退，肿散毒解，则小便自利。

病例 1972 年秋，郭某，男，48 岁。1971 年春发现前列腺炎，小便浑浊，溺时有灼热感，余沥不净，会阴部有坠胀隐痛感，并伴有头痛失眠，精液中带血液。尿检有白细胞及上皮细胞少许，红细胞（＋＋＋＋）。脉沉弦数。投上方数剂，精中不再带血液。另发现副睾结核，另用：盐水炒川楝子、煅荔枝核、山楂炭、海藻、昆布、盐水炒橘核、台乌药各 15 克，蒲公英、仙鹤草各 30 克，盐水炒黄柏 10 克，水煎，分 3 次温服。间日服 1 剂。与以上消炎止血败毒剂交替服，将两病同时治疗。禁忌房事。因精血俱亏，短时间不易恢复，须病愈后，再投滋补，否则难以根治。

无精症

证候 结婚多年，女方不孕，但媾接能力及射精均正常。检查精液中无精子。

病因 肾虚精亏。

治法 宗朱丹溪五子衍宗丸法，加添精益髓，补肾滋肝，调和营卫，畅通气血之药为丸常服。

方药 制首乌 120 克，菟丝子、枸杞子、五味子、覆盆子、车前子、女贞子、蛇床子、韭子、桑椹子、地肤子、决明子、楮实子、石莲子、金樱子、益智子、潼蒺藜、胡芦巴、补骨脂、苏芡实、红参须、淫羊藿、远志肉、阳起石（火煅）各60克。

制法 除阳起石另用火煅水飞外，石莲子可带壳共炒熟，合研极细，过罗，炼蜜为丸，如梧桐子大。

服法 每次50丸，每日于早晚饭前1小时以淡盐汤送下各1次。如因事不能按时照服，每日至少或早或晚服1次，不能急于求成，须坚持常服1～2年。

方义 本方以治阳痿方与五子衍宗丸加味合成。药共二十四味，其中有十四味功能性味已于阳痿节中说明，其余十味，均为子药。本方药共十九味。功能暖丹田、壮元阳、助命火、滋肾益精强阳者有蛇床子、覆盆子、胡芦巴、补骨脂、枸杞子、楮实子、益智子、韭子；能固精气、养真阴；补虚劳者有菟丝子、蒺藜子、决明子、桑椹子、女贞子、金樱子、石莲子、五味子、车前子、地肤子、苏芡实。药性中正平和，不用桂附辛热燥烈之品以助阳而伤阴，更不用参茸珍贵价昂之品，取阴阳平补，气血调和。

病例 1966年夏，袁某，男，29岁。系独生子，结婚数年爱人不孕，经确诊为无精症。因通信求诊，初与此方四分之三量，服一料无效。二次来诊，又加药味四分之一，即本节方全量。数年后经熊某走访，已生两胎。因将此方抄与本院教师张某之家属服用，两年后，产生疗效。后更以主治其他患者几例，效果均显著。

第五章　精神、神经系统疾患

脏躁（歇斯底里）

证候　初觉神倦、体乏、纳少、失眠、头闷、便结、善怒、多疑，渐至郁闷寡言，或多言不休，经常呵欠烦闷，无故悲伤欲哭，时发一过性战栗，喉中似有物梗阻，但不妨碍饮食，（梅核气）此皆早期轻症现象。若至后期发展严重，则猝倒无知，肢体痉挛，项背反张，状类癫痫。但发作时间较长，口不吐沫，有一日数次或十数次发。恢复前，则嚎啕大哭，或发异常痴笑，亦有延久不愈，引起五官障碍，发生色盲、幻视、耳鸣、幻听、嗅觉异常，也有发生知觉障碍或知觉丧失，或各种疼痛，或运动障碍等症候。

病因　本病多发生于妇女。由于七情久郁，以致五脏气机失和，尤以心神受累为主。

治法　轻证用解郁剂，重证用镇静剂，兼用针灸法。

1. 解郁剂功用：疏肝、理气、宁神、定志，加味逍遥散。

方药　柴胡、薄荷各 5 克，制香附、当归、丹参、炒白芍、丹皮、甘草、白术、栀仁各 10 克，朱茯苓 15 克，小麦 30 克，生姜 3 片，枣 7 枚。

用法　水煎，1 日 1 剂，分 3 次服，可连服 3～5 剂。

方义　“脏躁”乃《金匮要略·妇人杂病篇》中疾病之一种，即现代所谓癔病，其原因甚多，但情志抑郁为主要因素。故用：当归、芍药养血敛阴；白术、甘草健脾益胃；丹参、茯苓安神宁心；柴胡、薄荷疏肝解郁；丹皮泻血中伏火；栀子散五内邪气；香附利三焦，解六郁；生姜去秽恶，通神明；大枣调营卫而益气，润心肺而滋脾；小麦养心除烦。以上药味系合丹栀逍遥散与甘麦大枣汤加香附所组成，用于临床，不仅能治妇女脏躁，还能治男女一切忧思郁闷所引起之疾患。

2. 镇静剂功用：柔肝息风，滋阴潜阳，缓解痉挛，甘麦大枣汤加味。

方药 制首乌25克，制龟甲、制鳖甲各60克，磁石粉、东阿胶（另化，分3次冲服）各30克，龙牡粉、杭白芍、炒枣仁、杭寸冬各15克，全当归、生甘草、石斛（细切、另煎、分冲）各10克，小麦250克，大枣10枚。

用法 先将小麦多加水熬，后将小麦水煨药，1剂分3次服。3剂为1疗程。

方义 方中重用小麦，取其善养心气以安心神；甘草、大枣缓肝和中；枣仁、茯苓、寸冬宁神定志；当归、白芍、石斛养心柔肝；龟甲、鳖甲、阿胶、龙牡粉、磁石滋阴潜阳。组合成剂，能养血、宁心、平肝，使五脏安和，故脏躁自平。

3. 针灸法功用：疏通气血，调和阴阳，安神宁心。

针穴

头部：人中、承浆、上星、哑门、廉泉（单）、颊车（双侧）。

手部：少商、劳宫、大陵、神门、曲池（双侧）。

足部：隐白、申脉、照海（双侧）另屏翳穴，即会阴穴（轻证不可刺）。

针法　每日刺1次，留针半小时，3次为度。

病例

1. 1956年秋，张某，男，40岁。初起终日默默不语，不饥不食，不欲见人，常闭户独处。渐至精神失常，妄语妄动，精神错乱。已经半年，忽然纳食甚多，大便燥结。诊脉弦数，舌红苔少。追询起因，由于精神受到严重刺激。投上方解郁剂六剂，精神正常，饮食语言与常人无异，后用养心安神之剂而愈。

2. 1969年秋，丁某，女，37岁。素无他病，一日突然精神失常，语言错乱，时哭时笑，医以精神紊乱，用冬眠宁而安，如此一月内发作四次，每发须用镇静剂数日始愈。并述在二十年前有右偏头痛史，发作无时。本年大便常秘，寐少梦多，遇事敏感，好生疑虑。诊脉浮弦滑数。月经正常，白带素多，臆断为脏躁。投以上方解郁剂十剂，病未再发，偏头痛减，大便畅通，后改益阴潜阳，柔肝滋肾，安神宁心之剂以善后。

以上两例乃本病之轻证，再举重证如下。

3. 1928年秋，蒋某，女，20岁。新婚九日，突然肢体搐掣，以为癫痫。病将发时，先觉右臂发麻，病已发时，口眼向一侧㖞斜，肢体向一侧痉挛，腰背反张，口不吐沫。初则一日数次发，继则一日发十数次。发作时间较长。每当搐掣停止，将要恢复之际，则痛哭一阵，神识方清。三日之后，一日发数十次，哭泣之外，时发痴笑，继而发生幻觉，见白麻帐里，有红人黑人各一，恐惧异常。经常要人保护，常将头藏于他人怀中。旧社会迷信成风，因而病家疑为结婚日期不吉，误犯煞神，请巫神，烧纸马，祈祷禳送。而病日增剧。诊脉沉弦而数，舌上无苔、质红，有纵横交错如刀刻划较深之丝裂断纹无数。追询病史，一年前病痢疾，愈后至今，每日尚排脓血溏便3次。因思脏腑之真阴大伤，由于痢疾火邪余毒未清而化燥，为脏躁病无疑。投以重证之镇静剂。1剂病减，3剂而愈。

另在当时设法释其疑虑。因患者系新娘，身着红绸薄袄，外套黑缎领褂（坎肩），久病眼花发生幻视，其卧房面向正南，阳光反射至白帐内，映出红黑二色。令罩上浅蓝色单衣一件，其红黑二影立时消失。不但将病治好，而且破除迷信，大家为之哄堂大笑。

4. 1951年夏，张某，女，33岁。平时一如常人，病发则如巫神，大叫一声，全身振颤动摇，肢体痉挛强急，咬牙啮齿，两眼圆睁，呼吸促迫，气息粗壮，妄言鬼神。他人与之问答，大都为近数已死之人的佚事，或与别人有经济往来之事。有时月发1～2次，有时连日发作，病家深感痛苦。经陈某介绍往诊，初灸手足拇（踇）指（趾），艾火一壮，即哭泣而清醒。当晚又复发作，改用以上刺法，按头、面、手、足各穴位以毫针次第刺入留针，针刺至劳宫时，即要求停针，痛苦流涕，勉强针至照海，只余屏翳一穴未针，任其哭号涕泣，留针30分钟方才拔针。并与以上重证镇静剂，嘱续服3剂。再复诊时病未再发，并指出她在发病时能言他人不知之事，乃患者本人所知，始能言之，并非神奇。从此以后，一切正常，多次随访，20余年，病未再发。

癫狂（精神分裂症）

证候　有初起不饥、失眠、便燥、终日郁闷无言，若有所思；或喃喃自语，无故窃笑；甚则饥不知食，食不知饱；或气力倍增，逾垣上屋，登高而歌，弃衣而走，毁物伤人，詈骂不避亲疏等各种类型。

病因　所欲不遂，忧思抑郁，久则气滞痰结，郁火勃发。

治法　解郁、泻火、平肝、镇逆、安神、祛痰。

针刺穴：同脏躁十四穴，每日针1次，3次为1疗程。

方药与用法

1. 加味三一承气汤

柴胡、厚朴、山栀仁、郁金、枳壳、生甘草各10克，苦参、丹参各15克，赭石粉、白茅根各60克，锦纹大黄（另用水煎，分3次兑服），净芒硝（分3次冲入药中服）各30克。

另用铁落半斤（打铁时落下来的铁粉），入瓦钵中，加水用棒磨研成黑水，即用此水熬药，铁渣可加水再研，煎药渣时也加此水。以3剂为1疗程。服药后，大便泻，不必止，泻去火邪，则能止狂。

2. 万氏牛黄清心丸

30粒，每次1丸，每日3次，开水化下。可连服10日。

方义 《素问·宣明五气篇》谓："邪入于阳则狂"，本病由五志过极之邪火内燔，痰随火动，上蒙清窍，致精神失常，发为癫狂。故用平肝去怯，治善怒发狂之铁落，用水磨取汁入药，此即《素问》生铁落饮，因生铁落下气最速，取金能制木之义，使肝火不上炎；用三一承气汤大泻阳明实火；佐以栀子、苦参泻火之力更强；赭石佐铁落以平肝；丹参、郁金安神解郁；茅根滋阴，柴胡疏肝解郁，使木平火降，则癫狂自平。上皆金石草木之药品，又加万氏牛黄清心丸，以异类有情之物，能治邪入心包，痰水郁结之病，其效更大。

病例

1. 1963年冬，邹某，男，61岁。患者素性乐观，由于老妻久病脏躁，终日噜苏，因之郁火勃发，突于夜半惊呼狂叫，语无伦次，咆哮跳跃，邻居为之震骇，天明尚不休止。诊脉浮取洪大，沉取弦实，舌红苔黄。臆断为伏火随阳气上升（时冬至后半月）所致。投以上方，1剂3次服完，大便通而狂躁平，续服原方1剂，又泻数次，精神恢复常态而安。

2. 1969年夏，牛某，女，18岁。因事受屈，情志抑郁，突然精神失常，不食不睡，时笑时哭，登高弃衣，狂言不休。脉象弦滑实大，舌红苔少。诊为郁火暴发。先强行针刺十四癔病穴（详脏躁节中），镇静其躁狂，继投汤药与丸剂，经过一周，服药3剂，针穴3次，大泻10余次，神识渐次清醒而愈。一个月后精神受到刺激又复发，只针1次，服药2剂而平。至今精神正常，早已参加棉纺工作。

癫痫（痫证）

证候 大叫一声，猝然昏倒，亦有不叫而昏倒者，人事不省，感觉全失，肢体抽搐，口吐泡沫，亦有因咬伤其舌，泡沫中带血液者。病发时因痰涌气促，喉间作响，发出马、羊、猪、牛样吼叫或鸡鸣样不同声音，所以有人据此强分为马痫、羊痫、猪痫、牛痫和鸡痫五型，并无实际意义。

病因 大惊卒恐，精神激动，伤及肝肾，使肝火挟痰饮上涌，蒙蔽神明，以致猝倒无知。

治法 以镇静为主。可于平肝、息风、滋阴潜阳、安神养心方中重用祛痰利窍之品。更宜加味礞石滚痰丸常服，兼用针刺法。

方药 丹参、茯苓、远志、龙齿粉、石菖蒲（盐水炒）、陈皮（盐水炒）、白术、枳实、木香、朴硝、煅青礞石、黄芩、酒炒大黄、法半夏、朱砂（另研极细，不见火，后上衣）各60克，甘草、胡黄连、胆南星各30克，沉香15克，煅磁石90克。

用法 共炒研末，打糊为丸，绿豆大，晒干，用朱砂上衣，打蜡，撞光，瓷瓶密贮。每次服40粒，每日2次，饭后开水送下。有的患者服药5～7日，可能泻下痰液样大便多次，则停药观察，以后可按法续服。

针灸穴位：①申脉：两足外踝骨下5分。刺入5分。白日发病专刺此穴。②照海：两足内踝骨下5分。刺入5分。夜晚发病专刺此穴。③金门：在两外踝骨下，申脉穴下一寸，赤白肉际，刺入1寸。不论何时发作均可刺之。④太冲：在两足大蹈趾本节后陷中约2寸许，动脉应指处。刺入5分。⑤前谷：在两手小指本节前（握拳可见三横纹，即小指第三节后的横纹头）刺入3分。以上均留针15分钟，一切癫痫均可刺之。

方义 欲将病治愈，必须先明原因，从个人生平体察，认为多由集中视听，精神激动，猝然惊愕，是发生本病主要原因。可举实例如下：

1. 农村旧习包办婚姻，先由父母相亲，此时观者不少。有一成年秀丽之少女，在人丛中，被来相亲之少年所盯视，突然发生口眼㖞斜，肢体抽搐，口吐白沫。从此发作无时，终生未愈。

2. 农村旧习结婚行礼，有一3岁小儿随母观礼，当金鼓齐鸣时，突发癫痫，手足瘛疭，口眼㖞斜，白沫频吐。

3. 本人第三子3岁时，从农村到郑州，初次进理发室，坐在小椅上刚披上白围巾，猝然大叫一声而抽筋，口眼乱动、吐沫。在儿科病名"客忤"，亦称惊痫，实即今日之癫痫。

以上所见，都由精神激动，猝然惊愕，痰因火动，阻塞气血而发。因此认为治疗本病，当以镇静、安神、祛痰、开窍为主。故用通利血脉、养神定志之丹参为主药；佐以宁心益气之茯苓；强志益智之远志；镇心安神、治癫狂惊痫之龙齿；开心利窍之石菖蒲等养神定志。开心透窍；更用能平肝下气，治惊利痰之圣药朴硝、煅青礞石；消胀除痰有冲墙倒壁功力之枳实；消痰理气之陈皮；散痰壅气结之木香；下气坠痰之沉香；除烦热，镇惊痫之磁石；救暴卒，除湿痰之半夏；治惊痫风眩之胆南星等平肝镇逆，化痰理气。用泻心火之黄连；泻肺火之黄芩；荡涤肠胃一切实热，血中伏火之大黄等清热泻火。但除邪必须扶正，故加白术以健脾，甘草以养胃；更加镇心清肝、定惊辟邪之朱砂。共末蜜丸常服。外用针刺古法，隔数日按穴位行针刺法一次，使经络气血畅通，内外合治，可冀其逐步减轻，以达到根治为善。

病例

1. 1962年春，钟某，男，16岁。癫痫时发，昼夜无定，诊脉弦长而数。印象为热痰郁伏，经络滞阻。投此丸方后，每年减为1～2次发作。嘱继续原方常服善后。

2. 1940年冬，黄某，男，22岁。癫痫经常发作，视额上红色丘疹满布，不痛不痒，不破不烂，已经年余，饮食二便正常。诊脉忽疾忽徐。患者不时不自主一发振颤，舌苔白滑。询知有嗜酒之癖，因思酒性酷烈，助火生痰，额属心之分野，火性炎上，故额上红疹坚硬。投以上述丸方，更教先服牛黄清心丸，每日1粒，于临睡前姜汤送下。以10粒为1疗程，以3疗程为限。二诊云已服丸剂1料，服牛黄清心丸30粒，不但癫痫再未发作，额上红疹全消。嘱续服丸剂一料以善后。

中风先兆

证候 凡人年过50或60岁后，自觉手指或单侧上肢或上下肢半身发麻或木，皆为中风先兆，当急为预防，不可忽视。从师传经验及临床体会，无论左手或右手，自觉一指发生麻木，5年之内须防中风；两指麻木，应在4年内；三指麻木，应在3年内；四肢麻木，应在两年内；如五指俱麻，应在一年内；若半身上下（或左或右）手指和脚趾连肢体麻木，更加头目眩晕，上重下轻，行动飘然不稳，应在短期一月，长则半年之内；倘再加舌謇、语涩、唇舌发麻，应在数日之内，如能立时治疗，尚可防止，否则必然中风，累见不爽。

病因 气虚、血热、痰多，因气血失其平衡，阳盛于上，阴虚于下，故上重下轻。前人有“手足麻者属气虚”，“手足木者属湿痰死血”，故见症如上述。

治法 益气、凉血、泻火、消瘀、降逆、化痰。加减十全大补汤。

方药 生黄芪、童子参（即太子参）、茯苓、白芍、生地、玉竹、竹茹各15克，白术、甘草、当归、牛膝各10克，白茅根、鲜桑枝、赭石粉各30克。

用法 水煎，分3次温服。5剂为1疗程。

方义 前人以风从外入，发生半身偏瘫为真中风。如风自内生，发病为类中风。无论真中风或类中风，皆以气血亏虚，痰多热伏所致。故用参、术、苓、草、黄芪、玉竹以补气；归、芍、生地以养血；白茅根凉血消瘀；赭石平肝镇逆；牛膝添精益髓，强筋补肝；鲜桑枝治风气拘挛，久服可预防偏风；淡竹茹凉血除热，寒滑利窍，清燥化痰等药为剂。如自觉有上述证候，能及时按方服药数剂，多能收到预防之效，但须注意休息。

病例 1968年春，张某，男，71岁。向有高血压，昨忽四肢发麻，头晕目眩，行动如在车船中，自觉摇晃不定，上重下轻。诊脉浮弦有力，苔白舌红。春阳旺盛，素体肝旺气虚，臆断为中风先兆，即投上方，连服五剂，一切恢复正常，嘱照原方加夏枯草30克，间日服1剂。至今7年，安然无恙。

中风抽搐

证候 病多起于夜半，睡中发生痰鸣气促，神昏窍闭，呈阵发性口眼㖞斜，肢体痉挛，抽搐。脉象弦劲，滑数有力。有经过数日逐渐缓解者，也有因而致死者。

病因 本病多发生于50岁内外火旺阴虚之人。由于郁热内伏，火动风生，痰饮内应，阻滞经络，故发生抽搐。

治法 清热泻火，息风化痰，开窍宁神。

方药与用法

1. 局方至宝丹，每次1粒，竹沥、姜汁各少许，将药研化，开水冲服，每日1次。

2. 紫雪丹，每次1.5克，开水化服，每日3次。以上两方任服一种，可连日照服，均以神清搐止为度。

3. 鲜石斛、带心连翘、杭白芍、竹茹各15克，鲜石菖蒲根、莲子心、杭菊花、水黄连、钩藤（后煎）各10克，白茅根、鲜桑枝各60克，忍冬藤30克。

每日1剂，水煎频频灌服，以神清窍开、风平、抽止为度。

方义 凡内有伏热兼挟痰饮，因肝阳暴发，火动风自内生者，此名类中风，多口眼歪斜，肢体搐掣，神昏窍闭。故用鲜石菖蒲、莲子心、带心连翘以清心除热，开闭通窍；桑枝、竹茹、茅根、石斛、白芍、菊花、钩藤、忍冬藤以平肝息风而缓痉挛；黄连凉血泻火；竹茹清热化痰。更用至宝丹或紫雪丹芳香通络，清心醒神，开窍除热。及时治疗，多能转危为安。

病例 1945年夏，王某，男，45岁。平时肝气素旺，春末夏初，猝然吐血数口，经治愈月余。半夜突然气促痰鸣，声如曳锯，肢体抽搐，口眼㖞斜，神昏窍阻。即时请人针灸、推拿，抽搐转缓，但神识不清。次晨就诊，脉象浮弦滑数，舌红苔白而薄，仍有阵发性痉挛，肢体拘急，臆断为伏热伤阴，肝风内动。投以上三方，3日轮服，神识逐渐清醒，抽搐亦平，惟语言謇涩，调理数日而安。

中风痰厥

证候 猝然昏厥，不省人事，痰涎壅塞，气促作喘，面色苍白，头上汗出，双目紧闭，窍闭不语。脉象弦滑实大，舌红苔腻。

病因 患者多系酒客及痰饮素质，形体较胖，正气较虚之人。因思虑过度，郁火挟痰饮内动，心包蒙蔽，神明昏乱，因而发生昏厥。

治法 先用开闭通窍，豁痰清神，以救其急，继用镇逆泻火，祛痰补气，以治其本。

针刺 穴位：百会、哑门、风府、承浆、神门（单）、丰隆（双侧）

方药与用法

1. 玉枢雷击散1克（成药）（方见杂病门痧证条下），开水调，缓缓灌服。以能呕吐痰水为佳。

2. 黑锡丹10克（成药），党参30克熬水送下。

3. 生石决明粉（如无此药，以真珠母粉60克代之）、磁石粉各25克，鲜石菖蒲根、京半夏、旋覆花（布包）、远志肉、炒枳壳、化橘红、钩藤、薄荷各10克，生石膏粉、朱茯神、赭石粉各15克。

水煎，分数次灌服，每次滴入姜汁少许，以神清为度。

方义 猝然痰涎上涌，神昏窍闭，肢体不发搐，症是真中风，也可称痰厥。故首用治痧证之雷击散，撬开牙关强灌入喉以吐出痰涎。次用参汤送黑锡丹以升降阴阳，坠痰定喘兼以固脱。三用生石膏、石决明、磁石、赭石以泻火清热，镇逆降压；菖蒲、远志、茯苓、半夏、橘红、旋覆花、枳实、钩藤、薄荷等以开窍化痰，理气祛风。组合为剂，使火降热除，痰消气平，神明恢复。

病例 1939年冬，周某，男，77岁。素性喜饮善谈，形体魁梧，虽年逾古稀，犹手不释卷。一日伏案凝思，忽觉头目眩晕，痰促气喘。经人抱持，未曾仆地。及至诊视，证如上述，已肢冷脉伏，喉间痰响。即予雷击散10克，移时喘平汗止。继以党参熬汤送黑锡丹10克，神识渐清，继进汤药，并用针刺百会、哑门、风府、人中、承浆、神门等穴，当日病情转好，服药数剂而愈。

中风坏证

证候 初觉肢体欠灵，舌謇语涩，但神志尚清。移时神识昏迷，目睛直视不眴，瞳孔对光反射消失，鼾声大作。喉中痰声如曳锯，口开、手撒、遗尿，额上汗出如珠，聚而不流，扪之粘手，面赤如朱，脉象洪大，按之无力。前人谓为五脏俱绝，其死甚速，故名坏症，亦名脱证。如目转闭合、口不开、牙关紧、手不撒而握拳、汗不出、小便不失禁、脉象沉有力，则为闭证。

病因 本病多发生于年龄较高之人，形体外实，真气内虚，一旦郁火勃发，痰随火动，五脏真气失守，目睛直视为肝绝，小溲自遗为肾绝，汗出不止为心绝，口开手撒为脾绝，鼻息鼾声为肺绝，所谓五脏俱绝，元气虚脱，故云其死甚速。至于闭证，乃火动痰升，气血阻滞，经络壅塞所致。

治法 脱证宜大补元气，镇固摄纳，进行急救，以冀万一。闭证宜泻火、祛痰、开窍、清神。

方药与用法 无论脱证、闭证，先用吸痰器将痰吸出，以免堵塞气管，再行用药。

1. 脱证方

（1）黑锡丹，每次10克，红参10克（党参60克，亦可代用）煎汤送下。

（2）回生再造丸，每次1丸（3克）生姜汤化开，徐徐灌之。

（3）新鲜竹沥，少量频灌，如能吞咽时，则和人参汤徐徐灌之。

2. 闭证方 局方至宝丹，每次1粒、用竹沥姜汁化开，少加开水调和，缓缓灌服。或安宫牛黄丸1粒，用法同上。或紫雪丹1.5克，用法同上。

方义 凡属脱证得救者少，为了救死扶伤，当竭尽人力挽救。故先用吸痰器吸出其堵塞喉中之痰，以缓其急。急用黑锡丹以独参汤灌下，冀能升降阴阳，坠痰、定喘、固脱。回生再造丸为治暴中风之要药。新鲜竹沥亦是猝暴中风，清热化痰，通络透窍必用之良方。

至于至宝丹、紫雪丹、安宫牛黄丸等，用于中风闭证，服之及时，对精气未衰者，尚有好转希望。

病例 1944年春，袁某，男，52岁。素体健康，惟日不离酒。某晚入睡如常，次晨觉手足欠灵，起床时即昏倒。家人扶持仰卧，已觉神志不清，气促痰鸣，双目紧闭，肢体痉挛。即送医院抢救，经两昼夜，症状不见缓解，因而转入某医院，有建议中医药治疗。诊脉弦数滑实，舌红苔白不润。臆断为热痰壅蔽，机窍闭塞。为之按肺俞穴，针人中、承浆、哑门，灌以紫雪丹用姜汁少许、竹沥半杯和服，继以局方至宝丹、安宫牛黄丸用竹沥姜汁调灌，并用中风痰厥药方代茶，随时与服。经一昼夜，大便通，痰气平，神识略清；但肢体仍时有短暂抽掣，坚守前法旬余，神识完全清醒，而右半身偏废，以后常用验方桑枝煎（即干桑枝或鲜桑枝60克切碎炒枯，熬水加蜜适量调和）代茶，佐以大活络丹，每日1粒，以100粒为1疗程。间用针灸按摩，经过年余，始能依附行动。

中风偏瘫

（一）左半身偏废

证候 病发仓卒，左侧上下肢体手足偏废不随人用，俗名瘫痪，亦有同时发生口眼㖞斜，舌謇语涩者。如久延失治，患侧肌肉萎缩，则名偏枯。

病因 精气耗损，营卫不利，气血痹滞，津液不充，血分偏虚。

治法 当针药并施。通经活络，调气和营，养血荣筋。

针灸：

上肢 阳溪、合谷、中渚、阳池、曲池、肩颙、尺泽、列缺。

下肢 环跳、阳陵泉、足三里、风市、绝骨、昆仑、委中、飞扬。

间日针1次，20次为1疗程。

方药与用法

1. 当归、炒白芍、黄芪、片姜黄、伸筋草、竹茹各 10 克，川芎、桂枝各 5 克，生地、玉竹、海桐皮、寻骨风、活血藤各 15 克，桑枝 30 克，生姜 3 片，大枣 3 枚。

水煎，分 4 次温服，2 日服药 1 剂，20 剂为 1 疗程。

2. 大活络丹（成药） 每次 1 粒，用下第 3 方熬水送下，50 丸为 1 疗程。

3. 桑枝 60 克，白芍、竹茹各 15 克。熬水代茶，送丸药均可，续服百日为度。

方义 前人谓："治风先治血，血行风自灭"。故用当归、川芎、生地黄、芍药（四物汤）以和血脉；黄芪、桂枝同白芍、生姜，大枣即黄芪桂枝五物汤，以治血痹；再加补中益气治风淫湿毒之玉竹；更用治风气拘挛之桑枝；凉血化痰利窍之竹茹；治风寒湿痹之姜黄；通行经络之海桐皮；能治诸风之活血藤（省藤）；入骨搜风之寻骨风；缓解拘挛之伸筋草等为剂。并用针灸宣通气血，活络舒筋。内外合治，缓缓图功。

病例 1967 年冬，蔡某，女，60 岁。中风左半身不遂，经过治疗下肢获愈，惟左臂不能抬，左手指不能屈伸，尤以大拇指僵硬为甚。舌向左斜，涎水常流，语言謇涩。诊脉弦滑，患侧肌肉萎缩。用上方加针灸，内外合治。汤药 1 剂分 2 日服完，休息 1 日，则作针灸 1 次。如此针药交替兼施半年，病愈十分之八。后改汤方为丸剂，去竹茹、姜、枣，加秦艽、地龙、防风三味蜜丸，每日 2 次，每次 10 克。服药两料，病始痊愈。

（二）右半身不遂

证候 右半身手足不随人用，神志清楚，惟手足拘挛，并不抽掣，病起仓卒，先夜入睡一切正常，次晨起床时觉右手足乏力，即倒卧在地，且右半身瘫痪，但饮食二便如常。

病因 气分偏虚，贼风乘隙中于身半之右，经络筋骨机窍为之阻滞。

治法 益气、祛风、舒筋、活络、宜药物与针灸并施。

方药与用法

1. 生黄芪24克，白芍、忍冬藤、夜交藤、苡仁、干桑枝各30克，络石藤、桂枝、石菖蒲、天麻、干地龙（焙研极细分冲）、伸筋草、炙甘草各10克，生姜3片，大枣5枚。

加水4磅，熬成2磅，分2日6次温服。地龙粉分6次兑入药汁中和服。

2. 方药同左半身偏废。

3. 方药同左半身偏废。

针穴：均同左半身偏废。

方义 贼风乘气分偏虚中于右半身致上下肢偏废不随人用。故以治虚劳怯损之黄芪、桂枝、白芍、甘草、生姜、大枣等之黄芪建中汤法补正气以祛邪气。再用通经、活络、祛风之夜交藤、忍冬藤、络石藤、地龙、桑枝等以通经络，壮筋骨。更加祛风痹，利关节之石菖蒲。天麻、薏苡仁等益气强阴，而解筋急拘挛。

病例 1953年春，王某，男，38岁。素体壮实，一日晨起觉右半身不随人用，渐至完全瘫痪，曾经中西医药以及推拿等法治疗数月无功。证象概如上述，诊脉浮缓弦滑，苔白而薄，神志清楚，投以上方1日1剂嘱多服，并按上法针灸。旬日后，足趾能动。仍宗原方法。

经月按法针药并行，足趾腿膝关节已能活动屈伸，如依人扶持，可能勉强移步，手指可屈伸，腕肘关节能轻微活动。仍宗原方服药。隔日针1次。两月之后自能扶杖跛行，手能握，臂能举。针药满百日，病愈四分之三，后将汤剂加减改为蜜丸，一年之后可释杖而行，参加劳动。

中风二便不通

证候 中风，右手足偏废，右半身汗出如洗，左半身无汗，眼睑下垂，舌謇语涩，脘腹痞硬作痛，手不可近，身热甚炽，舌苔腻厚灰浮如墙阴之绿苔。二便俱闭，初用导尿管排尿，后竟无尿可排。脉象沉实有力，虽在病中，每饭肉食不少。

病因 脘腹痞硬拒按，乃湿热食滞中阻；右半身汗出乃卫气亏虚，胃有伏热；大小便不通，乃气机阻滞所致。

治法 开提上焦，如壶揭盖；消导中焦，宣泄湿热，荡涤宿滞食积结聚；温补肾阳，使膀胱得以气化，脾胃升降有权，则二便自能通畅。仿温脾汤，大黄附子汤法温下之。

方药 大党参 15 克，麻黄、生甘草、熟附片、当归、川厚朴、炒枳实、干姜、嫩桂枝各 10 克，细辛 6 克，锦纹大黄 30 克（酒浸）（后煎），玄明粉 30 克（分 3 次冲入药汁中服）。

用法 加水 3 磅，熬至 1 磅，将酒浸大黄加入药中，熬 5 分钟，离火，将玄明粉 1/3 放于碗内，将 1/3 药汁倒入冲化。温服，1 日 3 次服完。

方义 以党参、甘草补气扶正，当归养血润肠，厚朴、枳实理气，附子、干姜、细辛温肾脾，麻黄开宣上焦气机，桂枝通阳以助气化，大黄、玄明粉荡涤阳明湿热食滞，乃合麻黄附子细辛汤、温脾汤为剂。

病例 1961 年秋，李某，男，30 岁。患者因中风急诊住院，神志清楚，饮食二便无异。次日大便不通，小便点滴。曾用疏风、清热、宣湿、通络之剂未效，小便反闭。初用导尿管排尿尚可，后 3 日竟无尿可排。然尚能纳食，二便不通既已 5 日，曾用八正、承气等法不效。邀往会诊。察其证象，全如上述，考虑再三，投以上方 1 剂，连夜与服，次日正午二便俱通，舌苔脉象如前。嘱续服 1 剂。三日复诊，中脘痞满减半，舌苔略减，身热全退。追询发病前后饮食情况，自谓病后 5 日，食肉达四斤，是中焦原有湿热滞积，病后不知禁忌滋腻，导致气机阻滞，二便俱闭。现腑气虽通，湿热积滞未净，拟芳香化浊，泄湿清热，消滞通窍。

方药 藿香、厚朴、茯苓、陈皮、半夏、石菖蒲、枳实、山楂、神曲、麦芽、远志、桑枝、海桐皮等味，续服两月，恢复正常而出院。

口眼喎斜

证候 口眼向一侧㖞斜，俗名歪嘴风。患者大都是先日入睡尚无恙，次晨忽觉漱口水自患侧口角流出，患侧口舌失灵，咀嚼食物，常残留于患侧。

病因 虚邪贼风，中于阳明之络。由于患侧神经麻痹，肌肉松弛，故口眼唇舌向健侧㖞斜（即风邪中左则向右斜，风邪中右则向左斜）。

治法 主以针灸，佐以药物。治疗愈早，疗效愈高；治疗愈迟，疗效愈差。不治则成痼疾。药用顺风匀气散。

针灸穴位：地仓、巨髎、颧髎、颊车、听会、攒竹、迎香，均针患侧，留针 15 分钟，后加灸地仓 3 壮，每日 1 次，10 次为度。

方药 明天麻、白芷、白术、乌药、紫苏、木瓜、青皮、炙甘草各 10 克，党参 15 克，沉香 1.5 克（无此药可代以木香 10 克），生姜 3 片。

用法 水煎，分 3 次温服，1 日 1 剂，10 剂为 1 疗程。

肝　风

证候 初则手足时麻，继则觉有一过性手或足轻微震颤，后则发作频繁，上肢为多。原有头晕、腰痛、大便燥结、失眠多梦等神经衰弱现象，近更惊悸不宁，动辄愤怒异常。

病因 肾阴不足，肝火旺盛。肝主筋，其华在爪，脾主四肢，肝旺则乘脾，火盛则风生，故发生手足震颤。

治法 滋肾阴以平肝阳，甘缓柔润，肝肾并补，不寒不燥，气血平调。

方药 制首乌、小麦各30克，玉竹、女贞子、杭菊花、生地、杭白芍各15克，菟丝子、甘草、黑豆皮、苦丁茶、续断、金钗石斛（细切、另煎、分冲）各10克，大枣10枚。

用法 加水3磅，熬成1磅，1日分3次服。

方义 肝为刚脏，其性苦急。故用甘草、白芍以缓其急；石斛、菊花、黑豆皮、苦丁茶之甘平柔和以平息其风；首乌、女贞、菟丝子、续断之苦辛甘平以补肝肾之阴；玉竹代参芪以补中益气；生地滋肾阴以和肝阳；加大枣以补脾；小麦以养心，此二味合甘草即甘麦大枣汤。

病例 1968年春，赵某，男，34岁。素有神经官能症，由于肾阴久亏，津液精气俱虚，近来发生肢麻振颤等症状。诊脉弦数，舌红无苔。乃肾水亏虚不能养肝，木乏水涌，火动风生，故肢麻振颤。幸程度尚轻，时间亦短，久则将有全身抽搐，肢体痉挛之变。投以上方，连服10余剂，各恙全平，精神体力一切正常，能按时工作。同年九月来诊云：病有复发之势，近来手指不时木麻颤动，足趾时发掣跳，腰脊胀痛，口干不欲饮，脉弦而数，舌白欠润。因上次病愈停药，未作善后预防。

处方 制首乌120克，玉竹、女贞子、制龟甲、制鳖甲、甘草、白芍、菟丝子、续断、阿胶珠、潼蒺藜、杭菊花、草决明、北条参、绵黄芪、当归、党参、煅龙骨粉各60克。

制法 共炒研极细末，炼蜜丸如梧桐子大，每次50丸，每日2次，空腹时开水送下。忌服萝卜、大蒜、辣椒、狗肉、公鸡等各种酒类刺激之物。

肝阳挟痰饮眩晕

证候 经常头如裹，目如蒙，甚则眩晕不能动，觉天旋地转，目闭不敢开，怕见光亮，恶闻人声，不饥、不食、不便，略一转侧，则呕逆不止，始则呕出饮食、痰涎，继则呕出苦绿涩水，经过数日，呕止、便通，眩晕始逐渐缓解，一年数次发作，每次总在气恼大怒之后。

病因 素体肝阳亢盛兼挟痰饮，《素问·举痛论》谓："怒则气上。"气有余便是火，火动风生，则挟痰饮上涌，清窍蒙蔽，浊气不降则清气不升，所以目眩头晕，天旋地转，必将痰涎呕出，其病方平。

治法 平肝降逆，涤痰逐饮，和胃止呕。

方药 代赭石粉、海蛤粉、石决明粉、煅磁石粉、淡竹茹各15克，白茯苓、法半夏、陈皮、炙甘草、炒枳实、旋覆花（布包）、胆南星、瓜蒌子、炒杏仁各10克，生姜3片。

用法 加水3磅，熬成1磅，1日分3次服完。另服礞石滚痰丸，每次10克，每日3次，饭后开水送下。

方义 本病以痰饮为内因，怒恼为外因。故用半夏、陈皮、茯苓、甘草、枳实、竹茹、胆南星、旋覆花、生姜等味，化痰涤饮，降逆止呕以治痰饮之本；赭石、磁石、石决明、海蛤粉等味镇逆、平肝、清热、化痰以制肝阳之妄动；瓜蒌子、杏仁荡涤郁热浊痰，上利肺气，下通大肠。加礞石滚痰丸使实热老痰积饮，逐渐消除。本方系二陈汤、涤痰汤、温胆汤、旋覆代赭石汤加减组成，用治肝阳挟痰饮眩晕之症。

病例 1927年春，张某，女，57岁。形体稍胖，性情急躁，经常头目晕眩，发作剧烈时，则闭目静卧。病将愈前必断续呕吐粘痰胶涎数碗，后则大便通利，眩晕渐平。此次正值病发之际。即用以上汤药、丸剂。服一昼夜，诸症皆平。此后有人劝以戒荤食素。再未发生晕眩之疾，身体反较以前健康，寿至80，无疾而终。

肝肾阴虚眩晕

证候 头目经常晕眩，巅顶不时刺痛，寐中两足掣跳。病经数载，逐渐加重，精神疲乏，脉沉弦劲，舌红苔少。

病因 肝肾阴虚，因《脉经·辨脉阴阳大法》以“肾肝俱沉”；劲为肝旺之象。肾属水，肝属木，肾阴虚则水亏不能滋养肝阴，肝阴虚则肝阳独亢，故脉弦而劲。火盛则舌红，阴亏则苔少。肝脉循目系上至于巅与督脉合，阴虚阳浮则头痛右巅。肝主筋，肝脉起于两足蹈趾大敦穴，循太冲而上，阴虚不能营筋，故寐中掣跳。

治法 滋肾养肝，益阴和阳。

方药 制首乌30克，决明子、玉竹、潼蒺藜、制龟甲、杭白芍、白茯神、龙骨粉各15克，炙甘草、酸枣仁、菟丝子各10克，煅磁石25克。

用法 加水3磅，熬至1磅，1日分3次温服。以10剂为1疗程，如无不良反应，或服后有效，可连服30剂。

方义 以滋肾补肝，添精益髓之制首乌为主；佐以平肝益肾之决明子；补一切不足之玉竹；强阴益精之菟丝子；滋补肾肝之潼蒺藜；安魂养神之茯神；补肝虚，助阴气之酸枣仁；泻肝火，和血脉之白芍药；同协和诸药能解百药毒之甘草以缓肝和中；更兼益肾滋阴之龟甲；与滋肾敛肝，安魂镇惊之龙骨等组合为剂。使肝肾阴气足则阳自潜藏，邪火不生则风气自平，而眩晕自已。

病例 1963年冬，林某，男，29岁。患上述证已3载，因终日埋头看书学习，目为肝窍，肝得血而能视，久视则伤血，《素问·阴阳应象大论篇》以“神在天为风，在地为木，在体为筋，在脏为肝”。肝为风木之脏，必赖寒水之气濡润滋养，但肾阴不足使木乏水涵，致肝阴虚亏，火盛风生，而眩晕筋惕之病由此而生。服上方两月，诸证皆平，后改汤作丸常服以善后。

暴厥

证候 形体素弱，经常头晕眼花，脑转耳鸣。如觉心慌汗出，则猝然昏倒，不省人事，并无肢体抽搐象征，经过半小时或3～4小时，自然缓缓苏醒。

病因 阴虚气弱，血少阳浮，汗为心液，阴虚血少不能翕合其阳，阳气浮越于上故猝然昏倒。

治法 滋阴潜阳，养心安神。

方药 制首乌30克，丹参、女贞子、朱茯神、磁石、龙牡粉各15克，朱寸冬、甘草、炒枣仁、远志肉、红参、五味子各10克，制龟甲30克。

用法 除红参另煎分冲外，余药加水浓煎，1日分3次温服。

方义 体气素弱之人，不宜大剂峻补。故用红参、寸冬、五味子（生脉散）以固其脱；首乌、龙牡粉、女贞、枣仁、茯神、丹参、远志、龟甲、磁石、甘草等滋补肝肾，安神养心，涩精固气，滋阴潜阳。本方宜于平时常服，使阴阳气血得到平补，可望病愈。

病例 1969年春，王某，女，49岁。昏厥猝倒，年来数次发作，屡经检查，原因不明。证象概如上述。某晚病发约半小时，脉浮滑大鼓指，重按无力。《素问·大奇论》云：“脉至如喘，名曰暴厥。”此阴虚阳浮之证。《素问·阴阳应象大论篇》：“阴在内阳之守也，阳在外阴之使也”《伤寒论》：“凡厥者阴阳气不相顺接，便为厥。”其病轻则四肢厥冷，重则不省人事，当时用上方急煎与服，次日神志逐渐恢复，断续服此方三月，病未复发。即用此方加味加量熬膏善后。

大厥

证候　病发多在深夜，下床小便未完时，突觉头昏眼黑，昏扑在地，无口眼㖞斜，手足搐搦，口中吐沫等现象。移时自然清醒如常，平均约两月发作一次，屡作癫痫治疗，发作如故。

病因　气血并走于上，上实下虚所致。

治法　镇逆潜阳，调和气血。

方药　制龟甲、制鳖甲、煅龙骨、煅牡蛎磁石粉、白茯苓各15克，生地、黄柏炭、炒知母、白芍、炙甘草各10克，桂枝5克，生姜3片，枣3枚。

用法　加水3磅，熬至1磅，1日分3次服完。如无不良反应，可连服5～10剂。

方义　《素问·调经论篇》："血之与气并走于上，则为大厥，厥则暴死，气复反则生，不反则死。"因气为血帅，血因气行。大厥之病，是血与气并于上而不下，故昏厥倒仆，形同暴死。如气能反回下行，则血亦随之下降，故谓气复反则生。今患者安舒静卧，气血平衡，突然起溺，身半以上之血与气在头部尚未下行，而太阳膀胱之气已随小溲外泄，下虚上实，所以形成大厥而眩仆。故方用龟、鳖、龙、牡、磁石等金石介类镇逆潜阳；地、芍、知、柏等甘酸苦寒养血坚阴；桂、甘、姜、枣同白芍以和营卫；茯苓以安心神。使气血调和，阴平阳秘，精神乃治。

病例　1969年夏，宋某，男，15岁。证象概如上述，常服苯妥英钠，屡作癫痫论治，病仍反复发作。昨夜又如前发作。今来就诊，脉象滑数，苔白微黄，舌面及唇内有白黄色碎点突出，此为虫斑，面见五色杂见。询及既往，原有蛔虫史。年来病发，是否与虫积有关，但不可认为蛔厥，乃大厥也，或称为暴厥。即投以上方5剂。嘱以后每月服药5剂，另在农历每月上旬服乌梅丸90克，每日1次，每次10克。饭前、糖化开水送下，以兼治蛔虫。后经走访，六年病未再发。

血厥

证候 有病昏厥者，月经已过二月，昨晚见红少许，今晨面赤心烦，头晕自汗，未及片刻，突然昏迷，口噤不开，双目紧闭，身不动摇，僵如死状，面色如醉。脉象弦数，撬开牙关见舌红苔白而滑，小便自遗，经来甚少。脉证合参，病名血厥。

病因 阴虚血少，气滞热郁。

治法 调气活血，清热解郁。仿古方白薇散加味。

方药 软白薇、当归、茺蔚子、连翘衣、丹参、炒白芍各15克，姜半夏、泽兰、石菖蒲、远志肉、郁金、姜竹茹各10克。

用法 加水3磅，熬至1磅，1日3次服，可连服3剂。

方义 以清热、散瘀、解郁、避邪之白薇为主；佐以当归、白芍、丹参、郁金、泽兰、茺蔚子、连翘等安神养心，和血消瘀，通经利水；半夏、远志、菖蒲、竹茹等化痰、开心、益智、利窍，使气血和，瘀散郁解，则病自除。

病例 1945年夏，董某，女，37岁。证如上述，经诊视后以通关散吹鼻，取嚏而醒。投以上方2剂，神清热除，经来量多色乌，五日经净，精神恢复而安。

尸厥

证候 猝然神志昏迷，窍闭不语，知觉全失，针灸拿掐毫无反应，形同僵尸，故名“尸厥”。但呼吸微细平和，肢体柔软。脉象缓和细小，搏动如常。

病因 前人认为："邪气客于手足少阴太阴足阳明（心、肾、肺、脾、胃五经）之络，……五络俱竭，令人身脉皆动，而形无知也"。然据临床所见，此病实属脏躁（歇斯底里）。由于脏躁程度轻重不同，所以症状亦千奇百怪，因而也出现本病假死，知觉全失等症象。

治法 宣通阳气，开窍祛痰，仿还魂汤加味。

方药 麻黄、杏仁、甘草、姜半夏、远志肉、陈皮、石菖蒲、竹茹、炒枳壳各 10 克，朱茯神 15 克，肉桂心 5 克，生姜自然汁少许。

用法 水煎去渣，将生姜自然汁调入药中，徐徐灌入少许，俟其呼吸时将鼻一捏一放，则能咽下。

方义 尸厥之病，脉虽动而知觉全失，乃气血流通正常，精神活动完全丧失。故用《千金方》之还魂汤，即仲景麻黄汤全方，而桂枝易以桂心，取其通窍，利关节之功。王好古谓："桂心入心。则在手少阴也"。是以麻黄汤走太阳之表，开发阳气，用桂心入少阴开通心神；加半夏、枳壳、陈皮、竹茹等化痰滑窍；茯神、远志、石菖蒲、生姜等开心孔，明耳目，发音声，利九窍，开通心气而安心神，以冀精神恢复。

病例 1963 年春，张某，女，61 岁。素患脏躁，发作无时。一日下午，忽然神昏窍闭，平卧不动，眼闭口合，其他症状概如上述。综合脉证，认为尸厥相符，投以加味还魂汤，嘱其按法灌药，不须针灸，待阳气恢复。至次日鸡鸣以后，手足能动，天将明时，忽然呻吟，移时张目四望，举家欢腾。灌以开水，即能言语。续服原方 1 剂，一切恢复正常。

食 厥

证候 此病多发生于儿童，间亦发生于成人。多在夜间熟睡或将醒之际，先则呕吐痰水食物，继则气闭、目窜，肢体抽搐或强直，甚则遗尿。约半小时到一小时方醒。当有人按癫痫治疗不效。因其症状与癫痫大致相同，实非癫痫，而是食厥。

病因 由于饱食后，食物尚未消化，又复进食，后加入睡受凉，导致消化机能障碍，引起呕吐，呕甚则痰涎壅塞，气逆窒息，因之发生痉挛抽搐。

治法 健胃、消滞、磨积，以后须注意饮食，可以预防再发。

方药 保和丸 300 克（成药）。

用法 每次服 10 克，每日 2 次，饭前开水送下，连服 1 周，停药 1 周。如此轮流服药 3 周，停药 3 周为 1 疗程。以后每周服丸药 1 次，病自不发。

方义 食厥之病，由于饮食失节，脾胃消化失常，食滞中焦，阻塞气机。故用成药保和丸。方中有能化一切陈腐积滞之神曲，消油腻肉食之山楂，化谷食之麦芽，消面食之莱菔子，补脾除湿之茯苓，散结清热之连翘，和胃健脾止呕之半夏，调中化痰理气之陈皮。断续服用，使脾胃消化运行正常，则饮食自不停滞。不但能治此病，而且能防止其复发。

病例 1969 年秋，黄某，男，9 岁。其父代诉：每次发病都在晚间睡中，先发呕吐，所吐为痰水食物，呕吐未尽，则气闭目直，肢体僵硬战抖，甚则遗尿。即抱送医院，行至中途，续作呕吐，及进医院，已经清醒。医作癫痫治疗。近几个月来，发病 3 次，每次症状皆同。追询每次发病当日饮食情况，都是晚餐之后，夜又复进食。《素问·五脏别论篇》有“胃实则肠虚”，“肠实则胃虚”。今因饱食之后，食尚未消化，又复进食，随即入睡。食物停积不下，胃中郁滞，所以呕逆气闭而为食厥。教用保和丸后，兼注意饮食，以后再未发生此病。

痰饮不寐

证候　入夜张目不瞑，因而经常失眠，形体一般较胖，脉多弦滑寸大。虽常服安神镇静之剂，效均不显。

病因　阳入于阴则寐，阳出于阴则寤。今者痰饮中阻，致阳气不得入于阴，所以张目不眠。

治法　化痰饮，决壅塞，通经络，和阴阳。

方药　法半夏、陈皮、炙甘草、炒枳壳、瓜蒌皮、炒蕤仁、竹茹各10克，茯苓10克，苡仁15克，高粱米（秫米）60克，生姜3片。

用法　水煎，分3次服，5剂为1疗程。如病未全愈，可续服5剂。

方义　不寐原因非一，本节为痰饮所致的不寐，故用除湿化痰，下气止呕之半夏；调中快膈，燥湿理气之陈皮；渗湿健脾，宁心益气之茯苓；补益脾胃，协和诸药之甘草；散脾消胀，破气化痰之枳实；清热解郁，涤饮散结之瓜蒌；除热破结，行气除痰，能治不眠之炒蕤仁；健脾益胃，去风胜湿之薏苡仁；治阳盛阴虚，夜不得眠之秫米（高粱米）；加竹茹、生姜清热滑窍，降逆止呕。以上系《内经》之半夏秫米汤合《千金方》之温胆汤二方另加炒蕤仁、薏苡仁、瓜蒌皮三味为剂。惜今日医人不知秫米是高粱米，以致用之者少，特附记于此。

病例　1974年秋，魏某，女，35岁。经常失眠，彻夜不寐。自觉皮肤上有蚁行或虫咬感，有时心慌、惊恐。诊脉弦滑，舌苔白滑。印象为痰饮内扰，心神不藏，投以上方加炒酸枣仁10克，龙牡粉各25克，3剂，分3日6次服。服后入夜能寐。惟带下较多，续服上方去枳壳、蕤仁、苡仁，再加黄芪25克，白术10克。

惊恐不寐

证候 白日猝然受惊，入夜常不能寐，寐则惊悸而寤。故白日常感头目眩晕胀闷。

病因 由于猝然受惊恐怖，因惊则气乱，痰饮内动，使神魂不安，故不能寐。

治法 主以镇静安神，佐以祛痰涤饮。

方药 炒枣仁、生甘草、朱寸冬、陈皮、郁李仁、远志肉、枳实、法半夏各10克，朱茯苓、丹参、龙牡粉、猪胆皮（酒炒）各15克。

用法 水煎，分3次温服，5剂为1疗程。

方义 因惊恐不能入睡，惊则气乱神散，恐则气下不升，人卧则阳潜于阴，神藏于心，血归于肝，今肝胆因惊恐气乱，阳浮不潜，不能入寐。故用宁心安神，专补肝胆之酸枣仁为主药；佐以益气宁心，安魂定魄之茯苓；去瘀生血补心之丹参；清心润燥泻热之麦冬；强志益智，交通心肾之远志；行气化痰利膈之枳壳；治惊悸目张不眠之郁李仁；镇惊安魂治虚劳烦热之龙骨、牡蛎；调中导滞之陈皮；协和百药之甘草，苦寒入心胜热泻肝胆火之猪胆皮（酒炒）。和中安胃，宣通阴阳，交通心肾，镇惊安神。

夜行病

证候 经常睡中起床，甚至开门外出行走，不与人言，问之亦不作答。但能还家关门再睡，有时睡中讲话，声闻户外。次日相问，一无所知。如此数载，发作无定时。

病因 痰饮内动，神不守舍。

治法 除痰涤饮，养心安神。

方药 酸枣仁、丹参、茯神、法半夏、陈皮、炙甘草、龙齿粉各 15 克，白术、石菖蒲、远志肉、竹茹、炒枳壳各 10 克，生姜 3 片。

用法 加水 2 磅，熬成 1 磅，1 日 3 次服。

方义 痰饮内动，心神不安。故用丹参、茯神、龙齿粉、酸枣仁以安心神；半夏、陈皮、枳壳以除痰饮；菖蒲、远志以开心孔，利九窍；白术、甘草健脾和胃涤饮；生姜、竹茹以化痰清热开通神明。

第六章 杂 病

暴 聋

证候 两耳素无他疾，猝然气闭欠聪，数日之后，听觉完全消失，竟成聋聩。

病因 肝胆气郁，木火内燔，清窍阻塞。

治法 宣通升散，行气解郁，宜针药并施。师“木郁达之，火郁发之”之意，宜加味逍遥散。

针穴：头部：翳风、耳门、听会、听宫。下肢：内庭（均双侧），用半寸毫针，刺入三分，留针五分钟，1 日 1 次，轻证 3 次，重证 7 次。

方药 柴胡 10 克，川芎 5 克，制香附 10 克，当归 10 克，白芍 10 克，地骨皮 10 克，栀仁 10 克，龙胆草 10 克（酒炒），丹皮 10 克，甘草 10 克，石菖蒲 10 克，磁石粉 25 克（醋煅）。

用法 水煎，分 3 次服。3 剂，间日 1 剂。

方义 猝然耳聋，乃肝胆郁火勃发，阻塞清窍，故用龙胆草、栀仁、丹皮、地骨皮以泻肝胆三焦之火，柴胡、川芎以升散火郁，当归、白芍以和血平肝，菖蒲、香附以通窍行气，磁石滋肾镇惊、通耳明目，甘草协和诸药。共成缓肝泻火之剂，使郁火得泻，则肝胆条达。气血畅行，则清窍通利。更加针灸以开泄疏导，则暴聋自平。

病例 1950 年春，蒋某，女，38 岁。平时性情急躁，肝气素旺，一日因与邻人口角相争，气愤怒恼，数日不解。忽然两耳由气闭转聋，听觉全失，多时不愈。经诊脉弦而短，按之涩。断为肝郁气滞。先用针刺以上各穴，当觉耳内气闭松活，左耳听力恢复，右耳乃闭。投以上方3剂，按法6日服完，又针1次。续服上方3剂。听觉完全恢复。嘱以今后必须头脑冷静，避免气恼，否则病将复发。后将成为真聋。

耳　鸣

证候　耳内经常如蝉叫虫鸣，昼夜不休；或更兼头目晕眩，或血压偏高，或睡眠不安。

病因　肝肾不足，气血得亏，阴虚阳浮。

治法　滋肾补肝，益气养血，育阴潜阳。加减肾气丸。

方药　煅磁石粉120克，煅龙骨粉60克，煅牡蛎60克，山萸肉60克，泽泻60克，车前子60克，沙参60克，黄芪60克，胡芦巴60克，茯苓60克，制龟甲60克，制鳖甲120克，山药120克，熟地120克，玉竹120克，丹皮30克。

用法　共末蜜丸如梧桐子大，每服50丸，饭前盐开水送下，每日2次。须戒恼怒。如服后有效，可继续照方配制常服。

方义　肝肾精气充足则耳目聪明，不足则发生耳鸣。耳鸣原因非一，本节乃专对肾虚耳鸣论治。故用补真阴，填骨髓，聪耳明目之熟地黄为主药；佐以安五脏，通九窍，秘气固精之山茱萸；治虚损劳伤，益肾强阴之山药；宁心益气，补脾助阳之茯苓；泻血中伏火之牡丹皮；泻肾中伏火，聪耳明目之泽泻（以上六味地黄丸方）；再加益肾养肝，固精止脱之龙骨、牡蛎；补心益肾，滋阴平肝之龟甲、鳖甲；温三焦，壮脾胃，补益元气之黄芪；补肺气，养肝阴，兼益脾肾之沙参；暖丹田，壮元阳，引火归元之胡芦巴；滋肾水，益精气，通耳明目之磁石；补中益气，可代参芪治一切不足之证之玉竹（萎蕤）；强阴益精，泻膀胱湿热，利小便而不走气之车前子等炼蜜为丸服。

病例 1934年春，白某，男，57岁。两耳经常如蝉鸣不息，已10余年。屡次检查两耳内无异常变化，血压偏高，头晕、失眠，形体不瘦，肢体乏力，时有梦中遗泄。脉象弦滑，按之无力，此肝肾阴虚阳浮。拟上方为丸，按法常服。病情逐渐好转，3剂病愈。

目赤生翳

证候 两眼经常羞明，视力模糊，两侧大小眼角翳膜攀睛，红筋满布，见风流泪，眼角生眵，甚则云翳外障。

病因 肝肾阴虚，火炎于内；风热客邪，乘袭于外。

治法 滋阴柔肝，祛风散火。丸剂缓图。宗《普济本事方》羊肝丸加味。

方药 生地黄60克，熟地黄60克，炒蕤仁30克，菟丝子30克，枸杞子30克，决明子30克，五味子30克，车前子30克，葶苈子30克，地肤子30克，茺蔚子30克，关蒺藜30克，炒杏仁30克，泽泻30克，防风30克，茯苓30克，寸冬30克，炒黄芩30克，炒黄连30克，桂心15克，细辛15克。

另加羯羊肝1具切片，瓦上焙干（青羊肝或白羊肝亦可）。

用法 共炒研极细，炼蜜为丸，如梧桐子大。每服50丸，每日早晚各1次，开水送下。忌辛辣。

方义 《灵枢经·大惑论》："五脏六腑之精气皆上注于目而为之精，精之窠为眼。"因眼病极为繁杂，故眼科自古列为十三科之一。本节所论非暴赤生翳之新病，乃久病障目赤生翳。故完全采用许叔微《普济本事方》之羊肝丸。用补肝明目，能治肝虚目赤热痛之羊肝（青羊肝更好）为主药；佐以强阴益精，祛风明目之菟丝子；能镇肝明目，治青盲障翳之青葙子；强阴益精，能除雀盲之地肤子；顺气逐风；明目活血之茺蔚子；滋肾清肝，去风明目之枸杞子；治目赤肿痛，益水生光之蕤仁；下气行水，消肿除痰之葶苈子；入肝经，除风热，益肾精，治一切目疾之决明子；敛肺滋肾，补虚明目之五味子；补肾水，散肝风，益精明目之蒺藜子；清肺肝风热，强阴益精明目之车前子；泻肺除风，降气润燥之杏仁；起阴气，补虚损；聪耳明之泽泻；清心润肺，明目悦颜之麦门冬；散头目滞气，除头痛目眩之防风；补水泻火，治目赤肿痛之黄芩；镇肝凉血，开郁明目之黄连；散风邪，益肝胆，治风眼泪下之细辛；益肝助阳，利窍除湿之茯苓；抑肝风，扶脾土，从治目赤肿痛之桂心。更加滋肾水，补真阴，填骨髓，生精血之生熟地黄等蜜丸常服。

病例 1952年夏，周某，女，28岁。患本病多年，证如上述，服此丸两料痊愈。

幻　视

证候 先觉脑转耳鸣，头目眩晕，继发幻视。一般所见，多为链状之无数小亮圈，或断或连，或见类似虫蚁成群之黑影，或见小蛇、蜈蚣、蜘蛛、蜻蜓、蝎子以及各种虫类异物，随两眼视线所及，上下左右，皆可见到，俗称“挂影”。

病因 本病常发生于脏躁证及其他精神病患者，但亦有发于无病之幼童及成年人。肝开窍于目，肝得血而能视。患者多因肝血不足，肝阴亏虚，兼挟痰饮所致。

治法 补肝血，养肝阴，兼化痰涤饮。

方药 制首乌15克，杭菊花10克，冬桑叶10克，赭石粉15克，龙牡粉各15克，女贞子15克，黑豆皮10克，苦丁茶10克，关蒺藜10克，青葙子10克，旋覆花10克（布包），决明子15克。

用法

1. 水煎，分3次温服，以10剂为1疗程。服完10剂，再服丸药以善后。

2. 按上方十倍剂量，共炒研末，炼蜜为丸，梧桐子大。每次服 50 粒，每日 3 次，早、中、晚饭前后皆可服，白开水送下。

方义 凡肝肾阴虚之人，多有眼花视物不清，但移时即安。但幻视所见之影不变，此与眼花有别。故用制首乌以滋补肝肾，养血祛风；佐以代赭石养血气，平血热；龙骨以益肾镇肝；牡蛎以清热补水；甘菊花以平木火而养目血；冬桑叶以养血祛风明目；女贞子以益肝肾，补风虚，聪耳明目；青葙子以祛风热，治青盲障翳；决明子以治目疾而益肾精；蒺藜子以益精明目，泻肺气而散肝风；旋覆花以消痰结而去头目之风；苦丁茶以活血祛风；黑豆皮以清热而治目翳等为剂。主要是补肝滋肾，养肝血，滋肝阴，泻肝火，息肝风。更兼软坚化痰涤饮之品，补攻并行。

病例 1967 年冬，徐某，女，20 岁。初起头晕目眩，脑转耳鸣。继则见一条状黑影横在眼前，数月之后，乃是一条头尾鳞甲俱全之小蛇，蜿蜒蠕动，以手挥之不去，捉之无物，张目闭目，都能见到。自述病已四年，诊脉弦缓而滑。臆断为肝阴不足，更挟痰饮。投以上方，连服 10 剂，觉蛇影消失。嘱按原方十剂炒研蜜丸以善后。讵料 1968 年 11 月 10 日来复诊云：去年按丸方服药 2 料，双目视力恢复正常，已经一年，近来病又复发，与去岁有所不同。即每晚上半夜入睡安然无恙，至下半夜鸡鸣时然惊醒，睡眼未睁，又无灯火照明，去岁所见蛇影，依旧出现在眼前活动，及至天明日出，阳光普照，则一无所见。两眼视物清楚，一切正常。但每晚夜半以后，黑暗中眼闭未睁，反出现蛇影。窃思《灵枢经·顺气一日分为四时篇》有："朝则为春，日中为夏，日入为秋，夜半为冬。朝则人气始生，病气衰，故旦慧，日中人气长，长则胜邪，故安，夕则人气始衰，邪气始生，故加，夜半人气入脏，邪气独居于身，故甚也。"因肝厥阴经脉开窍于目，肝和则目能视五色。

丑时气血注于肝，厥阴为阴极阳生之经，因患者肝阴本虚，此时阴极阳生，肝阳萌幼，挟痰饮上犯，所以在夜黑眼闭见到蛇影。此痰饮为患。王隐君有“人之诸疾，悉出于痰”之说。故在上方中再加茯苓60克、菟丝子60克、制龟甲120克、当归、甘草各30克，共炒研末蜜丸。连服2料，至今八年未发。

高血压病

（一）肝阳亢盛型

证候 血压偏高，经常头晕目眩，甚则须闭目静卧不可以动，动则痰涎上涌，呕逆不已。更有少寐多烦，寐中易惊，时发肢麻振颤，性情暴躁。

病因 肾虚肝旺，木乏水涵，风火内旋，致痰饮内动，故晕眩呕逆，肢麻振颤，少寐多烦等症并见。

治法 滋肾平肝，益阴潜阳，息风化痰。

方药 制首乌15克，女贞子15克，制龟甲15克，制鳖甲15克，赭石粉15克，龙骨粉15克，牡蛎粉15克，草决明15克，煅磁石粉25克，白芍15克，旋覆花6克（布包），牛膝10克。

用法 水煎，分3次服。5剂为1疗程。

（二）痰饮内盛型

证候 常发头目晕眩，血压时高时平，其症状轻重，多随血压波动而改变，甚者血压高时可达200/100mmHg以上，多发生于形体肥胖，喜食滋补品和脂肪过多及粘腻食物之人。

病因 痰饮素质，逸多劳少，气血运行缓慢，一经滋腻补涩，则痰饮阻滞。

治法 祛痰涤饮，宣通经络，消滞行气。

方药 旋覆花15克（布包），赭石粉25克，法半夏10克，陈皮10克，炒枳实10克，白术10克，莱菔子10克，炒神曲10克，白茯苓10克，焦山楂15克，龙牡粉各15克，竹茹10克，生姜3片。

用法 水煎，分3次温服，5剂为1疗程。

方义 一般高血压病，多由痰饮阻遏或肝阳上犯所致。本节一是肝阳亢盛型之血压增高，故用磁石、赭石、龙骨、牡蛎、龟甲、鳖甲大量金石介类以镇肝降逆；首乌、女贞子、决明子、白芍、牛膝以养血柔肝，育阴潜阳；仅一味旋覆花以消痰结，散坚痞，下气行水为剂以治之。二是痰饮内盛型之血压增高，则用半夏、陈皮、枳实、白术、茯苓、旋覆、生姜、竹茹等以健脾，利水化湿热蕴结之痰；神曲、山楂、莱菔子等以消油腻米面饮食凝聚之痰；仅用赭石、龙骨、牡蛎以平肝降逆而治痰饮内盛型之高血压。

病例

1. 肝阳亢盛型：1969年夏，孔某，男，39岁。患高血压10多年，中间经治获愈，现又复发。血压经常在180/110mmHg左右，头目眩晕，寐中易惊，诊脉弦数，舌红苔少。印象为肝阳亢盛。投以肝阳上亢型方10余剂，眩晕已平，收缩压正常，舒张压仍达100mmHg。嘱按原方多服，以低压恢复正常为止。

2. 痰饮内盛型：1969年春，高某，女，37岁。头目经常晕眩，甚则不可以动，动则痰涎上涌，呕逆不已。血压经常在190/110mmHg左右。原有脑震荡史。形体肥胖，四肢常冷。脉象沉滑，舌苔白滑。印象为痰饮内盛，气机升降失常。投以痰饮内盛型方数剂，血压下降至90/60mmHg，因而停药。至本年六月，眩晕复发，血压升高，询以饮食药物近况。述自停药后，一切正常，现因有人言人胖体虚，可服白木耳保养身体，服后病又复发。仍投上方而安。

按语 高血压病，多有头目晕眩，甚则呕逆，方义中已经说明，乃肝阳挟痰饮所致。前人有言：无痰不发眩晕。痰乃津液内停而成，从上例患者食木耳则病复发，可知粘糊及油腻或辛辣刺激性强之食物，确为造成痰饮之源泉。另举一高血压病例：石某，男，58岁。病9年，住院久不愈，血压常在190/120mmHg左右。1973年4月来诊，用化痰涤饮，镇肝降逆，消化食滞及育阴潜阳之品，服数剂，血压下降至160/100mmHg，仍用上方加真珠母粉60克而安。数月后因食米酒过多，其病突然复发，医院约往会诊，仍用上法而愈。

低　血　压

证候　血压偏低，收缩压常在90mmHg以下，时有头昏，甚则恶心欲吐，神倦体乏。

病因　病后体弱，气血俱虚，精气耗损，真阳不足所致。也有先天不足，气血本虚，再加劳损内伤而发。

治法　如由其他疾患续发本病，则按其原因旋治，而兼温补。如由体弱特发本病，则宜甘温重剂，大补气血。

方药与用法

1. 汤方　生黄芪15克，玉竹15克，党参15克，北条参15克，白术15克，炙甘草10克，炒白芍10克，当归10克，白茯苓10克，熟地15克，炒谷芽10克，陈皮10克。

水煎，分3次温服，30剂为1疗程。

2. 丸方　黄芪、熟地、南沙参、北条参、党参、白术、泽泻、玉竹各90克，茯苓、当归、川芎、陈皮、甘草、谷芽、炒白芍各60克，桂枝30克，太子参90克。

共炒研极细末，炼蜜为丸，如梧桐子大，每次服40丸，每日2次，空腹开水送下。服后如有效，或无不良反应，可继续按原方配制多服。

方义　凡血压降低，无论何种原因所致，悉是由于气血俱虚。故汤剂则用黄芪、党参、白术、茯苓、炙甘草以补阳气；

用沙参、玉竹以补阴气；熟地、当归、白芍以补血；陈皮以调中利膈而理气；谷芽以扶脾，健胃而行气。丸剂则用十全大补汤之党参、白术、茯苓、甘草、熟地、白芍、当归、川芎、黄芪、桂枝，再加南北沙参、太子参、泽泻、陈皮、谷芽、玉竹等味，气血双补，阴阳平调，升清降浊，健胃理脾，使气血归于正常。通过临床实践，不论男女老少，凡低血压患者，如能按方坚持服用，禁食萝卜、大蒜以及破血耗气药物并节制房事，自然会取得一定的疗效。

病例　1969 年夏，温某，男，39 岁。既往患肺结核，曾经咳嗽吐血，现已钙化。但近年来，血压常在 90/70mmHg，时有头晕目眩，甚则恶心欲吐。诊脉虚缓无力，舌苔白薄质淡。饮食尚可。综合脉证，乃虚劳损怯素质，形体虽似魁梧，而实气血俱虚。先服汤药 10 余剂，后服丸药 2 料而愈。

自　汗

证候　白日汗常自出，入夜熟睡则汗自止，异常畏寒，虽在盛夏，亦不去衣，甚则闭户塞牖，尤以汗出之后，恶寒更甚。

病因　本病原发者少，多为病后气血俱亏，阳气衰弱，表虚不能固护所致。

治法　扶阳、益气、固表。

方药　生黄芪 10 克，白术 10 克，炙甘草 10 克，熟附片 10 克，桂枝 5 克，炒白芍 10 克，当归 10 克，防风 10 克，玉竹 10 克，生姜 3 片，红枣 5 枚。

用法　开水泡药，慢火煨 2 小时，分 3 次温服，每日 1 剂，3 剂为 1 疗程。

方义　凡人不因劳动或天热衣厚，常自汗出者，谓之自汗。自汗原因甚多，本节所论，乃阳气不足，卫虚不能固表，汗常自出，肢体恶寒之证。故用生黄芪大补阳气以实卫气，固表而止汗；白术补气血，健脾胃，与黄芪、白芍同用则止汗；白芍安脾肺，固腠理，和血脉，以收阴气而敛汗；玉竹润心肺，治寒热，以补中益气而止自汗；桂枝辛甘而温，气薄属阳，功能解肌，同白芍、炙甘草、生姜、太枣则调和营卫而止汗出；熟附片辛甘大热，补命门火，温中补虚而退阴回阳；当归入心肝脾血分，汗为心液，心主血，它能养血和气以助心散寒；防风味辛甘而性升浮走表，为祛风胜湿要药，无论阴虚、阳虚、自汗、盗汗并禁用，但同黄芪、白术、白芍合用则能实表止汗；炙甘草温补三焦元气而散表寒，并能协和诸药；生姜辛温行阳分而祛寒；大枣甘温缓阴血而生津。上药是合桂枝加附子汤、玉屏风散、芪附汤、术附汤、补血汤等为剂。曾于1928年秋，治一刘某，男，35岁，证象全如上述。投上方3剂而愈。

盗　汗

证候　睡熟则汗出湿衣，醒则自止。

病因　内有伏热，寐则阳潜于阴，伏热得阳气内动，阴液不能内守，致汗在寐中出，故名盗汗。

治法　滋阴清热，收敛固涩，内外同治。

方药与用法

1. 外治方：煅五倍子60克，煅枯白矾30克，共研极细末。

每晚临睡前，用鸡蛋清或唾液调药末，如小荸荠大，干湿得适宜，贴在脐上按平，外用布带束缚，不令移动。当夜即能止汗。每日晚上换药1次，7日为度。

2. 内服方：浮小麦60克，煅龙牡粉各15克，甘草、炒黄柏各10克，大枣7枚（煅黑打碎）。

熬水代茶，2日服1剂，15剂为度。

方义 前人以自汗为阳虚，盗汗为阴虚。汗为心液，寐则阳入阴，今寐中汗出，是阴分原有伏热，阳与内热相合，阴液被迫外泄而为盗汗。故外用煅枯白矾与五倍子两味酸寒而涩之品，共研调敷脐中。内用养心气，清虚热，止盗汗有卓效之浮小麦；养精神，安五脏，止汗出之龙骨粉；补虚劳，去烦热，止盗汗之牡蛎粉；泻相火，滋肾水，苦寒坚阴之黄柏；和诸药，解百毒之甘草；和阴阳，调营卫，生津液之大枣等为剂，内外合治。用于临床，效颇显著。

病例 1963年冬，曾某，男，33岁。盗汗已经数月，夜难入寐，寐则汗出如洗，衣被皆湿。近二年来，经常头昏、头痛，白昼为甚，睡则多梦纷纭，汗出则寤，寤则头痛，如响斯应，惟藉安眠药以入睡，而汗则无法能止。诊脉虚数而细，舌红苔少。印象为阴虚阳浮，心肾俱亏。因肾主五液，在心为汗，汗出过多则阴愈伤。故用外治法后，当夜盗汗即止。续服汤药方巩固疗效。

自汗盗汗并见

证候 有时日间动则全身出汗，静则不出；有时夜间睡中出汗，醒则自止。

病因 前人谓“阴在内阳之守也，阳在外阴之使也”，火邪内扰，阴虚不能内守则盗汗出，表气不固，阳虚不能固表则自汗出。

治法 泻火滋阴、扶阳固表。

方药 生黄芪15克，麻黄根10克，当归10克，生熟地各15克，炒黄柏6克，炒黄连3克，炒黄芩10克，煅龙牡粉各15克，浮小麦60克，甘草10克，大枣7枚（煨黑打碎）。

用法 水煎，2日1剂，分4次服，每日早晚各服1次。

5剂为度。汗止停药，亦可用上盗汗外治方法。

方义 气为阳，血为阴，阳虚则自汗出，阴虚则盗汗出。本节自汗盗汗并见，为阴阳俱虚，气血两亏。故用《证治准绳》之当归六黄汤，以当归养血和气；生熟地补肾滋阴；黄芪补阳气，泻阴火，固表止汗；黄芩泻上焦火；黄连泻中焦火；黄柏泻下焦火；火泻则阴血自安。另加止汗甚捷，效如影响之麻黄根；涩能固脱，秘精止汗之龙骨，牡蛎；养心、补虚、止自汗、盗汗有显效之浮小麦；性味甘温，补中益气，能协和诸药之甘草、大枣等为剂。以泻火滋阴、益气固表，故能使自汗盗汗皆止。

病例 1964年秋，张某，女，49岁。两年多来，自汗与盗汗常出，恶风、畏寒，异于常人，虽时当三伏炎热，犹将门窗紧闭，帏帐常垂。诊脉沉细而数，重按搏指有力，视舌质前半绛光，后半苔白薄黄。人过其前，则凛振噤。综合脉证，为热邪深伏阴分，卫外阳气虚弱。因阴虚则内热津伤，阳虚则汗出恶寒。投以上方汤剂并外治法。5剂之后，病去八、九，嘱续服原方数剂，诸恙皆除。

痿躄

证候 初觉双下肢麻木，继则逐渐上移，数月之后，由膝股循体外上至颈项，下肢由麻木转为胀痛软弱无力，运动失灵，肌肉萎缩，坐不能起，动则肢体震颤，行则需人扶持，举足如探路之状。半年以后，天柱骨痿，头俯向前，虽用手将其扶正，放手仍立时低垂，下肢异常畏冷，六月仍着棉裤，两眼昏花，不能久视，远视不过三丈，近视亦甚模糊。

病因 肝肾俱虚，真阳不足，邪乘虚入而失治，累及奇经之任脉、督脉及阳跷、阴跷。

治法 大补肝肾之阴，以益命门真火，温通奇经，双补气血，汤丸并进，坚持久服。

方药与用法

1. 制首乌、桑枝各30克，菟丝子、威灵仙、鹿角片、制龟甲、活血藤、潼蒺藜、川牛膝、制狗脊各15克，霜苍术、黄柏炭、贯众各10克。

每次加水5磅，煎成2磅，分2日6次。饭前温服。如无不良反应，可继续常服。至病愈为止。

2. 制首乌、熟附片、薏苡仁、大熟地各120克，黄芪、牛膝各90克，制狗脊、潼蒺藜、淡苁蓉、当归、菟丝子、炒杜仲、补骨脂、白芍药、制龟甲胶、鹿角胶（二胶用蛤粉炒珠）、虎胫骨（酥炙）、锁阳、枸杞子、续断各60克，肉桂30克。

共炒研极细末，炼蜜为丸，梧桐子大。每次50粒，每日3次，饭前盐汤下。

方义　本病由肝肾大虚，真阳不足，邪乘虚入，累及奇经中之阳跷、阴跷、督脉、任脉，故两下肢无力，颈项低垂。真火不足，故双下肢异常畏冷。故用首乌补肝，熟地补肾，当归补血，黄芪补气，鹿角胶补督脉，龟甲胶补任脉，肉桂、附子以补火，白芍、黄柏以敛阴，虎骨、狗脊、补骨脂以壮骨，杜仲、续断、牛膝以强筋。至于苁蓉、锁阳、菟丝子、蒺藜、枸杞皆具滋补肝肾之功能，苡仁健脾利湿，贯众清热解毒，苍术散寒湿，合黄柏之清热坚阴为治痿要药。分为汤剂常服以收近效，丸剂慢图以竟全功。

病例　1970年春，刘某，男，36岁。原患支气管喘息，于1968年曾作两手合谷、鱼际两穴羊肠线埋藏法。经过年余，哮喘未发。于1969年秋，觉双下肢发麻，心慌，血压偏高，下肢麻感渐上移，循腹壁上至剑突，最后延至颈椎。因天柱骨软，头向前低垂，两腿失灵，形成痿躄。经用针灸一段时间，肢麻颇减，下肢则软弱不能行动，动则振颤。遂上法，汤丸并进。服药2个月，胀痛已减，能扶持跛行。然节交夏至，犹着棉裤。因在丸剂方中重用附子，续服二月，颈项坚强有力，头能正竖，俯仰自如，下肢能扶杖行走不跛。仍服原方至9月中旬，已能释杖而行。精神体力基本恢复。嘱仍服丸剂以善后。

急痧胀

证候 急痧胀发则卒然头昏、头痛，心中烦乱，眼中发黑，四肢发冷，指甲、唇口乌青，甚则口噤不能言，亦有腹中痛，欲吐不出者，若不急救，其死甚速。

治法

1. 以三棱针先刺舌下两青筋（静脉），放出紫黑色血；次刺两肘弯青筋放血。其法先用热水拍两肘弯，再用带子将肘节上部紧扎，肘弯青筋（静脉）自然暴露，急用三棱针刺之，血出如注，由黑变质变红则头痛、腹痛、心烦等证都退，四肢转暖，唇口手指亦自然转红。若下肢麻木，则刺两膝后弯青筋（静脉），亦须先用热水拍打，后刺之放血。如无三棱针时，可用瓷片或玻璃片敲破成锐角代之。

2. 刮痧法 普通瓷碗一个，擦油于碗口上，在患者肘弯部，从上向下刮，刮时轻重适度，以刮至肘弯皮下起紫乌色血点成斑为止。再刮前胸部正中，从天突向下刮至剑突下，又从胸胁两旁斜向肋下刮（左右同），须全部胸胁均刮到，再刮背后正中脊柱两旁，须从胸椎上部刮至骶椎，左右各宽四寸许，最后刮两腘窝。

3. 揪痧法 患者发痧时，如头痛甚，医者用右手食指与中指卷屈，蘸上热水，先揪山根（即两大眼角间正中处），次揪两侧太阳窝外皮肤（即两眼外角后约一横指处）。如胸痛、背胀痛、腹痛，可揪结喉下及结喉两侧各一寸许及二寸许，共5五。又揪剑突下至脐正中两侧各一寸许，共揪7处。如下肢麻胀，可揪两膝后腘窝内正中及两旁，共揪 3 处。都要以皮肤起紫乌色瘀血点成片为度。

4. 掐痧法　患者发痧时，如头痛、胸痛，医者用大拇指和食指在颈项两侧前后大筋及两腋窝前后大筋各掐一下，掐时务令此筋滚动作响，方为得法。如腹中急痛，除掐以上各筋外，更掐腰部两侧、胁下（俗名软肋）大筋，及后背肩胛骨下内侧处，即当脊椎骨外侧大筋，各掐 1 次。如下肢麻胀转筋，则将两腘窝大筋，两足后跟上正中大筋各重掐 1 次，都可止痛。

按语　以上刮痧、揪痧、掐痧等法，较针刺出血法容易使用，现称为“瘀血”或“郁血”疗法。其疗效稍逊于针法。凡不会使用刺法的人，都可以用此法代替针法。但农村中多数人都会用以上各法。个人也是从农村中学来的。简而易行，疗效甚好，在医药缺乏地区，不失为救急的好方法。

方药与用法

1. 白矾 1 味，蚕豆大 1 粒。

将矾捣细，加滚水溶化，服下可止痛。

凡痧证忌用生姜，忌喝米汤，忌吃稀饭。

2. 雷击散　牙皂、细辛各 11 克，朱砂、雄黄各 8 克，枯白矾、白芷、桔梗、防风、广木香、陈皮、半夏曲、甘草、藿香、薄荷、贯众各 60 克。

以上 15 味，共研极细末，瓷瓶密贮，以腊封口，勿令泄气。每用少许，吹入鼻中取嚏。亦可量病人强弱，用 0.9～1.5 克，开水冲服后，安睡取汗。也有服后，呕吐痰水宿食而病愈者。按此方之药必须先备好，亦可治霍乱吐泻，各种痧证及羊毛疔急证。

方义　痧证是使人的循环发生障碍，死人最速的一种急症，通称痧胀，又称急痧胀。除用针刺静脉放血，取效最快外，还可用刮痧、揪痧、掐痧等土法外治，亦可用酸寒无毒，能逐痰水，解痧毒之白矾 3 克化水服。更好是能预制一种能治一切痧胀的雷击散。此方用能通上下关窍，吐痰涎之牙皂；散风邪，利九窍之细辛；镇心安神，祛风解毒之朱砂；散大风，解百毒之雄黄；化痰坠浊，解毒生津之白矾；治头目昏痛，解砒毒蛇伤之白芷；清头目，利胸膈之桔梗；治头疼项强，去风胜湿之防风；治霍乱吐泻之藿香；消散风热，清利头目之薄荷；除血气胀痛并解诸毒之贯众。共研极细，瓷瓶密贮。按法吹鼻取嚏及水调服。

此证最好是用针刺静脉放血，百试百效。因病发迅速，若不急治，则面、唇、指甲青紫，窍闭神昏而死；凡在夏秋季节，湿热秽浊毒气侵入人体，使气血滞塞，循环障碍而发病。在旧社会缺医少药的农村中只有用土方土法急救，如头痛、晕眩则刺舌下静脉；如心中烦乱腹痛，则刺两肘窝内静脉；如下肢发麻或腿软无力则刺两腘窝内静脉出血。当时即能见效，是因为血液中毒邪随血排去，使气血流通，故其病自除。

病例

1. 1932 年秋，韩某，女，37 岁。午饭后，先腹痛，后吐泻，继以四肢厥冷，两眼凹陷，声音嘶嗄。有识者以为痧胀，用瓷片刺舌下出血，移时吐泻全止，但腹中绞痛不已，全身冰冷，肢体乌黑青筋满布，再用瓷片刺两肘窝，血凝不能外流，只见刺破处呈黑色。诊察时，脉已沉伏，惟哑声呼痛。印象为痧毒深入血分，阻滞气血，病情危笃，如用药物内服，已是缓不济急。当用滚水一盆，生葱一斤，切成三段，泡在水中，令人将毛巾蘸水先遍擦肢体，俟热度稍低时，扶病人坐盆上洗浴，后则坐在盆中，不断淋洗。移时气血转活，皮肤刺破处有黑血外流，即用布带将左肘节上紧缠，用三棱针点刺静脉，其黑血即不断向外流出，一分钟后，血转紫色，逐渐转成红色，即将布带解开，周身转温，青紫全退，腹痛亦止。后用香薷饮、藿香正气散合方为剂而安。

2.1920年秋，张某，男，45岁。其妻发急痧胀较重，已经昏倒，急为针刺舌下及两肘窝，放血毕，人将清醒。张某正在其妻背后扶着病人，自己猝然昏倒，牙关紧闭。当时因口噤不能刺舌下，即紧束肘节上部，针刺肘窝内静脉，放出紫乌血如注，立时苏醒。问其发病前有何象征。答言除为病人担忧外，无任何不适，突然眼黑头晕，不自觉而昏倒。现经刺血已恢复正常状态。

按语　痧胀是夏秋之间危害劳动人民的一种常见疾病。群众中很多年老有经验的人认识本病，且会用瓷片针刺放血治疗。而所谓“名医”反多不识。只认为肢厥、面青、脉伏是阴寒证，投以理中、四逆等汤，十治十死。不知是暑湿浊秽恶毒邪气所致。对土方土法，不屑用，实属可叹。

羊毛疔

证候　羊毛疔，又叫羊毛痧。其症状为心腹绞痛，日夜不休，尤以呕吐为特征。凡饮食、药物、水浆入口即吐，大便不通，颇似关格证。

病因　痰水食物停和中焦，又外受寒邪所致。

诊法　细看患者前胸窝上下左右汗毛孔有黑点时，先用缝衣针鼻点按成凹，后用针尖轻轻挑拨，觉黑点有坚硬抵抗感者即是“羊毛疔”。

治法

1.用穿上白丝线的小缝衣针一口，线尾打成双线结，从黑点底下穿过去，医者两手挽着线的两头，轻轻扯拉并向上提起，即可看见羊毛样的雪白纤维，可用剪刀剪断。另有一法，把针从黑点下穿过后，不用扯提，只将丝线拉到线尾约半寸长，就打上两道结，留线半寸剪断，数日后丝线自然断落。按照以上诊法，在前胸部和后背部仔细寻找，凡汗毛孔有黑点处，都按以上挑法，至少要挑3～5处，多则可挑至十几处。

鉴别：上述汗毛孔黑点如是“羊毛疔”，挑时见有羊毛样纤维丝，且不出血；如非羊毛疔，则针穿过时即皮破血出，这是一种最好的鉴别方法。本病在治疗后，自然痛止不呕。但当时不可吃糖和硬食物，只能吃平常饭食和低盐食物。

2. 用净黄土一大块，捶细，以凉水调和如面，干湿得宜，捏成拳大泥团。先在患者前胸及脘腹部蘸上热水，后用泥团在胸腹部连续搓滚，至泥团与皮肤有相粘感；如不相粘，可用热湿毛巾擦胸腹部后再滚。约半小时，扳开泥团，可见无数羊毛样白毛，前胸腹滚完，另用一泥团在背后，上自颈椎，下至腰部，按前法滚半小时，泥团内亦可见到很多白毛，其胸脘痛呕吐自然缓解。屡用皆验。

病例

1. 1938年秋，刘某，男，36岁。病胸脘剧痛，便闭呕逆，水谷入胃，则痛呕更甚，直至饮食全部呕出，其呕痛始稍缓，但仍时而有阵发性剧痛，恶心作呕不断，已经三昼夜。用挑羊毛疔法，前胸后背，各挑数处，其痛呕立止。另与雷击散数分，温水调服，即静卧而安。

2. 1929年春，倪某，男，50岁。患羊毛疔五昼夜干呕、脘痛不止，服药则吐，卧床不起。诊视形体虚弱，断为羊毛疔。因无丝线不能用挑法，患者系船户，即取河岸边黄土合和成泥团按法滚前胸及后背各半小时，两个泥团内都见有无数白毛，痛呕立时减轻。后与雷击散3克，温开水调服，呕出许多胶稠痰涎而安。

第七章　痹　证

《素问·痹论》中痹病名称有十六种之多。今人则分为二大类：一以风湿挟寒邪病痹者为风寒湿痹；二以风湿挟热邪病痹者为风湿热痹。因风湿寒或风湿热合邪侵入人体，都能损害营卫，阻碍经络，凝滞气血，引起肌肉、筋骨、关节疼痛，或肿赤发热，或屈伸不利，或反复发作，迁延难愈。但寒热二痹，亦能随人体素质变异。如患者为阳盛阴虚之质，则风寒湿邪内蕴日久化热，而转为热痹；如患者为阴盛阳虚之质，则风湿热痹日久引起阳气虚弱而转为寒痹。临床所见，以风寒湿邪郁结日久酿热化燥者为多。更有因此耗伤津液，导致经脉、筋骨、肌肉失其营养滋润，使手指足趾卷屈，肌肉瘦削，关节变形者。由于病邪浅深、部位不同，体质强弱虚实各异，临床症状颇多变化。仅就历年治验，略举数则，以供参考。

痛　痹

（一）露臂风（箭风）

证候　肩肘臂腕，痛如锥刺，不能屈伸。其痛以肩肘臂外下则部为剧。痛处不现红肿，但手不可近。其病多发于一侧。

病因　睡卧当门、窗露缝或墙壁罅隙之处，露臂、肩、肘、腕于外，贼风虚邪乘于手太阳、少阳之络。

治法　发病不久者，宜疏通经络，调气活血，针药并用，短时可愈。多年久病者，须长期服药。

针穴：腕骨　阳谷　养老　支正　液门　中渚　阳池　支沟　肩贞。均针患侧。

方药 桂枝6克，炙甘草、白芍、红柴胡、秦艽、羌活、姜黄、卫矛（儿箭羽）各10克，桑枝60克，海桐皮15克，生姜3片，大枣3枚。

用法 水煎，分3次温服。被复，得微汗为佳。每日1剂，以10剂为1疗程。如服药1个疗程，痛止病愈，可停药观察。如服完10剂，病痛减轻，但未痊愈，可按本方继续多服，更用刺法，以完全治愈为止。如多年久病，须长期服药。

方义 人在睡中露肩膊于外，贼风乘袭，客于手太阳、少阳两经之脉络中，著而为痛，初起失治，久则难愈，俗称露臂风。亦名箭风，实为痛痹。《素问》以"寒气胜者为痛痹，湿气胜者为著痹，"本证兼风寒湿三者合病，故用散肌表八风之邪，利周身百节之痛之羌活为主药，佐以秦艽、桂枝、桑枝、海桐皮、姜黄、卫矛，柴胡等散风寒而治痹痛，兼和血脉；甘草、白芍以缓中止痛；生姜、大枣以和营卫。更针刺手太阳、少阳两经九穴，针药兼治。

病例 1966年冬，郑某，男，65岁。先是右肩关节痛多年，经治病减。时值冬寒病发，痛连肘臂，再用上方不效，反播散至对侧亦痛。追询起因，由睡中露肩膊于被外发痛。改用上方，连服10余剂，痛减大半，更加针刺以上各穴，嘱续服上方以病痊愈为止。后经追访，云半年后复发一次，仍服原方10余剂，以后再未复发。

（二）半身冷痛

证候 久患腰腿作疼，下半身畏冷，虽在三伏天气，亦须坐垫绵褥，否则觉寒冷彻骨。夏月亦不能去衣，略受寒凉，则腰腿立时作痛。

病因 精气亏损，又加常受寒湿。

治法 形不足者温之以气，精不足者补之以味。药须甘温，法宜缓图。

方药 彰明附片120克，精羊肉250克。

用法 开水5磅，熬至1磅半，1日分2次取汁温服（羊肉与附片亦可加调和食之）。本方自立冬之日起至次年惊蛰节止，每日服1剂。

方义 彰明附片（乃附子产于四川省绵州故广汉地彰明县者）辛甘有毒，大热纯阳，其性浮而不沉，其用走而不守，通行十二经，能引补气药以复散失之元阳，引补血药以滋不足之真阴，引发散药开腠理以逐在表之风寒，引温热药至下焦以祛在里之寒湿。精羊肉，甘热属火，祛虚劳，益气血，壮阳道，开胃健力。因此病为体虚痼冷，日久年深，仅用此二味坚持常服，以冀根除。

病例 1947年秋，吴某，男，55岁。原有下肢畏冷，腰腿痛38年。本年夏季患肢体痛加重。经蜀中一老医家，投以桂附重剂7帖，服后无不良反应。后遇一晋医，谓服桂附过多，入秋定当吐血。遂改拟白虎汤7剂，并教以日食秋梨1斤，可保无虞。患者笃信不疑，按法服药食梨1月，觉神倦体乏，脘闷不欲食，食则呕逆，夜不能寐，辗转不安，便溏不爽。面色浮黄，四肢轻度浮肿，已经半月。诊脉濡缓，舌苔白厚浊腻，印象为寒湿内阻，中阳失运。宜辛温宣利为治。方用：苍术、白术、厚朴、陈皮、炙甘草、法半夏、砂仁、丁香、干姜各10克，白茯苓15克，水煎1日3次服。连服此方6剂，诸症悉平，思食神旺。惟下肢畏寒作痛。故用上方嘱按法每日照服，坚持120天，以观后效。患者如法每日服药至次年惊蛰节止，毫无不良反应。计共服羊肉60斤，附片30斤，30多年之沉寒痼冷、宿痰全蠲，再不畏冷。1964年暑假至西安时，曾见此人依然健在。不过如本病之虚寒日久，能受如此辛温甘热重剂峻补而获治愈的颇少见，特录供参考。

（三）痛痹化燥

证候 始则腰痛，继则腰痛连及双下肢，病久不愈，痛日增剧。屡用辛燥，渐至腰椎下旁肌肉有掌大硬块，坚硬如石，日夜痛无休止，导致腰不能转侧，腰不能屈伸，转侧困难。食少形瘦，大便结滞不畅。

病因 经筋扭伤于先，寒湿乘袭于后，气血凝滞，经络痹阻，寒湿内蕴，日久酿热化燥，以致津液被灼，经筋失养，故腰腿转侧屈伸皆废，形与瘫痪无异。

治法 病由寒湿蕴热化燥。仿东垣李氏之清燥汤加减为丸，再以润燥通络，活血荣筋之药泡酒，日饮少许，以助药力。

方药与用法

1. 黄芪、党参、白术、苍术、茯苓、生地、熟地、杜仲、黄柏、牛膝、续断、破故纸、菟丝子、陈皮、升麻、柴胡、甘草、当归、麦冬、泽泻、神曲、贯众各60克。

共炒，研末，炼蜜为丸，梧桐子大。每次50丸，每日3次，开水送下。

2. 活血藤120克，明玉竹60克，当归60克，白芍60克，干地龙21条，全蝎10克，桃仁30克，红花30克，羌独活各30克。

白酒2500ml，大瓷罐装药泡酒，密封过半月。每饮1小杯。药酒服完一半，可再加白酒相应量。

方义 病由腰膂受伤，又被寒湿侵袭，日久失治，邪伏转热化燥伤阴所致，《内经》谓："肾主骨"，"肝主筋"。又云："腰者肾之府，转摇不能，肾将惫矣。膝者筋之府，屈伸不能，行则偻附，筋将惫矣。"本病患者转侧屈伸皆废，是阴阳两虚，气血皆损，肝脾肾俱惫，湿痰浊瘀阻滞。故用黄芪、党参、白术、茯苓、甘草以补气扶阳；当归、生熟地黄以养血滋阴；杜仲、破故纸、牛膝、续断、菟丝子以补肝肾；苍术去湿，黄柏泻火以治痿躄；麦冬生津润燥；陈皮理气调中；升麻、柴胡散血凝气聚败毒而升清；泽泻泄下焦湿热而降浊；神曲健脾胃而进饮食；贯众软坚散结而清腹中热毒，组合作成蜜丸，攻补并行。另用玉竹以补中益气，当归、白芍、生地以养血，桃仁、红花、活血藤以活血，羌活、五加皮以止痛，全蝎以通络。浸酒饮少许以送药丸而助药力。是攻中有补，缓中有急。因慢性重病，无法速效，故用此法缓图。

病例 1965年冬，聂某，女，31岁。病情如上述，经用上方两月，症状逐步减轻，腰能转侧，腰能屈伸。继改拟大补肝肾之剂，佐以活络通经之品，仍作蜜丸常服。

龟甲胶、鹿角胶、牛膝、续断、狗脊、当归、甘草、菟丝子、肉苁蓉、巴戟天、黄柏、苍术、乳香、没药、破故纸、贯众各60克，生地、熟地、杜仲各120克，全蝎15克，地龙21条。

上药除二胶用蛤粉炒成珠外，余药共炒，同二胶珠共研极细末，炼蜜丸如梧桐子大。每次服50粒，每日3次，饭前、开水送下。仍饮少量药酒。

患者服二诊方药，至1966年4月二诊，已能扶杖而行，腰腿痛已全止。惟软弱无力。嘱照二诊丸方，再配制1剂，续服3月，以竟全功。并可巩固疗效，防止复发。

行痹

证候 一侧上下肢交替肿痛，以肘、臂、股、膝内侧为甚，行动受限，手不可近。数月不愈。上重则下轻，下重则上轻。

病因 风寒湿邪客于手足三阴经脉，气血逆行不畅。

治法 祛风、宣湿、散寒；通经活络，针药并施。

针穴：肩颙、曲池、列缺、曲泽、少海、中渚。

刺法：因患肢痛极不能动，先按摩患侧上述六穴，次用“缪刺”法，刺健侧上述同名穴，以缓其痛。

方药 苍术、黄柏、桂枝、威灵仙、姜黄、秦艽、白芍各10克，海桐皮15克，羌活6克，独活6克，桑枝30克，晚蚕沙15克，牛膝10克，3剂。

用法 每日1剂，水煎，分3次温服。另用上方2剂，泡酒1500ml，每次1小杯，每日3次。以防复发。

方义 欲明治疗本病之方药，必先明了本病病因和受病经脉所属。夫寒胜则痛，湿胜则肿，风胜则游走。人体手足三阳经脉，均循行于上下肢外侧，三阴经脉，均循行于上下肢内侧。本病一侧上下肢内侧交替肿痛，反复发作，数月不愈。《内经》云："风寒湿三气杂至，合而为痹也，"此乃风寒湿合邪，客于三阴经脉，发为痹病。故用羌活治太阳、少阳、厥阴经风湿相搏之痛，独活止痛而理少阴肾经之伏风，桂枝温经通脉治手足痛风，苍术为消肿散风寒湿要药，蚕沙治腰脚痛能去风胜湿，海桐皮治腰膝痛能直达病所，姜黄能入手臂治风寒湿痹，威灵仙行十二经治风湿冷痛，秦艽养血营筋治风寒湿痹，牛膝治腰膝痛而强筋骨，桑枝入四肢祛风寒，白芍敛阴和营，用一味苦寒之黄柏以除湿清热为剂。再加按摩患侧诸穴活其气血，缪刺健侧，疏通经络。

病例 1967年秋，刘某，女，39岁。证象全如上述，先按患侧诸穴以活血行气，次用缪刺法针健侧上述各穴，疼痛立见缓解。后投上方3剂，痛止肿消。嘱用本方3剂泡酒善后。

热　痹

证候 上下肢肩、肘、腕、指、髀枢、膝膑、踝、趾诸关节，游走作痛。痛处热炽，微现红肿，痛如锥刺不能动。但痛经半日或一日，此处痛减，红肿消退，又走窜彼处关节，引起肿痛，循环往复，交替不已。多有炽热、汗出、舌红、脉数、食少、形瘦等象。常数日或数十日不愈。

病因 风寒湿邪乘虚客于经络，日久失治，郁伏化热，或其人素禀阳盛，邪入即转化为热作痛；或被热邪、风热、湿热直接所伤。前人以其历节作痛，称为白虎历节风。

治法 主以甘寒清热滋阴，苦寒泻火坚阴，佐以败毒息风通络，切忌辛温燥热之剂。

方药 生石膏粉30克，忍冬藤30克，鲜桑枝60克，白茅根60克，夜交藤，鲜石斛、白芍、生地各15克，知母、黄柏、甘草、竹茹各10克，白粳米1撮。

用法 加水4磅，熬成2磅，分2日6次温服。发病严重时，可一日服完，多服能痊愈。

方义 本病因风热合邪，即《素问·痹论》中的热痹和行痹合病，在治法上切忌羌活、独活、川乌、草乌、细辛、苍术及白花蛇、蜈蚣、全蝎等辛温燥热之药。方用甘辛大寒之石膏以清热降火生津；黄柏清热坚阴；生地凉血泻火清热；知母消肿泻火滋阴；白芍泻火敛阴止痛；忍冬藤散热解毒消肿；夜交藤滋肝肾之阴而通络；白茅根清血分之热而消瘀；桑枝利关节治风热臂痛；竹茹除烦热而寒滑利窍；石斛去邪热治风痹骨痛；甘草解百毒而缓中止痛；白粳米滋胃液以清热除烦。组合成剂，用治此病，屡试皆效。

病例 1944年夏，张某，女，32岁。症状全如上述，脉浮弦数，唇赤舌红，苔白而薄，小溲短赤，烦热汗出。投以上方，连服3剂，烦热自汗皆平，痛减大半。仍宗原方加鲜苇根60克，续服数剂而愈。

热痹化燥（全身关节疼痛变形）

证候 肢体关节经常作痛，屡治无功，日久则四肢及背脊腰骶诸关节部分肿大强直，病变关节周围肌肉萎缩，变成畸形，甚至拘急挛缩，不能屈伸，脉多微浮短涩，或有浮洪弦滑者。

病因 湿热蕴结于肢体关节经络筋骨之间，久羁不解，郁而化燥，劫伤津液，筋骨关节失于润养，气滞血瘀，凝结不行，故令肢节变形而拘挛。

治法 增液润燥，养筋活络。

方药 玉竹、白芍、鲜石斛、薏苡仁、五加皮、海桐皮各15克，白茅根、忍冬藤、夜交藤各30克，川牛膝、炒黄柏、知母各10克，鲜桑枝60克。

用法 浓煎，分3次温服。以15剂为1疗程。重病、久病，可续服3个疗程。

方义 本节为典型类风湿性关节炎，故用玉竹、石斛、茅根益气清热，润燥生津；白芍、牛膝、海桐皮通经活血，消瘀止痛；夜交藤、忍冬藤、桑枝养血补虚，通经络以利关节；黄柏、知母滋阴清热，润燥消肿；薏苡仁治筋急拘挛，清热散结；五加皮逐肌肤瘀血、解筋骨拘挛。

病例

1. 1938年冬，张某，女，61岁。四肢关节作痛，脊椎肿大变形，痛处肌肉局部萎缩，手足拘挛僵硬不随人用，投上方20余剂疗效显著，后加羚羊角10克，生石膏粉30克，续服而愈。

2. 饶某，女，30岁。四肢关节肿痛，日久不愈，经常潮热汗出，后来痛不能动，关节肿大变形。于1969年3月14日就诊，与上方连服10余剂，各症基本痊愈，嘱再服上方数剂至今未发。

痹证并肝肾亏虚

证候 肢体经常作痛，尤以腰膂酸楚胀痛为甚。下肢软弱无力，髀、膝、肩、肘关节较常受累，而髀膝疼痛常较肩肘为重。病久不愈。

病因 风寒湿邪深入经络筋骨之间，日久累及肝肾。肝主筋、肾主骨，《内经》谓："腰者肾之府"，"膝者筋之府"，故常痛连腰膝。

治法 祛风、散寒、利湿、止痛，兼补肝肾。因病邪深入，非辛温重剂不能为功。但虑药重伤正，当以丸剂缓图，此重剂轻投之法。

方药 羌活、独活、苍术、海桐皮、菟丝子、防己、狗脊、续断各60克，制乳香、制没药、制川乌、攒地风、寻骨风、补骨脂、乌梢蛇肉（焙枯）各30克。

共炒，研极细末，炼蜜为丸，如梧桐子大。

用法 每次服10克，日服2次，空腹时开水送下。

方义 风寒湿邪由表入里，发为痹痛。一身尽痛，以腰膝为甚。因腰为躯干转折俯仰之大关节，膝为筋骨屈伸之大关节。肝主筋，肾主骨，治法当大补肝肾兼除风寒湿。但本病邪尚盛，治法当以祛邪为主，补正为辅。故用羌活以理游风；独活以理伏风而治风湿相搏之痛；苍术除风寒湿痹而强筋骨；海桐皮直达病所以祛风湿；川乌除寒湿而治风痹；防己治风水湿热而利九窍；乌梢蛇治诸风湿痹；乳香去风伸筋，没药散结通滞，二药均能通十二经而止痛；狗脊除寒湿周痹；补骨脂治腰膝冷痛；续断理筋骨，菟丝益阴精，二药均能滋补肝肾。另加民间治痹之草药寻骨风及攒地风（二风本草未载），组成祛邪补正之剂。

病例 1964年春，陈某，男，34岁。一身皆痛，已经八年，尤以下半身更重，从腰以下经常酸胀痛楚。脉沉弦迟，舌苔白薄。印象为风寒湿之邪侵入阴经成为痹症，因病重日久，非寻常汤剂短时能效，故用上方蜜丸以祛风寒湿邪而扶正气，连服半年而愈。

痹证化热伤阴

证候 多年肢体作痛，上肢较重，特以上臂为剧，渐至手指关节肿痛变形，拘挛不能屈伸。舌红少苔，脉象弦数。

病因 风寒侵袭，病久失治，或过用辛燥、搜风之品，以致风湿不除而兼化热伤阴之弊。因而筋脉更失所养，故关节疼痛变形。

治法 辛凉养阴以祛风，苦寒坚阴以清热，佐以少量辛温，资其宣导，舒筋活络。

方药 黄柏 10 克，石南藤 15 克，苍术 1.5 克，桑枝 60 克，白茅根 30 克，苡仁 30 克，夜交藤 15 克，姜黄 10 克，牛膝 15 克，海桐皮 15 克，白芍 15 克，威灵仙 15 克，桂枝 2 克。

用法 浓煎，分 3 次温服。连服 10 余剂，可望逐渐好转。如坚持常服此方，可冀痊愈。

方义 痹证多年不愈，逐渐酿热化燥，津耗液伤，致筋骨关节失其濡润，发生手指拘挛，不随人用，关节变形。故用重量桑枝加少量桂枝宣通关节而治风热痹痛；姜黄与海桐皮能通经络直入痛处而治顽痹；黄柏同少许苍术能散风清热而治痿躄；石南藤与夜交藤能祛风除痛，滋阴通络；白芍同白茅根活血消瘀，敛阴清热止痛；威灵仙能治痛风通十二经；牛膝治四肢拘挛不能屈伸；薏苡仁能缓解筋急拘挛。组合成方以治之。

病例 1970 年冬，李某，女，28 岁。肢体麻木作痛 10 多年，近一年来常痛不止，尤以右上肢痛更剧烈。手指拘急，关节变形，不能屈伸，不红不热。诊脉弦数，舌红苔少。按脉证与既往病历合参，为久痹伤津，筋肉失养。投以上方，连服 20 余剂，历时两月，所有手指肿大变形之关节与拘挛，均基本消失，手指完全恢复正常。嘱将原方加黄芪、当归续服。

第八章 诸 痛

风火眼痛

证候 两眼胀痛羞明，目睛赤，眼胞肿，鼻塞涕清，自觉头面烘热，日夜疼痛不休。

病因 肝火内盛，风邪外加，风火相搏，上攻于眼。

治法 宜先用针法，疏其风邪，通其经络；继用药物降其实火，散其贼风。

针穴：睛明 攒竹 瞳子髎 临泣 头维 阳白 丝竹空（双侧）。

方药 羌活、柴胡各5克，龙胆草、生地、丹皮、杭菊花、防风、甘草、生栀仁、连翘、桑叶、金银花、车前草各10克。

用法 水煎，分3次温服，1日1剂，3剂为1疗程。

方义 本证由火邪内盛，风邪外加。故用龙胆草、丹皮、生地泻火滋阴；栀仁、车前子引火下行；羌活、防风、柴胡祛风散火；金银花、连翘、桑叶、菊花、甘草平肝息风。因肝属风木之脏，开窍于目，今风火相搏，发生睛赤、睑肿、目痛、鼻塞，宗“木郁达之”“火郁发之”之法为治。更用刺法，取睛明、攒竹（足太阳经穴）、头维（足阳明经穴）、丝竹空、瞳子髎、阳白、临泣（手足少阳经穴）刺之，以疏通经络，泻火疏风，则取效更捷。

病例 1935年秋，段某，男，25岁。两眼暴赤作痛已三昼夜，眼睑发肿，自觉头部烘热，状如火燎，鼻塞涕清，头目胀痛。述平素嗜酒，病因饮酒过多而发。诊脉浮大弦数，口唇焦干，舌红苔白。渴欲饮水。印象为肝胃两经热甚化火，上攻头目。所以采用上方，使风从上散，火从外泄内消，上下内外分散。因当时用刺法后，觉头目痛胀立见减轻，服药1剂，次日双目红退、肿消、痛平，续服1剂，病即全愈。

虚寒眼痛

证候 两眼作痛，昼夜不休，既不红肿，又无翳障，异常畏光，终年不愈，整日坐暗室中。瞳孔散大，饮食、二便无异，两足逆冷如冰。六脉至数正常，惟两尺沉弱无力。

病因 气血亏损，入水受凉，阴寒盛于下，虚火炎于上。

治法 仿金匮肾气丸加味作煎剂，以冀引火归元。

方药 肉桂1.5克，捣熟地15克，山药15克，细辛2克，捣玄参15克，山萸肉、泽泻、枸杞子、当归、茯苓、丹皮、熟附片、车前子各10克，牛膝10克。

用法 另用夏枯草120克，煎水去渣，即用此水煎药，慢火煎两小时，分3次饭前温服。1日1剂，10剂为1疗程。

方义 本节眼痛畏光经年不愈，尺弱无力，因目为肝窍，肾之精为瞳子，病由肝肾俱虚，阴寒盛于下，虚火浮于上。故用熟地补肾，山茱萸温肝，丹皮泻火，山药补脾，茯苓渗湿，泽泻利水，肉桂补火，附子祛寒，当归养血，牛膝温补肝肾、引热下行，枸杞子清肝、滋肾、明目，玄参散无根浮游之火，车前子引邪热下行膀胱而出，细辛为足少阴肾经本药，温肾散寒。组合成方能养血脉，滋肝肾，润肾燥，散浮火。重用治目珠夜痛，气禀纯阳之夏枯草熬水煨药，以冀引火归元。

病例 1969年春，李某，女，22岁。两眼作痛，昼夜不休，夜痛更剧，病近一年，百治不效。两眼无翳障，不红肿，不生眵，异常畏光，终日坐暗室中。述由月经期入寒水而起。脉沉缓细，两足冰冷。印象为寒邪深入至阴，投上方十剂而愈。

实火牙痛

证候　牙龈轻度红肿、疼痛、微热，甚则牙根松活动摇或突出。疼痛昼夜不休，冷热饮食物皆恶，不能咀嚼。

病因　实火郁伏于手足阳明二经。因大肠手阳明经脉入下齿，胃足阳明经脉入上齿，由于郁火勃发于内，风寒乘袭于外，寒火相激，所以疼痛不休，冷热皆恶。

治法　升阳泄火，疏风散寒，清降疏散，苦辛寒热并行，内外兼治。

方药与用法

1. 含漱剂　龙胆草、升麻、防风、甘草各 10 克，细辛 5 克。

用开水泡取汁，或加水煎取汁，俟冷，分数次含在牙痛处，时常鼓漱，约十几分钟，将含热之药水吐出，再换冷药水含漱。

2. 内服方　生地、玄参、地骨皮各 15 克，寸冬、牛膝、车前子、白芍、甘草、木通、龙胆草各 10 克，蒲公英、地丁各 30 克。

水煎，分 3 次温服。轻者 1 剂，重者 3 剂。

方义　见下节。

虚火牙痛

证候　牙痛不甚剧烈，牙龈不红不肿不热，牙根并不动摇，有日轻夜重者，有连痛数日不止者。脉象沉细而数，舌色正常，口腔无臭秽气。其特征为下肢常冷，尤以冬季两足逆冷如冰。

病因 肾中真阳不足，虚火上炎所致。因肾主骨，齿者骨之余，阴寒独盛于下，虚火浮越于上。

治法 主以甘温辛热补火之品，佐以甘平滋阴之药，引火归元。

方药 肉桂末1.5克捣熟地15克，熟附片、山萸肉、泽泻、丹皮、茯苓、牛膝、车前子各10克，细辛2克捣玄参15克，山药15克。

用法 药用开水泡半小时，慢火熬2小时，分3次饭前温服，2日服1剂，3剂为度。

方义 牙痛原因甚多，须根据脉证详细诊断，而施以对症治疗，才能收到预期效果。上面介绍两种牙痛治法，前节含漱方名立效散，不仅能治实火牙痛，并能治风、火、虫牙痛，因火邪内盛为牙痛之本，风寒外袭为牙痛之标。方中主以龙胆草之苦寒泄降，清骨间寒热而治痛之本；佐以细辛、升麻、防风之辛温升散，祛风寒，借以发其郁火而治痛之标；加甘草之甘缓，解毒而协调其寒热。取汁含漱，使药力直达病所，故能立时见效。前节内服方乃治实火牙痛之专方，如寒牙痛及虚火牙痛，用之则无效。

本节治虚火牙痛方，乃《金匮》肾气丸加味为剂，在临床实践中体会到不仅能治虚火牙痛、寒牙痛，并且能治虚火上炎所引起的慢性口疮、舌烂、咽喉溃疡腐烂等久延不愈，屡服辛凉甘寒，滋阴降火之药疗效不显者，服本方十剂左右，即能收效。上述各证，都由肾中真火不足，阴寒盛于下，虚火炎于上，要皆以两足逆冷如冰为特征。方用辛温大热之附子，甘辛大热之肉桂，性温味辛之细辛等入少阴以温肾补火，更借治无根浮游之火的玄参，引火下行之牛膝、车前子，加入六味地黄汤中，补命门真火而祛下焦阴寒，养肝肾真阴而散浮游虚火，滋阴和阳，而奏引火归元之效。但须审证确属阴寒盛于下，虚火浮于上，用之无有不效。至于实火牙痛则忌用此方。必须用前节之内服方，以生地、玄参、寸冬、白芍、甘草增液、生津、益阴，壮水而制火；木通、龙胆草以清湿热而泻火邪；地骨皮、牛膝、车前子以清内热而引火下行；蒲公英、地丁以败毒而消肿。作汤内服，更用立效散口中含漱，可加速其疗效。

病例

1. 实火牙痛　1972年春，杨某，男，44岁。右下残留牙根不时作痛。近来连日剧痛不休，牙龈红肿，冷热食物入口其痛更甚。脉象洪数，舌红，溺赤。印象为实火作痛。用李东垣方立效散含漱，另用加味增液汤内服，当日痛止，三日红肿全退而愈。同年八月，牙痛复发，仍用前方而安。

2. 虚火牙痛　1935年秋，张某，女，49岁。经常左右牙痛，发作频繁，十多年来，治之不效，痛甚则水谷不入，齿龈肉色如常，并不红肿，齿不动摇。诊脉沉细，舌淡苔白，两尺无力。印象为虚火上炎，投以加味桂附地黄汤而愈。后改汤方作丸服，病再未发。

聤耳后遗头痛

证候　先因聤耳（中耳炎）作痛，继出脓血，后经手术，愈后续发头痛连及耳内亦痛。每周发作1次。发时头昏眼花，痛如针刺，并发肢体抽搐。

病因　肝肾阴虚火旺，余毒未尽，着于少阳之经使然。

治法　甘缓咸平，柔和滋润，镇静安神，益阴潜阳。切忌辛燥温热之味。

方药　制首乌、制龟甲、制鳖甲各25克，女贞子、龙牡粉、白芍、决明子、玉竹、关蒺藜各15克，粉甘草、黑豆皮、苦丁茶各10克。

用法　浓煎，分3次温服，10剂。亦可用本方10剂熬取汁，另加白蜜3斤收膏。每服1大匙，开水化，每日2次。

禁忌：鸡、鸽、牛、羊、狗肉，虾，蟹，鲤鱼，葱，蒜，姜，椒等有刺激性之食物。

方义 耳为肾窍，手少阳三焦、足少阳胆之经脉皆入耳中，二经均属相火，火盛则动风、伤阴，使筋失滋养，故痛甚则发痉挛。方用制首乌、女贞子、龟甲、鳖甲、龙骨、牡蛎等以养阴血，补肝肾，滋阴潜阳；玉竹、白芍、甘草等甘缓柔和以敛阴止痛；决明子、蒺藜、黑豆皮、苦丁茶等益肾滋阴，平肝息风，更加补中益气解毒之蜂蜜熬膏缓服，以从本治。

病例 张某，男，34 岁。右侧中耳炎常出脓血，数年不愈，经过手术治愈后 18 日，尚未出院。于轻微活动之际，突然头昏眼花，耳内痛如针刺，肢体震颤抽搐拘急。当经中西医药针灸而安。从此每 7 日发作 1 次。经治疗 3 月不愈。诊脉弦数而寸浮大，舌红苔少。臆断为术后创口瘢痕尚未平复，劳动受震，伤及神经所致。投上方连服 10 余剂，全身震颤抽搐再未发作，病减三分之二，尚未全平。后将汤剂加大其量，更加柏子仁、桑椹子、杭菊花、白茯苓，炼蜜熬膏以善后。

头痛抽搐

证候 后脑及头部两侧常痛，痛发则肢体震颤，手指足趾搐掣作痛。病已多年，渐至周身肌肉掣痛，记忆力弱。其特点为在集中精神工作或体力劳动时痛不发作，安闲静止时则震颤掣痛立发，睡不安神，常多怪梦。诊脉弦缓，至数浮沉正常。

病因 阴气大虚，不能翕合其阳；肾水不足，不能滋养肝阴。动则为阳，静则为阴，精神集中与筋骨劳动，则阳气运用于外，阴气自安，故病不作，静止安闲，则阳气潜入于内，阴被阳扰而病发。

治法 滋养肝肾，大补真阴，使肾水足以滋肝，真阴足以和阳。

方药 制首乌30克，女贞子、玉竹、白芍、菟丝子、寸冬各15克，当归、石斛各10克，北条参、太子参、制龟甲、制鳖甲各30克（10剂为1疗程）。

用法 每剂加水4磅，熬至2磅，2日6次服。

方义 本方用首乌、女贞、龟甲、鳖甲大补肝肾之阴，当归、白芍以养血敛阴，玉竹、石斛、寸冬、条参、太子参以益气滋阴，菟丝子入肝脾肾以强阴益精。组合成剂而奏益阴和阳之效。

病例 1970年秋，石某，男，32岁。后脑痛连头部两侧。病已7年，发病一般都在安静时。病起于1963年秋，因脱肛久不愈，行提肛手术后继发此病。本年病发时更有全身肢体肌肉掣痛。投上方30剂而病获愈。

巅顶头痛

（一）阴虚阳亢巅顶头痛

证候 头痛为巅顶为甚，其痛如抽掣、如针刺，闭目熟睡则痛止，醒后引目则痛作，轻扪其发，觉头皮痛如针扎，若重按至骨反不觉痛，或连痛数月不休，或时痛时止，或有延至数年不愈者。一般脉象沉弦，舌红苔少。

病因 肝肾阴虚，肝阳上犯。

治法 甘平温润，柔肝滋肾，育阴潜阳。

方药 制首乌、女贞子各15克，杭菊花、黑豆皮、苦丁茶、白芍、甘草、石斛各10克，制龟甲、制鳖甲、煅磁石粉、生石决明粉各30克（无石决明粉用真珠母粉代）。

用法 加水1大瓦罐，浓煎，分3次温服，连服3剂。如能见效，则多服久服，可以根治。服药期间，不可食鸡、鸽及辛辣刺激之物，更忌烦劳怒恼，否则其痛加剧。

方义 本节为巅顶作痛，头顶乃督脉与足厥阴肝脉交会之处。按经脉循行，足厥阴肝脉连目系，与督脉会于巅。但顶巅作痛原因非一，根据上述症状，为肝肾阴虚阳亢所致。肝肾阴虚则相火失制而上潜，发为巅顶头痛，在现代医学，可能属于神经性头痛。故用滋补肝肾，添精益髓祛风之制首乌为主药；佐以安五脏，益肝肾之女贞子；和血脉，敛阴气，平肝阳之白芍药；和血解毒，消肿止痛之黑豆皮；降火平肝息风之甘菊花；治头痛，祛风活血之苦丁茶；缓中解毒之甘草；强阴益精之石斛，益肾滋阴之龟甲；补阴滋阴之鳖甲；益精补肾之磁石；除肝经风热之石决明等为剂。以滋阴潜阳。

病例 1963 年秋，欧阳某，男，46 岁。头顶经常作痛，痛甚则心神不安，夜不成寐，不耐烦劳，劳则病发，感情容易冲动，甚则怒不可遏。脉沉弦数，舌红苔少。印象为肝肾阴精大虚，龙雷之火妄动。投以上方十数剂。病情大减。因患十二指肠球部溃，另用验方作散剂（方见球部溃条下），与本节方交替常服，则两病可望皆能根治。

（二）肝阳挟痰饮巅顶头痛

证候 头痛在巅，发作无时。发则呕吐清水及黄绿色之苦涩粘液，多年不愈。脉象弦滑而数，舌苔白薄不润。

病因 痰饮内伏，湿热中阻，肝阳亢盛。肝阳挟痰饮上扰，故巅顶痛而呕吐苦水。

治法 用苦降辛开，平肝和胃，镇逆化痰，而疏通中焦。

方药 赭石粉、煅龙骨、煅牡蛎各 25 克，白茯苓 15 克，法半夏、淡吴萸、陈皮、炙甘草各 10 克，炒黄连、龙胆草各 5 克，生姜 3 片，大枣 5 枚（5 剂为 1 疗程）。

用法 每剂加水 3 磅，熬至 1 磅，1 日分 3 次服完。

方义 上节巅顶头痛为阴虚阳亢所致，故用大剂滋阴潜阳柔和之药，本节巅顶头痛为湿热痰饮中伏，被肝阳扰动而发痛呕，故用半夏、陈皮、茯苓、甘草（二陈汤）以祛痰涤饮为主药，加吴茱萸、生姜之辛以散之，黄连、龙胆草之苦以降之，赭石、龙骨、牡蛎以平肝、镇逆、化痰，以协和诸药之大枣等为剂而镇痛止呕。本节与上节二证同为巅顶头痛，由于病因不同，故全身症状亦异。所用方药更截然各别，但都得到治愈。这种证似同而治大异，是根据辨证论治原则。

病例 1969 年夏，郑某，女，27 岁。头顶作痛，发则呕逆酸苦。苔白欠润，脉弦滑数。按弦为肝旺之象，滑主痰饮呕逆，数主病热。顶巅痛为肝阳上犯，呕逆酸苦为肝气犯胃。投上方 5 剂，病已痊愈。病愈后一月，因气恼复发，再投此方而安。后更以柔肝和胃，益胃健脾，化痰安中之品善后。

偏头痛

证候 头痛偏在一侧，或左或右，尤为额角及耳上发际、前起眉棱、后至完骨一带最为显著，甚则牵引肩胛肘臂等处，寐则痛止，寤则病发。

病因 肝肾阴虚，导致肝阳上潜。前人有痛在右多病在气分；痛在左多病在血分之说。本人认为在临床上有一定的指导意义。

治法 于滋阴潜阳方中，加入补气养血之品。

方药 制首乌、女贞子、炒白芍各 15 克，杭菊花、石斛、苦丁茶、桑椹子各 10 克，制龟甲、制鳖甲、磁石、真珠母粉各 30 克。

加减

1. 头痛偏右，兼挟气虚，可加黄芪、玉竹、北条参（南沙参）各 15 克，甘草 10 克。

2. 偏左头痛，多挟血虚，可加生地、阿胶、当归各 15 克。

用法 煎药、服药方法以及食物禁忌等均同巅顶头痛。

方义 头痛病因有六淫外侵，七情内伤及跌仆撞打之殊；部位有巅顶、前后两侧局部与满头之别；时间有昼夜早晏阴晴之异；

痛有锐痛、钝痛、常痛、阵痛、轻痛、重痛之不同。因此，在诊断上要分虚实寒热，表里气血，才能决定治法。本节专论偏头痛之属阴虚火旺者，其证外无寒热，内无呕吐，寐则痛止，寤则痛发。乃肝肾阴虚，相火过亢，循少阳之脉上犯于头所致。故用制首乌、女贞子、桑椹子大补肝肾；鳖甲、龟甲、磁石、真珠母粉平肝镇逆，益阴潜阳；白芍、菊花、苦丁茶、石斛敛阴增液，柔肝息风。组合成剂，以治阴虚阳亢之偏头痛。

前人云："头痛偏右者，属痰与气虚也"、"头痛偏左者，属血虚火盛也"诚属经验之谈。故偏右，宜加甘平补气养阴之黄芪、条参、沙参、玉竹、甘草为剂；偏左，则加养血滋阴之生地、当归、阿胶。临床实践证明，疗效较好。

病例

1.1965 年冬，陈某，女，39 岁。头偏右痛，已经数年，发作无时，痛发如针刺、如火灼、有热辣难名之感，以右耳上发际，右额角及眉棱骨为剧。脉象弦数无力，舌苔薄黄，臆断为肝阳上犯，气分偏虚，投上方十五剂，两日服一剂痊愈。

2.1960 年秋，闵某，男，37 岁。左偏头痛以左额角为甚，经久不愈，复将左眉棱骨上部撞伤，痛更加剧，扪按伤处；则牵引头部左半侧及左上肢前后，痛彻心脾。本年春将撞伤处之瘢痕结节手术摘除，痛仍不止，而反增剧。曾服祛风、消瘀、通络、止痛方不效。惟夜寐则安，醒后张目则痛。就诊投上方10 余剂完全治愈。

前额头痛

证候 头痛以前额部为甚，尤为眉棱连目眶胀痛为特征，甚则头如裹、眼如蒙，沉重烦闷。脉多弦滑，苔多白滑。其痛每随气候变化而发作。

病因 由于痰饮湿邪结聚，中焦气机失畅，清阳不升，浊阴不降，以致头痛，也称“痰厥头痛”。

治法 化痰、涤饮、祛湿、理气、降浊、升清。

方药 旋覆花（布包）10克，法半夏、陈皮、白术、炒枳壳、石菖蒲、远志肉、苍耳子、蔓荆子、甘草、厚朴各10克，白茯苓15克，代赭石粉15克，生姜3片。

用法 浓煎，每剂分3次服。每次病发，可连服3～5剂，自然有效。以后再发再服，可逐渐减轻，达到根治。须少吃脂肪之类食物为宜。

方义 头痛以前额、眉棱骨、颉骨（目眶）为甚，首如裹、目如蒙，痛而且胀，乃痰饮停积于中，脾胃升降功能失调，前人称为痰厥头痛。故用可治痰饮痛，眉棱骨痛之半夏为主药；佐以旋覆花消痰结坚痞，陈皮理气化痰，苍耳子治头痛目暗，石菖蒲消积除痰，白茯苓除膈中痰水，代赭石镇逆，蔓荆子治头痛脑鸣，厚朴消痰行水，枳壳消胀化痰，白术消痰利水，远志治脑风头痛，生姜去壅塞而化痰，甘草以协和诸药。组合成方。因头为诸阳之会，喜空灵而恶壅蔽，其象法天，如湿浊云雾之气弥漫其间，在天为日月昏暗，在人如为头目如蒙。此方乃综合二陈汤、枳术丸、旋覆代赭石汤、橘枳姜汤等方加减，取苦降辛通淡渗，以化痰涤饮，健脾去湿，利气调中，使中焦健运，气机畅通，浊降清升，则头痛自除。

病例 1958年冬，黎某，男，37岁。头痛以前额、眉棱、颉骨为甚，头目昏蒙痛胀，已10余年，每随天气变化而发作，屡经检查都无结果，治疗亦不见效。印象为痰饮中阻所致。投上方10余剂，病未复发。

脑震荡后遗头痛

证候 头脑昏闷胀痛、呕逆，尤以颞顶部及后脑部为甚。

病因 先由头部受伤而震荡其脑。在重伤患者，当时虽经治疗，但未能将脑中瘀血彻底消散，遗留后患，在气候变化时尤易发作。

治法 以镇逆为主，佐以消瘀、活血、通络、柔和之品。

方药 制首乌、制龟甲、煅磁石各25克，女贞子、草决明、白芍、龙牡粉各15克，杭菊花、苦丁茶、白蒺藜、牛膝、石斛各10克，真珠母粉30克。

用法 加水浓煎，分3次服。可连服5剂至10剂。以后再发按原方续服。可能每发服药1次，再发则症状减轻。如此反复治疗，可望得到根治。

方义 头部受伤，震荡其脑，当时各种险恶症状，虽经治愈，但脑内神经与血管所受损伤，未能得到根治，瘀血遗留为患。所以每逢气候变化，即发生头脑昏闷痛胀，甚则呕逆。因肝主筋，肾主骨，脑为髓海，不足则脑转耳鸣、眩冒。所以从肝肾两经论治，采取镇降滋潜，消瘀活血之法。故用磁石、龙骨、牡蛎、龟甲、真珠母粉，镇逆平肝，滋阴潜阳；首乌、女贞子、白芍、草决明、石斛滋补肝肾，强阴益精，养血祛风；蒺藜、白芍、牛膝、苦丁茶（角刺茶），散瘀活血，降逆敛阴。组合成方。

病例 1970年夏，周某，男，44岁。先有脑震荡后遗证，上月又被强震动而诱发。头晕痛胀，时作呕逆，纳少、便结，盗汗与自汗并见，甚则夜难入寐。投以上方，连服7剂，每剂另加浮小麦30克，症状显著好转。嘱按原方续服10剂而愈。

颈项强痛

证候 本病多发生在早晨起床后，项后大筋强（读为降）痛，头不能左右转，也不能向前低。其痛多在一侧，上起发际，下至肩背，痛处拒按。

病因 由于睡中枕头歪斜，项筋扭向一边，虚邪贼风乘袭

（俗名落枕，又名失枕），客于太阳经脉所致。

治法 先用针刺法远端取穴，继用药配合，祛其风邪，活其经络。

刺法：用毫针先刺申脉（穴在两足外踝下五分陷中），刺入三分，留针半小时，后针后溪（穴在两手小指本节后外侧横纹尖上陷中），仰手握掌取穴，针入三分，留针半小时，当时可能得到缓解。

方药 麻黄10克，桂枝6克，葛根、杏仁泥、甘草、炒白芍、明玉竹、瓜蒌皮各10克，忍冬藤30克，生姜3片，大枣3枚。

用法 加水2磅半，熬成1磅，1日分3次温服。避风寒，取微汗出，可连服至病愈。

外治法 用木梳火上烘热，乘热以梳背在痛侧项筋上，上下来回刮动，轻重适度，冷了再烘再刮，也能缓解。

方义 颈椎两旁项筋，为足太阳经所过之处，睡中失枕，致风寒侵袭，发生一侧颈项强痛，转侧俯仰不利，虽属寻常小病，然妨碍颈项活动。此证与《金匮》中刚、柔二痉之病象颇相似。故用麻黄、杏仁、甘草、桂枝、白芍、生姜、大枣等麻黄桂枝各半汤之药味；再加葛根、瓜蒌皮、玉竹、忍冬花藤等，以治痉病之方兼补虚、通络之品为剂，以散太阳经之风寒。更用八脉交会穴，取后溪以通督脉，取申脉以通阳跷。如留针半小时，可使项强减轻，疼痛缓解。用于临床，屡试皆效。

病例 1969年秋，吴某，男，59岁。先日晚间入睡，一切正常。次晨起床后，觉项后左边大筋强痛，不能转动，俯首亦碍。痛处拒按，其痛下连肩背，右侧不痛。诊为失枕。乃风寒侵袭太阳经所致。当用毫针刺左侧后溪、申脉，留针半小时，强痛立减，略能活动。更与上方3剂而愈。

坐骨神经痛

证候 下肢后侧经常作痛，上起腰椎或骶椎侧旁，痛连髀枢，下及股、膝、胫、踝，其痛如针刺、如抽掣，入夜尤甚。

病因 肝肾精亏血虚于先，疲劳汗出风寒乘袭于后，日久化热伤阴。

治法 养血祛风，益阴和阳。

方药 制首乌 菟丝子、玉竹、白芍、关蒺藜各 15 克，黄芪、当归、牛膝、石斛各 10 克，鲜桑枝 60 克，白茅根 30 克，桂枝 6 克，生姜 3 片，大枣 3 枚。

用法 水煎，3 次温服。

加减 如痛处自觉有灼热感，以手扪之亦热，可加黄柏、知母、生地各 10 克，龟甲 25 克。去桂枝、生姜、大枣。如痛处觉有寒冷感，按之皮肤不热，可加增桂枝 3 克、羌活、独活、制川乌各 10 克，去石斛、白茅根。如痛处或关节处有肿赤拒按现象，可加桃仁、红花、乳香、没药各 10 克，去黄芪、玉竹、石斛。

方义 病因肝肾先虚，复受风寒，日久化热伤阴，导致本证。故用首乌、菟丝子、制牛膝、蒺藜以滋补肝肾；当归、白芍以养血；玉竹、黄芪以补气；白茅根、石斛以清热滋阴；桂枝入血分，桑枝入气分以通经脉而利关节；生姜、大枣调和营卫。

病例 1971 年春，段某，女，43 岁。原有腰痛已经五年，发作无时。近来经前发生腰痛，经后继发腰骶连髀、股、膝、膑作痛并发麻。诊脉细数，舌苔白薄。印象为阴虚阳微之征。投以上方，连服 17 剂，疼痛基本全愈。后就原方加海桐皮、五加皮、龟甲、威灵仙蜜丸善后。

肝肾两虚腰痛

证候 腰骶经常作痛，俯仰转侧不利，劳则更甚，肢体疲乏。膝膑酸软，自觉腰部空虚，坐立无力支持，脉象沉缓无力。

病因 由于手淫暴行，或房事过度，精气斲伤，肝肾大虚。

治法 峻补肝肾，丸剂缓图，尤须禁绝手淫节欲。

方药 制首乌120克，菟丝子60克，炒杜仲60克，关蒺藜60克，桑椹子60克，补骨脂60克，益智仁60克，巴戟天60克，全当归60克，白茯苓60克，川牛膝90克，续断60克，白术60克，狗脊60克，鹿角霜60克。

用法 共炒研极细末，炼蜜为丸，梧桐子大。每服40粒，1日2次，早晚饭前盐开水送下。

方义 腰痛原因较多，本节由肝肾两虚所致。故在治法上着重滋补。方用添精益髓，滋补肝肾之何首乌为主药；肝气充则筋健，肾气充则骨强，故佐以杜仲、补骨脂、巴戟天、益智仁、狗脊、牛膝、当归、续断、桑椹、蒺藜、鹿角霜、菟丝子等都有补肝肾、壮筋骨、强腰膝、利机关之功能；更加茯苓、白术利湿健脾为剂。蜜丸缓图，因肝肾位远，坚持常服方效。

病例 1935年春，邱某，男，35岁。腰膝经常作痛，自觉腰膂空乏，坐则以物支背，行则以手撑腰，一经按摩揉捏，即感异常舒适，久坐久立，则腰膝酸楚空痛难名，视形体白皙清瘦，述童年早婚，从未参加体劳，终日不离几案。诊脉沉细而缓，两尺空乏，呼吸气短，语音低微，印象为精气大伤，肝肾虚损，阳弱阴亏。法宜培元固本，以峻补肝肾为主，用上方蜜丸，坚持经年常报，另用甘平柔缓之食物以自养，不须甘脆肥酞厚味自奉太过。

停饮胁下痛

证候 胁下痛数日不愈，后连背脊，前及胸胁，卧床不能动，动则呕逆，转侧皆废，呼吸引痛。知饥不欲食，口干不欲饮，大便数日不通。

病因 停饮挟湿热，阻遏少阳厥阴之络，气机痹滞所致。

治法 宣湿清热，涤饮化气，通络止痛。

方药 柴胡、旋覆花（布包）、法半夏、乌药、桃仁、炒枳壳、瓜蒌皮、赤茯苓、石菖蒲各 10 克，赭石粉、冬瓜子、丝瓜络各 15 克，薏苡仁 25 克。

用法 水煎，1 剂分 3 次服。可连服 3 剂。病愈可停药，未痊愈可续服 2 剂。

方义 胁下为少阳厥阴二经所过之处，故首用入少阳厥阴经散结行气治胸痞胁痛之柴胡；次用消痰结坚痞，下气行水之旋覆花；镇逆止呕之代赭石；缓肝泄滞之桃仁；破痰气，除胁胀之枳实；止呕降逆，化痰下气之半夏；疏胸腹逆气之乌药；治热痰消胸痹之瓜蒌子；除风湿兼止痛之石菖蒲；化痰通络之丝瓜络；化饮除湿之茯苓；清热清湿之苡仁；消水散热之冬瓜子等以清湿热，祛痰饮，行气通络止痛。

病例 1964 年春，刘某，男，37 岁。左胁下痛已三周，证如上述，既往患过本病，经治两月方安。素喜饮酒。臆断为痰饮挟湿热着于足少阳厥阴之络，故用小柴胡汤，旋覆代赭汤加减成上方，如法连服三剂，病即基本痊愈。嘱照方续服一剂，以后禁酒为好。

悬饮痛

证候 前胸连胁肋胀痛，或左或右，呼吸急迫，畏寒发热，咳嗽不利。经检查为胸腔积液，虽经多次抽水，但过数日胀痛又发，屡抽屡发，经月不愈。

病因 湿热挟水邪阻碍上焦气机，古称悬饮，法当以十枣汤攻下，由于体弱气虚，当须审慎。

治法 病已日久，又经数次抽水，形体已虚，攻下恐非所宜，当宜清分利法，使渗入胸膜内之积液由分利疏泄而排出。

方药 冬瓜仁 30 克，苡仁 30 克，白茅根 30 克，丝瓜络 15 克，旋覆花（布包）15 克，赤茯苓 15 克，飞滑石 15 克，桔梗 10 克，枳壳 10 克，柴胡 10 克，杏仁泥 10 克，通草 10 克，苇根 60 克。

用法 上药加水浓煎。5 剂。

方义 饮邪蕴结胸腔周围肋膜间作痛，故用冬瓜仁、薏苡仁、鲜苇根、白茅根、通草、滑石、杏仁、桔梗、枳壳、丝瓜络、赤茯苓、柴胡、旋覆花等，化气行水通络，轻清甘淡之品，以宣通分利之。常以此方用于临床颇有疗效。

病例 1969 年冬，张某，男，41 岁。胸腔左侧连胁及背肋引痛。经某医院诊为胸膜积液。住院二十三日，经三次抽水共 1400ml，病尚不愈，因出院来诊。脉弦滑数，苔白腻滑，舌红。询知有嗜酒癖。臆断为湿热阻遏上焦，属于悬饮。投上方 5 剂而愈。后经追访再未复发。

胸胁痹痛（干性胸膜炎）

证候 初起干咳、胁痛、潮热，继则经常胀闷，动则气促似喘。经胸透诊断为干性胸膜炎。因日久胸膜已经增厚，且与膈肌发生粘连，故深呼吸时牵引作痛。脉浮弦数，舌红。

病因 湿热蕴于上焦，日久化燥伤阴。

治法 辛凉甘寒，清燥润肺，败毒消肿。

方药 金银花、藤各 30 克，白茅根 30 克，苡仁 30 克，冬瓜子 15 克，丝瓜络 15 克，旋覆花 15 克（布包），杏仁泥 10 克，延胡索 10 克，竹茹 10 克，鲜苇根 60 克，瓜蒌皮 10 克，桔梗 10 克，枳壳 10 克。

用法 水煎，分 3 次服，连服 3～5 剂。若症状减轻，则多服数剂，可能得到根治。

方义 本节与上节均为胸胁痛，同属胸膜炎症。其不同者，上节胸膜有炎性渗出液，本节胸膜只有炎性增厚，并与膈肌发生粘连，并有干咳、发热、胀闷、动则气逆似喘，深呼吸时有牵引胸胁痛感。从舌红脉数推断，为湿热化燥，致上焦津液被灼。故重用甘寒之鲜芦根以清上焦之热而滋阴液；更用白茅根清热泻火，忍冬花藤以散热解毒，旋覆花软坚下气，冬瓜子清利热毒，薏苡仁清热利湿，丝瓜络通络散结，瓜蒌皮除胸中郁热，杏仁下气平喘，枳壳消胀，桔梗利膈，竹茹润燥，延胡索止上下内外诸痛。

病例 1970 年秋，罗某，男，24 岁。经西医化验检查，确诊为右侧炎性胸膜增厚并与膈肌粘连，病已四月，不断作痛。自觉胸中胀闷，咳则气逆喘促，痰中曾带血丝，中西医药不断治疗，效均不显。因拟上方，连服 8 剂，胀痛大减，潮热亦平，咳逆已止。上方去延胡索、杏仁，加柏子仁 10 克，嘱续服数剂，病愈停药。

寒热错杂腹痛

证候 腹脘绞痛难名，上则呕逆，饮食不入，下则大便闭结不通，腹痛反复阵作，甚则数日不愈。

病因 胃中原有伏热，更加饮食生冷，或外寒侵袭，以致寒热错杂而痛发作。

治法 降逆、和中、泄浊、通便，苦寒辛热并用。

方药 藿香、吴萸、法半夏、干姜、陈皮、茯苓、厚朴、枳实、炙甘草、黄连炭、泽泻、炒川椒各 10 克，焦三仙各 15 克。

用法 浓煎，先服 1 酒杯，隔半小时再服 2 酒杯，如不呕吐，以后可服半茶杯，隔 1～2 小时服 1 次。服 1 剂如痛减便通，续服 2 剂则痛可止。病退后，宜食流质，不可吃硬饭，否则病易反复。

方义 脘腹绞痛，由伏热在胃，再受寒湿之邪或饮食生冷，寒热湿食错杂于中，脾胃运化失职，中焦阻塞，形成呕逆便闭，内关外格，因而绞痛难名。故用大辛大热之川椒、干姜、吴茱萸以温中散寒；大苦大寒之黄连以除热燥湿；半夏、陈皮以降逆止呕；厚朴、枳实以利气消满；茯苓、泽泻以利湿；神曲、山楂、麦芽（焦三仙）以消各种食积；甘草以协和诸药。组成辛通苦降，消导开泄之剂，使中焦通利，则诸病自除。

病例 1947 年秋，冯某，男，37 岁。阵发性腹脘绞痛，大便两日未通，药物服后不久，痛发则呕吐而出。中脘从剑下至脐上痞硬如板，按之痛。述病因行路受热食瓜，晚食过饱，入夜露宿，次日感觉脘痞腹胀，勉强进食，当晚腹痛胀满。由是痛渐增剧，口干喜热饮，饮亦不多，但痛剧非呕吐不解。诊脉寸弦尺伏，舌苔白润腻滑、尖红。臆断为食滞与胃中寒热错杂，用上方少量频服。经半日后，腹中作响，入夜便通痛缓，原方服 2 剂而安。

蛔虫梗阻腹痛

证候 腹中阵发性剧痛，面色苍白，唇红，痛处有坚硬之包块，按之更痛。痛过一阵则自行缓解，包块亦消，但不久其痛又发。如此反复发作，甚至多日不愈。

病因 饮食物带有蛔虫卵，日久发育成蛔虫，阻塞肠间而发生剧痛。

治法 祛虫。用古方乌梅丸、时方化虫丸合并加减。

方药及用法

1. 乌梅 15 克，炒川椒 10 克，炒黄连 10 克，肉桂 10 克，榧子肉 10 克，炒鹤虱 10 克，雷丸 10 克，白芜荑 10 克，全当归 10 克，槟榔 10 克，使君子 10 克，苦楝根皮 15 克，生姜 3 片，黄柏 10 克。

水煎，分 3 次，空腹时服。

2. 鲜苦楝根皮 30 克，红糖 60 克。

将苦楝根外皮洗净，刮光，切碎，加水浓煎，去渣，调入红糖，分 3 次空腹服。

3. 五香丸（成药、药店有售的）每次 3 克至 10 克，量人虚实与服。

空腹时开水送下，每日 3 次，生姜煎水下更好。

附方 五香丸方

五灵脂 500 克，生香附子 500 克，黑白牵牛子 60 克，分别研取头末，各炒熟一半，生用一半。

制法 共研极细末，用醋打米糊为丸，绿豆大，晒干，蜜贮，勿令泄气。

功能 可治痰疾、食积、气滞、蛊膈、肿胀、痞满、腹痛等证。孕妇忌服，体虚人慎用。

方义 蛔虫腹痛；15 岁以下小孩为多，发作无时。成人亦有患之者，痛发更为剧烈。本方合乌梅丸与化虫丸两方加减，重用乌梅之酸为主；佐以黄连、黄柏、苦楝根皮之苦；川椒、肉桂、生姜之辛；更加榧子肉、使君子肉、槟榔、鹤虱、雷丸、芜荑等有效之驱虫药；用一味辛润之当归以润肠通便；因虫得甘则动，得酸则安，得苦则伏，得辛则死。另用五香丸中之五灵脂以杀虫消积止痛，香附以行气止痛，牵牛子以杀虫通便。临床用之颇效。单用一味苦楝根皮煎汁和红糖服，下蛔虫亦屡效。

病例 1936 年夏，魏某，男，55 岁。阵发性腹中剧痛，痛处有拳大之包块，坚硬拒按，面白唇红，痛甚几不欲生。经1～2小时后，痛缓而包块亦散，不久痛又复发。已经数日，用吗啡等效亦不显。从症状推断，认为蛔虫梗阻肠中作痛，当投以五香丸10克，后痛未再发。续用上方，日以继夜与服，次日下蛔虫数十条而愈。

绦虫腹痛

证候 腹痛无定时，亦无定处，有时剧烈绞痛，且有压重感，面色淡黄，神倦，嗜卧，头痛晕眩，夜寐不安，知饥、纳少，心烦嘈杂，有时作呕，大便常带该虫之节片，古称寸白虫。

病因 食带有绦虫囊虫的牛肉、猪肉、鱼等而发生。此虫在鲫鱼肚内亦多见。

治法 以祛虫为主。

处方 白花石榴根皮30克（细切），苦楝根皮15克，贯众15克，炒鹤虱15克，槟榔10克，白芜荑10克，榧子肉10克，使君子肉10克，炒川椒10克，川黄连10克，当归12克，雷丸10克。

用法 浓煎，空腹分3次服完（每日早、中、晚饭前空腹时各服1次），以2剂为度。虫由大便排出。如将虫头连虫身攻下，则可除根，否则只能暂时得到缓解，以后难免复发。

方义 本方用白花石榴根皮（酸石榴根皮）为主药，佐用药物与上节治蛔虫方大致相同，大都为有效之驱虫药，屡用于临床，都能将虫排出。

病例 1947年秋，何某，女，19岁。经常腹痛，发作无时，痛处感觉压重，其痛在腹部左、右、上、下无定，痛过则安。面黄肌瘦，纳食时少时多，经常头晕作痛，神倦失眠，脘中嘈杂，恶心欲呕，大便常带出绦虫之白色节片。先日发生绞痛，投上方2剂，一昼夜服完。次日午后将全虫连头泻出。计长一丈五尺多，用健脾胃药善后。

饮食停滞腹痛

证候 满腹剧痛，脘中嘈杂，腹中雷鸣，上则呕吐馊酸食物，下则泻利水样便多次。

病因 由于饮食生冷或腐败食物，致伤脾胃之阳。

治法 以芳香化浊解毒为主，佐以安胃和中定吐，健脾燥湿止泻。

方药 藿香、砂仁、法半夏、陈皮、白茯苓、苍术、厚朴、炒神曲、炙甘草、吴萸各10克，黄连炭3克，生姜3片。

用法 水煎，分3次温服。

方义 湿热浊秽郁伏，加以饮食生冷停滞，发生腹痛吐泻，故用藿香之芳香去秽恶之气而治腹痛吐泻；苍术辛烈香窜辟恶气，强脾胃，止吐泻；吴茱萸温中止呕，除湿解郁；黄连炭燥湿去烦治泻；厚朴治吐泻而平胃调中；半夏止烦呕而和胃健脾；茯苓利湿而益脾；陈皮理气而调中；砂仁醒脾而和胃；神曲开胃而消积滞；甘草协和诸药；生姜调中而去秽恶，组合为剂。

病例 1950年秋，李某，男，36岁。时当三伏之末，白日饮食工作一切如常，夜半后，发生腹痛，继以呕逆，腹痛增剧，而下利稀水。天明就诊，神气衰弱，形容消瘦，时作干呕，腹部凹陷，脘中痞胀。脉象缓弱，舌苔白滑。印象为湿热兼饮食生冷所引起。径用上方，一剂病退，两剂而安。

奔豚气腹痛

证候 痛发时气从小腹起，循脐腹上冲胸膈至咽，发作欲死。移时痛止病缓。也有病发时脐腹坚硬拒按，其气向上攻冲，有形成包块的，亦有病发寒热的。

病因 肾经寒水之气由下向上攻冲。

治法 镇逆、降气、温中、散寒。

方药 桂枝10克，茯苓30克，吴萸10克，炒白芍15克，炙甘草10克，白术10克，炒枳实10克，陈皮10克，法半夏10克，薏苡仁25克，生姜3片，大枣5枚。

用法 水煎，分3次服，3剂。

方义 奔豚，乃形容一种腹痛之病名。《金匮要略》云："奔豚病，从少腹起，上冲咽喉，发作欲死，复还止，皆从惊恐得之。"又云："奔豚气上冲胸，腹痛，往来寒热，奔豚汤主之。"痛发时，气从小腹向上攻冲胸腹，至于咽喉，如小猪从下向上奔突而作痛。故用重量渗湿行水，散心下结痛之茯苓；治上气结气泄奔豚之桂枝；治气逆冲上，降气最速之吴茱萸；利水道，下逆气之半夏；调中快膈，导滞下气之陈皮；消胀满，利水便之白术；利膈消胀，破气降逆之枳实；健脾益土，渗湿泻水之薏苡仁；平肝缓中止痛之白芍；能协和诸药之甘草；更加辛甘而温，调协营卫之生姜大枣为剂，以治肾气上冲之奔豚。

病例 1970年夏，吴某，男，31岁。脐腹周围作痛，扪之坚硬拒按，呈阵发性，痛时觉有物从脐下向上攻冲，发作欲死，移时自止。病已三年，发作无时。有时上下肢关节游走痛。诊脉沉弦而滑，舌苔白滑。臆断为寒湿水气著于肝肾二经，膀胱气化失司，至水寒之气上冲所致。投上方3剂而安。后因食思不振，加陈皮、神曲二味，再服而痊愈。

络虚瘀滞腹痛

证候 阵发性腹痛，自觉痛处有拘急感，外皮触之则痛，但重按久按而痛反止，腹软无抵抗。

病因 络脉空虚，血瘀气滞，导致营卫失调。

治法 主以缓中补虚，佐以通络活血调气。

方药 制首乌15克，炒白芍、炙甘草、当归须、柏子仁、桃仁泥、九香虫（另研分冲）、旋覆花（布包）各10克，阿胶珠15克，桂枝5克，鹿角霜15克，生姜3片，大枣5枚，饴糖60克（分三次入药汁中和服）。

用法 浓煎，分3次温服。3剂。

方义 寒热虚实都能导致腹痛，必须从症状上细心地加以分析研究，诊断明确后，进行治疗，才能得到预期疗效。本病是阵发性腹痛，拘急作痛，而非胀满，痛处腹皮轻触更痛（是手不可近），但重按和久按其痛反止（是所谓喜按），腹中无物抵抗，所以诊为络脉空虚。因虚则喜实，故按重按久反不痛。瘀阻气滞不通则痛，重按久按则瘀散气行故不痛。因仿叶氏医案中通络补虚法，以小建中汤加味。用大温而甘，缓中止痛之饴糖为主药；佐以桂枝、生姜之辛温，白芍之苦酸，大枣、甘草之甘温，合成辛甘化阳，酸甘化阴，以调和营卫而止虚痛。再加当归根须、桃仁通络以散血滞；旋覆花、九香虫散结以行气滞；阿胶滋肾养肝以滋阴；鹿角霜生精补髓以助阳；柏子仁养心气润燥；首乌养血，添精、益髓。组合成剂。

病例 1963年春，张某，女，47岁。脐腹左侧下作痛，轻扪腹皮则痛，重按久按痛止。西医疑为肿瘤。曾用各种消炎化痞、活血去瘀之药不效，后用上方3剂，其痛如失。

缩阴证小腹剧痛

证候 男子于房事后发生小腹拘急阵痛，痛剧则面、唇、指甲发青，四肢厥冷，口鼻气凉，肾囊、睾丸及阴茎全部收缩，脉象细涩如伏，世俗称为“缩阴证”，治疗失当，则有生命危险。

病因 房事后精气空乏，肝肾阴阳俱虚。或卧于阴凉冷湿之处，或渴饮凉水，或恣食冷物，寒邪乘虚直入下焦所致。

治法 外用热敷法，内服辛温甘热之四逆汤与回阳救急汤加减。

外治法

1. 大公鸡1只，用刀将鸡背从颈后至尾全部剖开，乘热连鸡内脏带血覆盖在小腹上，要将肚脐盖住，用绷带缚定，其痛自缓。如用鹁鸽亦可。如痛未全止，再用一只热敷如前法。

2. 食盐1500克，锅内炒极热，用青布包一半，扎紧，放在患者小腹部，来回熨摩不停。如热度过高，可隔布一层，多熨肚脐正中。如盐渐冷，可换锅内热盐再包再熨，其痛立缓。

3. 用布底鞋1双，在火上将鞋底烤极热。隔布1～2层，熨贴按摩小腹、脐部，冷则更换热鞋1只，如此反复熨摩，亦能奏效。热水袋亦可用。

以上皆是热敷之法。

方药 熟附片、肉桂、白术、干姜、炙甘草、白茯苓、吴茱萸、陈皮、白芍各10克，炙党参15克（红参更好）。

用法 加开水3磅，文火煨2小时，分3次温服，每次滴入猪胆汁3滴，无猪胆汁可改用童便1酒杯兑药中服。如能加入真麝香少许调服更佳。

方义 《素问》云："厥阴脉循阴器而络肝，故烦满而囊缩"。本节所言阴缩腹痛，是言房室后肝肾精气、津液、阴阳俱虚，阴寒之邪乘虚而入，证现阴囊睾丸与阴茎完全缩入，腹中绞痛欲死，四肢逆冷，面唇指甲发青，脉沉细涩。阴冷虚寒之象毕具。故用辛甘大热之附子入肾经以回散失之元阳，辛苦大热之吴茱萸入肝脾肾三经以逐风寒而治腹痛，辛甘大热之干姜入脾胃二经祛寒湿而通络脉，辛甘大热之肉桂入肝肾二经血分以补命门真火而治腹中冷痛，诸药皆温热辛散；而用一味苦酸微寒之白芍药收阴气，敛逆气而和血脉；更用党参、白术、茯苓、甘草大补元气；加宣通五脏、统治百病之陈皮以理气机。乃合四逆汤、回阳救急汤加减成剂。其外治三方：①用雄鸡或鹁鸽敷在病者腹脐下部，借禽类血肉有情物之温热以散寒回阳。②食盐咸能入肾，炒令大热，以熨脐腹，是祛寒回阳之意。③旧布底鞋烤热外熨，也是祛寒保暖之法。三者皆热敷法。

病例 1943年夏，段某，男，38岁。时当三伏，病起下半夜。小腹剧痛欲死，阴囊睾丸及阴茎全缩入腹，面唇指甲青紫，四肢逆冷，口鼻气凉。脉沉而细。病因入房后卧于地下室阴冷之处，寒邪直中至阴，病名夹阴伤寒，俗称缩阴症，方书名阴缩，亦名囊缩，不治则死。投上方并另用外治法，进行急救。在内外治法尚未进行时，先用红糖60克，胡椒粉3克，滚开水冲化热服，以缓其急。再用外治法，其痛渐缓。后服汤药1剂，阳气渐回，四肢转暖，腹痛全止，前阴与肾囊均恢复正常。嘱按原方续服1剂，改党参为30克。并忌生冷食物百日。

外科

秃疮（瘌痢　白秃）

证候　多发生于剃光头之儿童。初起头上出现点状黄痂，呈蝶状，边缘隆起，中央凹陷，有毛发贯穿，小者如豆，大者融合如钱（所以亦名钱癣）。搔痒异常，虽抓破出血亦不甚痛，日久堆积蔓延成片（所以总名瘌痢，又名癞头），患处毛发干燥，失去光泽，有特殊的“鼠粪”或“谷仓”样臭味，头发随白痂脱落殆尽，皮光发亮（故名秃疮）。

病因　胃经积热、化风生虫所致。多由理发之剃刀给患秃疮人剃头后，未经消毒或消毒不净，再为健康人剃头而传播。

治法　杀虫清热，养血息风。

外治法

1. 将苏子一味生研如泥，摊匀在宽约一尺五寸，长约两尺的消毒纱布上约 2cm 厚，只摊半边宽，再将未摊药的半边折合起来，周围用针线缝合，按平，以免苏子漏出或挪动。

2. 用艾叶 1 把，或加鸽粪 1 把熬水，温洗秃疮后，再用温水淋洗一次，拭干。

3. 将匀药纱布围在秃疮四周，后将头上按平另用绷带包扎，莫令透风，纵有热辣感觉，必须坚持忍受。1 日洗换 1 次，3 次则疮痂尽脱，光处头发自然长出。如以后尚有发痒长癣情况发生，仍照前法洗涤敷贴包扎，自然根治。

方药 荆芥10克，白鲜皮15克，当归10克，大黄10克，防风10克，百部10克，连翘10克。

用法 共炒研极细末，每次6克，饭后两小时滚水冲服。每日2次。

方义 由于本病由胃经积热，化风生虫所致。故方中以荆芥、防风透散风热于外；大黄荡涤胃热于下，连翘、百部、白鲜皮泄热杀虫；当归养血祛风；共奏杀虫清热、养血祛风之效。热清风自息，虫死则痒止，风散头发生，血养肌肤润，则头疮可愈。

病例 袁某，男，18岁，1965年3月，从小患秃疮，满头白痂堆积，头发脱落殆尽经常瘙痒不休，用上述洗方，苏子敷方以及内服方，内外合治，五日后痂脱发生，秃疮治愈。

湿疹（黄水疮）

证候 轻者限于局部，重者遍及全身，疹点细小坚硬如粟，顶白根红，瘙痒异常，抓破则有黄色水液浸淫蔓延，痒极则肤热发红，甚至眼睑耳面红肿，在小儿则头面发际、眉间疹发较多。

病因 血热内盛，复感风温外邪。

治法 疏风祛湿，败毒泻火。

方药 金银花30克，土茯苓30克，蒲公英30克，紫花地丁30克，白鲜皮15克，野菊花10克，炒黄柏10克，炒黄芩10克，干生地10克，连翘10克，蝉蜕10克，荆芥3克。

用法 浓煎，分3次服，小儿在1岁者，分3天15次服完；3岁者，分2天10次服完。3剂为1疗程。痊愈则停服，未痊愈可续服3剂。如经过数月或1年后再发时，可照方再服。

方义 方中以银花、蒲公英、地丁、野菊花清热败毒而消肿；生地、黄芩、黄柏、连翘清热凉血泻火并能燥湿；土茯苓、白鲜皮祛风除湿；蝉蜕、荆芥疏风散热；合之共奏疏风祛湿、清热凉血、泻火败毒之功。

病例 黄某，女，2岁，1969年5月29日。出生3月后即患湿疹，屡治不愈，头面到处浸淫，尤以面部更多，拟以上方3剂，已愈八九，嘱继服原方3剂，以免复发。

瘙痒症

证候 皮肤上起细点，搔痒不休，甚至数年不愈，但不成疮疥。

病因 血热气虚，复感风寒所致。亦有为麻疹后食鸡或牛、羊肉等发物引起之后遗症。前人以痛属实证，痒属虚证，本条原属虚证，但相以而言，痛亦有属虚证，痒也有属实证的，不可不知。

治法 益气凉血，清热祛风。

方药 生黄芪10克，当归6克，生地10克，桑叶10克，苍耳子10克，黑豆皮10克，栀子皮10克，蝉蜕10克，白鲜皮10克，杭菊花10克，橘叶10克。

用法 水煎，每日1剂，可连服数剂。

方义 方中用黄芪补气，生用重在走表而外达肌肤；橘叶行走、消肿散毒；生地、当归、凉血散血以去血分之热；桑叶、苍耳子、黑豆皮、栀子、蝉蜕、白鲜皮、菊花等有疏风清热之功；药用皮而不用实，取其轻能上升，偏于宣散，用于皮肤之疾，效果更佳。

病例 张某，女，28岁，1975年6月9日，皮肤搔痒已5～6年，近年来加剧。搔痒不止，曾先后二次住院治疗，效果都不显。现仍搔痒不休，服上方3剂后，身痒大有好转，继服3剂，痒止病愈。

疥疮（干疥　脓疥）

证候　疥疮有干疥、脓疥两类。初起多生于手指足趾腕踝肌肉活动之处，逐渐蔓延至臂、肘、膝、股及腹、背与臀部，以致遍布全身。干疥则起细小丘疹，令人痒不可忍，抓之则血出结痂，逐渐增大。脓疥则脓胞如豆粒，顶白根红，痒时抓破则脓血浸淫，痒痛交加。

病因　湿毒内蕴，血热旺盛，湿热相蕴则生虫。

治法　清热凉血，败毒杀虫。尤须注意卫生。

方药　野菊花10克，白鲜皮10克，蝉蜕10克，黄芩10克，黄柏10克，金银花15克，蒲公英15克，地丁15克，赤白芍各10克，生地10克，百部根10克，生黄芪10克，连翘10克。

用法　水煎，分3次服，5剂为1疗程。

方义　本方以野菊花、银花、蒲公英、地丁清热败毒，消肿散结；以黄芩、黄柏、连翘清热泻火并能燥湿；用百部根、蝉蜕、白鲜皮除湿热杀虫毒；以生地，赤白芍凉血和血；用黄芪补气扶正，托毒排脓；故脓疥更需用之；合之共奏清热凉血，败毒杀虫之效。

病例　党某，女，7岁，1976年10月8日。周身生疮，已有两月，极痒，抓破后流血结痂，此为干疥。服上方3剂后，身疮大有好转，但双脚趾及左耳后仍未消失，续服原方3剂，病获痊愈。

疮毒内陷

证候　患者遍体久患干疥，搔痒或脓疥浸淫，日久不愈。有的或经外治，疮疥在一、二日内隐没，因而恶寒、发热、无汗、头痛、身重或面肢一身浮肿，或腹胀泻利。若不急治，则迅速恶化，甚至神昏谵妄。

病因 疥疮久延不愈。或用砒汞毒剂药膏外擦，或以剧毒药物熬水熏洗，或入不洁之凉水中洗浴，或用热水浴后汗出感受风寒等，逼毒内陷所致。

治法 疏风散寒，宣湿败毒。

方药 麻黄 6 克，苍术皮 10 克，荆芥 10 克，紫苏 10 克，蝉蜕 10 克，防风 10 克，白芷 10 克，葛根 10 克，陈皮 10 克，淡豆豉 10 克，金银花 15 克，甘草 10 克，带须葱白 3 支加芫荽 1 把更好。

用法 水煎，分 3 次热服。被复取汗。

方义 由于本病为疮毒内陷所致。故急用麻黄、荆芥、紫苏、防风、白芷、葱白、芫荽等辛温之品疏风散寒，透邪外出；蝉蜕、葛根、豆豉取其透散之功；以银花、甘草清热败毒；用苍术皮、陈皮理气燥湿；合之共奏透邪外出之功，使邪随汗出、毒从表散。疮若复发，则诸证自除。

注意 严避风寒、并忌食生冷油腻滋补之品。

病例 范某，男，49 岁，1943 年 11 月 8 日，原有疮疥遍体，瘙痒异常，抓破方休。前日曾用草药煎水泡洗淋浴，次日疮疥皆平，自幸病已痊愈，但至午后恶寒发热，入夜更剧。今肢体浮肿，一身尽痛，无汗，苔白舌红，自利腹满，神识如迷，脉象浮紧。此因洗浴后复感风寒，逼毒内陷所致，故拟上法上方，先服 1 剂。当晚微微出汗，次日热退泻止。身痛亦平，身肿渐消。仍宗前方服 2 剂，诸证消失，疮疥复出，再拟治疮疥之方治之。

荨麻疹（风疹块　风疙瘩）

证候 初发觉皮肤搔痒起疹，时隐时发，小如麻点，大如豆粒，为扁平硬节，高出皮上，一经搔抓，则连结成片，由白转红，遍及全身。其发作多在晚间解衣将睡，或在情绪激动之际。

病因 气虚血热，风邪乘袭。气为阳，阳气虚，则外风易乘；血为阴，阴血热则内火易炽。风热郁于皮毛腠理之间，则皮肤作痒，发生风疹块。

治法 益气滋阴，祛风泻火。

方药 生黄芪15克，当归10克，生地10克，炒枳壳15克，白鲜皮10克，地肤子10克，防风10克，连翘10克，桑叶10克，炒白芍10克，牛蒡子10克，玉竹10克，荆芥3克。

用法 水煎，分3次温服，以5剂为1疗程。如愈后复发，可照方再服。

方义 方中以黄芪益气固表，表固则邪不易入，《本草正义》说："固护卫阳，充实表分，是其专长，所以表虚诸病，最为神剂。"当归、生地、白芍、玉竹滋阴养血，使营阴内守；防风、桑叶、牛蒡子、荆芥疏散风邪，透热于外；以白鲜皮、地肤子清热除湿；配枳壳理气除湿止痒；更以连翘清热解毒、消肿散结，共奏益气滋阴，祛风泻火之功。

禁忌 忌食鱼虾、酒类、各种发物。

病例 周某，女，34岁，1968年10月22日。患风疹块已经三月余，每日正午及夜半则发。初起细疹，奇痒难忍，以手搔抓，则连结成片，红色疹块，高出皮肤，约两时才逐渐隐退。经住某医院治疗两月，效果不显。诊脉弦数，苔白质暗，此风邪外袭，血热内盛。拟上法上方，服10剂后，病愈大半，继服3剂，疹退痒止而获痊愈。

白癞风（麋癣　蛇皮风）

证候 周身皮肤粗涩干燥如枯鱼之鳞，盛夏则减轻，汗出亦少，及至隆冬，干燥粗糙更甚，附有鳞屑，状如蛇皮，时感搔痒。有持续终身不愈者。

病因 多由风湿热毒瘴疠恶气侵袭皮肤，日久化为燥火所致。前人有“诸痛痒疮，皆属心火”之说。因肺属金、主气、外合皮毛，金受火刑，津液被灼化燥，皮肤失于滋润，所以粗厚枯涩作痒而起鳞屑。

治法 泻火败毒，益气滋阴，兼散风热。

方药 野菊花10克，黄柏10克，生栀子10克，金银花30克，土茯苓120克，生地24克，生黄芪15克，当归10克，丹皮10克，木通10克，蝉蜕10克，地丁30克，荆芥10克。

用法 加水4磅，煎2小时，分2日6次服完。每次加白砂糖1大匙，调和微温，饭前服。以30剂为1疗程。

方义 由于本病为风湿热毒、蕴久化火所致。故方中以野菊花、金银花、地丁清热败毒；以栀子、木通、黄柏、土茯苓泻火解毒并除湿热；以上诸药皆有清热解毒之专长。凡湿热化火，毒邪内聚，用之无不应验。由于火灼营阴，故方中以生地、丹皮滋营凉血；当归和血，血能荣养肌肤、则皮肤干燥粗糙可愈；更加黄芪益气、泻阴火、解肌热；白鲜皮、蝉蜕、荆芥疏风邪，除湿热；合之共奏泻火败毒、益气滋阴、疏散风热之效。

禁忌 鸡，牛、羊肉，猪头肉、猪蹄肉、鲤鱼、虾、蟹以及葱、蒜、姜、辣椒、胡椒等发疮助火之物。

病例 张某，男，成人，1965年2月1日。周身皮肤瘙痒，搔抓不能止，状如鳞甲，厚如牛皮，病经十载。无论寒暑，汗出较少，经常恶热，有时痒极难忍，燥热异常，虽当隆冬，亦须揭衣去被，置身冷处，不断搔抓。诊脉两寸浮大，舌红苔黄。此心火过盛，肺金被克。因“诸痛痒疮，皆属于心”，金受火刑，则津液被灼，故皮肤粗厚如牛皮。拟以上法上方治之。因久病难以速愈，宜经常服药，使其逐渐得愈。前后共服上方40剂，病才痊愈。

痄腮（腮腺炎）

证候 一侧或双侧耳下部位肿胀疼痛，咀嚼张口时，疼痛加剧，并伴有发热恶寒，头痛等症。

病因 外感风热时毒，病邪由口鼻而入，首犯肺卫，故症见发热恶寒、头痛等表证；以后温毒之邪壅阻阳明，以致两侧耳下肿胀疼痛。

治法 清热解毒、疏风散邪。方用普济消毒饮加味。内外合治。

内服方 金银花15克，地丁15克，连翘10克，蒲公英15克，板蓝根10克，炒牛蒡子10克（打），玄参10克，野菊花10克，白僵蚕10克，赤芍10克，薄荷6克，蝉蜕10克，马勃10克。另用蜜调成糊状冲服。

用法 上药除马勃粉另调外，余用水煎，去渣，再将蜜调之马勃粉冲入，1日分数次服，5剂为1疗程。

方义 由于本病为外感风热时毒所致。故方内以银花、地丁、连翘、蒲公英、板蓝根、玄参、野菊花、赤芍、马勃等清热败毒，消散肿痛；以牛蒡子，僵蚕、薄荷、蝉蜕疏风散热；诸药合用，共奏清热败毒，疏风散热之效。

外治法 青黛15克，蜂蜜、茶卤（浓茶）各半调成糊状，涂于肿处，干了再涂。但每日要洗净一次，洗后再涂药。至肿痛痊愈为止。

青黛，味咸若，性寒，色青，功能泻肝散郁火，清热理疮疡。古方多用青黛为内服之药。但亦宜外敷以治红肿热痛之疮疡。

禁忌 辛辣，发疮动火之物。

病例 陶某，女，13岁，1966年1月24日，两颊红肿如桃，发热恶寒，头痛，脉数，舌红。此为风热时毒搏于少阳、阳明二经，治宜清热败毒，疏风散邪，用上方内服外敷，经过3日后，痛止肿消，热退脉平，病获痊愈。

聤耳出脓（化脓性中耳炎）

证候 一侧或双侧耳内经常流脓水，淋漓臭秽，日久不愈。

病因 小儿多由仰卧哭泣，泪水流灌入耳；成人则由污水灌入耳中，以致湿邪内停，继感风热之邪，湿热相合，蒸腐气血而成脓。因耳窍为肝胆之经脉所循，故本病为肝胆湿热蕴蒸所致。

治法 清热泻火，散风祛湿，托里排脓，内外合治。

外治法 鹿角霜15克，海螵蛸15克，煅龙骨15克，抱鸡蛋壳21个（炕枯），枯白矾15克，梅片1.5克。

共研细末，先用棉签将耳内脓液擦净，后将药末撒布耳内，1日1次。

方药 香附10克，黄芪15克，柴胡6克，黄芩10克，生地10克，龙胆草4.5克，白芍10克，甘草10克，白芷6克，地骨皮10克，当归10克。

用法 水煎，2日1剂，分4次服，7剂为1疗程。

方义 由于本病为肝胆湿热内蕴所致。故方中以龙胆草、黄芩清热泻火祛湿；以黄芪益气；当归、生地、白芍、地骨皮清热凉血、养血益阴，使邪去不伤正；湿热之邪内郁肝胆，故以柴胡、香附疏肝理气；甘草和药调中；白芷散风消肿；诸药合用，共奏清热泻火，散风祛湿，托里排脓之效。

病例 刘某，女，30岁，1969年5月10日。自幼右耳因聤致聋。近数年左耳经常出脓作痛，耳后摺纹，正中先发一红色小瘤，大如樱桃，经过两旬，自行溃破，每日脓水淋漓，经久不能愈合，疮口胬肉外翻如花，疮内有管内通耳中。拟内外兼治，内服上方，耳内上药粉，经过一个多月治疗，脓净疮口愈合。

瘰疬（九子痒）

证候 颈项一侧或两侧起多个坚硬结节，大小相连，小者如粟，大者如豆，甚者溃烂浸淫，久不收口。俗名“老鼠疮”或“瓜藤疮”、“九子痒”。

病因 肝郁化火、灼液为痰，凝滞不散，结聚成核。

治法 行气散结、化痰软坚，清热解毒。

方药 炒橘核（打）10克，天葵子10克，海藻15克，昆布15克，牡蛎粉30克，夏枯草60克，煨莪术10克，浙贝母10克，炒枳实10克，蒲公英30克，法半夏10克，地丁30克，白花蛇舌草60克。

用法 水煎，2日分6次服，10剂为1疗程。无论已破未破，本方均可服用。

方义 由于本病为痰核结聚，故方中以夏枯草清热散结为治疗瘰疬的要药。《本经逢原》曰：“本经主寒热瘰疬，鼠瘘头疮”。《本草图解》亦说：“夏枯草苦辛微寒，独入厥阴，消瘰疬，散结气。”昆布、海藻、牡蛎、贝母、法夏、有清热化痰，软坚散结之功配夏枯草则消瘰疬，痰核效果更佳；由于肝郁气滞，故方中用橘核、枳实、莪术行气散结，使肝木条达；天葵、地丁、蒲公英、白花蛇舌草皆能清热败毒，消瘀散结，诸药合之，共奏化痰软坚、行气散结、清热败毒之功。

外治法

1. 刺法 先将陈香墨浓磨，用毛笔涂在初起之母核根周围一圈留头，继用七星针（梅花针）消毒后重刺墨记处，务令有少许血出为度。每隔7日1～2次，最多不过7次。

2. 灸法　先将独蒜头横切成片（约 1 分厚）贴在最后发生的瘰疬上，继用艾绒如扣子大安蒜片上，灸 7 壮，依次递灸至初起之母瘰疬为止。隔 2～3 日灸 1 次，自然消散。

病例　刘某，男，13 岁，1965 年 10 月 8 日。左项瘰疬串连，已经五载。年来发展较快，结节逐渐增多，有时作痛，按之坚硬，推之能移。脉象弦滑而缓。此为痰气凝滞，结而成核，治宜软坚散结，行气化痰，拟用上方，2 日 1 剂，共服 30 余剂，二月后瘰疬已消八九。仍宗上方续服，以期根除。

瘿瘤（甲状腺机能亢进）

证候　颈项前一侧或两侧肿大，常觉心慌烦热，容易激动，汗多口渴，饮食倍增。甚则眼球作胀，外观明显突出。

病因　由于肝胆火郁，津液被灼，痰气凝结。

治法　清热化痰，软坚散结。

方药　牡蛎粉 24 克，夏枯草 60 克，蒲公英 30 克，黄药子 10 克，炒橘核 10 克，浙贝母 10 克，天葵子 15 克，银柴胡 10 克，海藻 15 克，昆布 15 克，地丁 30 克，野菊花 10 克，甘草 10 克。

用法　水煎，分 3 次服。

方义　由于本病为肝胆火郁，灼津为痰，凝聚颈项前。故方中以昆布、海藻咸寒，消痰结散瘿瘤为治本病主药；夏枯草清热散结；贝母化痰散结；橘核理气散结；牡蛎软坚散结；合之共助昆布、海藻消痰结，散瘿瘤之功；黄药子凉血降火，散瘀解毒；银柴胡清肝热，蒲公英、天葵子、地丁、野菊花皆有清热解毒，消瘀散肿之功；甘草调和诸药；诸药合用共奏清热泻火，理气化痰，软坚散结之效。

按语　前人有海藻、昆布反甘草之说，但用于临床，不仅没有不良反应，而且能提高疗效。如个别病人有反应，则甘草可以不用。

病例 李某，女，16岁。颈项前两侧肿大，经常恶热，自汗，心悸，食多，脉弦滑数，舌红苔黄微腻。此为火郁痰气凝结，治宜清热化痰，软坚散结。拟以上方，1日1剂，分3次服。服药16剂，诸证大有好转，颈项肿大已消过半。继服原方10剂，病获痊愈。

乳痈　乳疽（乳腺炎）

证候 哺乳妇女，初起乳房内有包块作痛，轻度恶寒发热。如及时治疗，较易消散；若迁延失治，则肿赤愈甚，乳房内之包块转成掣痛，按之凹陷，色白变红，为痈脓已成，此时则不易消散。

病因 由于肝气郁结，疏泄不利，或乳汁过多，排泄不畅，造成气滞血瘀，热毒内蕴而成。前人以红肿焮热作痛化脓，较快者为“乳痈”，坚硬肿痛不易成脓者为“乳疽”。民间习俗以妊娠七、八月先有乳汁流出，后发乳房肿痛为“内吹”，产后在月内发生乳房肿痛者为“外吹”。

治法 先用外治挤乳法，继而根据乳痈初起未成脓期、脓成期、溃后期等证状不同，施用不同的治法和方药。

外治挤乳法 初起恶寒发热、乳房作痛，查觉有乳孔闭塞时，即以温水浸洗乳头，再用热敷，后则轻轻按柔，即用双手捏着乳房，将大指和食指同时用力挤压，必有细粉条状之物从乳孔中出，随将乳汁尽量挤出，每日1次，至症状全消为止。

内治法

1. 初期　乳痈初起1～2日，轻度寒热，乳房内包块作痛。

方药 炒橘核10克，蒲公英30克，金银花30克。

用法 水煎1小时，兑入伏汁酒3杯，分2次热服。注意避风寒，忌发物。

2. 脓未成期　乳痈2～3日，乳房内包块肿大痛甚，外皮红肿热痛，身发寒热。

方药　红柴胡10克，青皮10克，炮甲珠10克，王不留行10克，天葵子10克，天花粉15克，地丁30克，金银花30克，炒橘核15克，蒲公英30克。

用法　用水加普通酒1杯，同煎1小时以上，分3次热服。应避风寒，被复取汗。

3. 脓成期　乳痈4～5日，乳房外部高度红肿热痛，包块内有抽掣性刺痛，乃已经化脓。

方药　金银花30克，白芷10克，防风10克，炮甲珠10克，归尾10克，甘草节10克，赤芍10克，青皮10克，天花粉10克，乳香、没药各10克，皂角刺10克，浙贝母10克。

用法　用水加酒1杯同煎，分3次热服，连服数剂。

4. 溃后期　乳痈溃后，热退痛减，脓出不尽，肿消较慢，疮口难收。

方药　金银花15克，生黄芪10克，白芷10克，甘草10克，桂心3克，蒲公英15克，天葵子10克，天花粉10克，赤芍10克，地丁10克。

用法　加水浓煎，分3次温服。

病例

1. 童某，女，30岁，1965年12月3日。产后数日，乳房作痛，身发寒热，头痛胀，右乳房内肿块如鸡蛋大，外皮扪之发热。此为乳汁阻塞，造成气滞血瘀，热毒内盛，治宜补气和血，清热败毒。参照脓未成期处方，服药1剂，寒热平，肿痛减，2剂服完，病已痊愈。

2. 王某，女，24岁，1968年5月8日。两乳房内起结核，按之坚硬如石，大如鸡蛋，推之能移。此痰气凝结所致，法宜化痰、软坚、散结。拟上方共服30余剂，病获愈。

乳房痰核

证候 40岁左右妇女，一侧或两侧乳房内，发现单个或多个核状硬结，形状不一，或圆或长，大小不等，大如胡桃，小如白果，但皆坚硬光滑。由于发展缓慢，多不作痛，一般发现较迟。

病因 多由肝气郁结，痰湿凝滞，聚积成形。

治法 疏肝行气，化痰涤饮，软坚散结。

方药 旋覆花10克（布包），炒橘核10克，炒枳实10克，天葵子10克，夏枯草60克，赤芍10克，蒲公英30克，法半夏10克，浙贝母10克，牡蛎粉30克，制香附10克，地丁30克，青皮10克。

用法 水煎1小时半，分3次温服，以20剂为1疗程。1日1剂。如不消散，或消散不尽隔20日再服20剂。

方义 由于本病是肝郁气滞，痰湿凝聚所致。故本方以炒橘核、枳实、香附、青皮疏肝行气，散结化滞；以旋覆花、夏枯草、法夏、贝母、牡蛎消痰化饮，软坚散结；以赤芍、天葵、地丁、蒲公英清热解毒，消瘀散肿；诸药合用，共奏疏肝行气化痰涤饮，软坚散结之效。

肾囊风（阴囊湿疹）

证候 肾囊搔痒难忍。急性发作时，常红肿糜烂，湿水浸淫，日久不愈，则囊皮增厚糙涩。俗名绣球风。

病因 由肝经湿热，风邪外袭，互相搏结，化成浊毒，流注阴囊所致。

治法 祛风利湿，清热败毒。

方药 金银花15克，连翘15克，地肤子15克，蒲公英24克，地丁24克，蝉蜕10克，野菊花10克，黄柏10克，荆芥10

克，升麻10克，知母10克，白薇10克，白鲜皮10克。

用法 水煎，分3次服，每日1剂，药渣熬水熏洗。

方义 本病为湿热挟风相互搏结所致。故方中以黄柏苦寒清热燥湿；配知母、白薇清热泻火；以地肤子、白鲜皮、蝉蜕、荆芥、升麻疏风邪，清湿热；银花、连翘、蒲公英、地丁、野菊花清热解毒；诸药合用，共奏祛风利湿，清热败毒之效。

禁忌 禁食辣椒、葱、蒜、姜、韭，鸡、羊、牛、犬肉及虾蟹等发物。

病例 王某，男，32岁。肾囊瘙痒异常，搔抓则落屑如麸皮，每日须用热水烫洗方能止痒，阴囊外皮增厚糙涩。脉沉细而数，舌红苔腻。此为湿热下注，法宜清热除湿，疏风败毒。药用上方，内服外洗，3剂药完，病获痊愈。

睾丸炎

证候 睾丸肿痛，多发生于一侧。甚则大如鸭卵，外皮色赤发热，站立时胀坠异常，卧则稍缓，微有寒热。

病因 多由湿热下注，或淋浊毒火蔓延所致。

治法 清热利湿，行气消肿，内外并治。

方药 炒橘核10克，盐水炒川楝子10克，荔枝核15克，乌药10克，延胡索10克，海藻15克，昆布15克，吴萸4.5克，桃仁泥10克，炒枳壳10克，木香10克，升麻10克，生栀仁10克。

用法 水煎，分3次空腹时温服。

方义 本病为湿热下注，留滞厥阴，以致肝经气血不和。故方中以橘核、川楝子、荔枝核、木香、吴萸、乌药、枳壳行气止痛；配桃仁、延胡索活血散结消肿；以栀仁、升麻、昆布、海藻清热利湿，软坚散结；各药合用，有清热利湿，行气消肿之效。

禁忌 禁房事、忌辛辣及发物。

外治方 生大黄60克，大枣60克（去核），鲜生姜60克（去皮），共捣如泥 敷贴肾囊外（布包），1日1换。

病例 熊某，男，35岁。右睾肿痛，大如鸡蛋，外形色赤，扪之烙手，已经三日，微有寒热，苔白底绛，脉象弦数。此湿热毒火郁滞于厥阴之络，因肝脉络阴器。法宜清热泄湿，行气消肿，内外合治。拟以上方，共服6剂，病获痊愈。

悬痈（骑马痈）

证候 痈生于前后阴之间的会阴穴（又名屏翳穴），所以又名骑马痈。初起一硬结如白果大，继续发展，红肿如桃，脓成疮溃，形成空洞。

病因 肝肾精伤阴亏，火毒蕴结而成。

治法 重剂滋补肝肾之阴。

方药 制首乌30克，制龟甲24克，党参10克，生黄芪15克，熟地24克，白芍15克，玉竹30克，菟丝子15克，肉苁蓉10克，甘草10克，阿胶24克（另化分冲）。

用法 加水3磅浓煎至1磅，饭前分3次热服。每日1剂。

方义 由于此病为肝肾亏虚所致。故方中以首乌、龟甲、熟地、白芍、玉竹、菟丝子、肉苁蓉、阿胶等滋补肝肾，养阴血、益精髓、以收滋阴降火之效；党参、黄芪、甘草益气固本。

外治法 生肌玉红膏。

先用甘草60克熬水洗净，拭干后擦玉红膏，1日2次。

脱 囊

证候 肾囊生痈，腐烂穿溃，睾丸脱出。

病因 肝肾阴虚，湿热毒火乘袭。

治法 清热解毒，滋阴益气，内外合治。

方药 忍冬花、藤各30克，生黄芪15克，生地15克，菟丝子15克，南沙参15克，升麻10克，柴胡10克，生甘草10克，生白芍10克，明玉竹15克，制龟甲24克，陈皮10克。

用法 水煎，分3次，饭前温服。1日1剂。

方义 本方以生地、菟丝子、龟甲、沙参、玉竹、白芍滋阴养液以补肝肾之阴；黄芪益气升阳；柴胡、升麻协同黄芪升举下清阳，使脱出之睾丸得以升提；陈皮理气燥湿；忍冬花、藤，配甘草清热解毒；前人称金银花为“痈疽圣药”，诸药合用，共奏清热解毒，滋阴益气之效。

外治方 杉木炭60克，苏叶60克（焙），梅片1克，共研极细末，瓷瓶密贮，只供外用，不能内服。

用法 先用连须葱1把，洗净，熬水，温洗肾囊及睾丸；继撒药粉于患处，后用新鲜嫩荷叶1张，托在患处，1日洗2次，撒药2次，约3日后，睾丸可自行缩回，疮口亦逐渐愈合。但在疮口未痊愈时，每日仍须洗净，换药两次，换新荷叶两张，以全愈为止。

病例 张某，男，20岁。肝肾阴亏毒重，下部两痈并发，一发于前后二阴之间会阴部位，是名悬痈；一发于右肾囊后，是名肾囊痈。因循日久，两痈已先后溃烂。曾多次治疗，效果不佳，病情反趋严重。诊视悬痈肉色晦暗，干燥无脓，疮口空洞如竹筒。肾囊痈溃，睾丸脱出囊外。脉沉细数无力，舌绛不荣，形体憔悴。素体不强，春季新婚，断为竭精纵欲，毒热内燔，肝肾二经阴伤至极，任督两脉元气空乏。治宜维护真阴，不必见病治病。内服治悬痈药方；另用生肌玉红膏敷悬痈，用杉木炭、苏叶、梅片共研极细末，撒布囊痈全部，并用嫩鲜荷叶一张托于肾囊痈外。经过五天治疗，病情大有好转，睾丸已收入肾囊，肾囊痈疮口渐合。

悬痈疮口渐小，空洞渐平，继以上方内服，玉红膏外敷，又经五天，疮口全部愈合。为了巩固疗效，继以内服方熬膏常服。

副睾结核

证候 副睾结核多发生于一侧，也有双侧发生的。初起多无自觉症状，迨发展至蚕豆或拇指头大小，在无意触痛时，方才发觉。坚硬如石，触之则痛。多有迁延数年不愈者。大凡本病患者，都影响生育，不能授胎。

病因 由于肝肾亏虚，痰凝气滞，结聚于副睾所致。

治法 理气化痰，软坚散结。

方药 煅荔枝核 15 克，海藻 15 克，昆布 15 克，广木香 10 克，川楝子 15 克，盐水炒山楂 15 克，炒橘核 15 克，盐水炒吴萸 10 克，盐水炒枳实 10 克，盐水炒延胡索 10 克，地丁 30 克，天葵子 10 克，蒲公英 60 克，白花蛇舌草 60 克。

用法 多加水煎，分 2 日 6 次服。以 30 剂为 1 疗程。结核消完停药，如未消尽，可续服 1 疗程。服药期间，禁忌一切发物。

方义 本方以荔枝核、川楝子、橘核、吴萸、木香、延胡索、枳实理气散结，药用盐水炒，取咸能入肾，软坚、引药下行；昆布、海藻咸寒入肾软坚散结，消痰核；山楂散瘀滞；地丁、天葵、蒲公英、白花蛇舌草，清热解毒、消瘀散肿；诸药合用，共奏理气化痰，软坚散结之效。

嵌顿疝

证候 小腹左侧或右侧有物坠入肾囊内作痛，初起以手按之能还入腹中，但立则下坠，卧则缩回，俗名狐疝，又名小肠疝气。如嵌顿日久，则不能恢复，先则剧痛，继而上下隔绝不通。

病因 由于饮食过饱，腰带过紧，或强力努挣。在小儿则由于啼哭过甚，脱出之腹内容物，不能还纳于内。

治法 令患者侧卧于健侧，使臀部垫高，过于头部，以热毛巾敷患处，令气血流通。如疝在右边，医者可坐在患者右侧，另一人将患者右腿抬起，医者用右手从患者右腿下，将嵌入肾囊中之疝块捏住，慢慢捻挤，不可用力过大，使疝块中积液或气体退入腹中，则疝块体积变小，同时连挤带推，忽觉咕噜一声，疝即滑入腹中。

按语 如在术前先针刺双侧足厥阴经之大敦、行间、中封、太冲、曲泉等穴，留针不取，再行手术，则效果更捷。

病例 李某，男，22岁，1954年7月20日。正当举行婚礼之际，小肠疝突发，痛楚叫号，亲友环绕，举家惶惑，新娘一旁隐泣。由近邻骆大夫介绍来诊，视肠疝嵌顿入囊约二寸许，当用针法及还纳术。术前用热敷患侧十分钟，施术约15分钟，咕噜一声而病愈。续用补中益气汤加香橼皮，服3剂，以巩固疗效。

臁疮（下腿慢性溃疡）

证候 发生于一侧或两侧小腿胫骨下端的内外臁处，所以称臁疮。初起作痒发红，抓破则浸淫蔓延作痛，渐至皮肤乌紫，溃烂凹陷，久则疮面扩大，四周皮肉乌黑，坚硬起坎，中间腐烂成坑，污水淋漓臭秽，甚至数年不愈。

病因 湿热结聚，致使瘀血凝滞。每因损伤，虫咬或湿疹感染等诱发本病。

治法 清热燥湿，和血通络，内外合治。

方药 黄柏10克，苍术6克，归尾10克，赤芍10克，红花10克，桃仁10克，蒲公英30克，地丁30克，防己10克，独活10克，白芷10克，槟榔10克，金银花15克，忍冬藤15克。

用法 水煎，分3次饭前服，1日1剂。

方义 方中黄柏、苍术，为二妙散，具有清热燥湿功效，配防己、独活、槟榔、白芷利水消肿；归尾、赤芍、桃仁、红花具有活血散瘀，和血通络之功。金银花、藤、蒲公英、地丁皆能清热败毒；诸药合用，共奏清热燥湿，和血通络之效。

外治方 白芷60克，飞净黄丹120克。共研极细末，用麻油调和。

用法 先用陈茶水洗净疮口，拭干，后用消毒棉签蘸药涂布溃疡全部，后用有针刺密孔的油纸盖上，上下只用线系住，令透气，不须包扎。每日早晚各洗疮换药1次，不可间断。溃疡逐日可见好转，以痊愈为度。

病例 颜某，男，41岁，1939年8月。初病两腿臁疮溃烂，数年不愈，渐至两腿麻木，皮肤不知痛痒，行动需人扶持。经他人介绍就诊。视患处皮肤乌黑，疮口坚硬成坎，溃疡面积甚大。因患病经数载，疮毒深入。法宜通经活络、散血消瘀、清热利湿，内外合治。拟上方，服30剂后，皮肤知觉完全恢复，乌黑全转红活，溃疡面积缩小过半，疮口渐满，行走与常人无异。惟余疮口未合，乃拟外治法与清解余毒、滋补气血之剂，而病获愈。

毒蛇咬伤方（第一方　第二方　第三方）

第一方

主治 各种毒蛇咬伤。

方药 耳垢（即耳屎）不拘多少。

用法 即时从人的耳内挖出，涂在毒蛇咬伤处。或用涎水少许与耳屎研和，涂布伤处，以免脱落，复以纱布，再用绷带缠住，伤口自然有水流出，即可止痛消肿。

按语 凡被毒蛇咬伤之处，无论上下肢，须在伤口处上端用带子捆紧，以免毒气上窜。至为紧要。并可服醋1碗。

第二方

主治 同上。

方药 白芷、蚤休、五灵脂各10克，紫花地丁60克，雄黄末9克（另包，分冲）。

用法 将前四味熬水，分3次冷服，每次调入雄黄末3克。

第三方

主治 同上。

方药 紫花地丁（俗名降龙草），犁头草（又名扛板归），葎草（俗名勒草），乌蔹莓（又名五爪龙），半边莲（又名急解索），赤地利（又名蛇网、山荞麦、急解索）。

用法 在能采到草药条件下，任用1～2味或5～6味，不拘多少，捣乱如泥，挤汁饮，取渣敷咬伤处，留一小孔，好出气。

按语 以上几种草药，可能随地都有，只是识者各承师傅，同一药物各异其名，从全国来说，草药名称极不统一。本节根据本草纲目正名为主，用括弧附以别名，此乃个人之见解，读者可参照中草药专书。

病例 肖某，52岁，1949年9月。因水灾夜卧于水闸上，被毒蛇咬伤右手，顿时手肿过腕，痛处呼叫，当用专线扎紧臂上，天明见手掌背指皆肿硬发紫。前来问方，嘱用第一方按法敷伤处，数小时后，伤处水出肿渐消，疼痛亦减轻；又拟第二方内服，当时外敷内服，入夜痛全止肿亦平。

外伤止血方（第一方 第二方 第三方）

第一方

主治 一切刀斧或其它器械所伤，皮破肉绽出血不止者。

方药 寒水石1.8克，飞黄丹1.8克，龙胆草0.6克，煅龙骨0.6克，明雄黄0.3克，密陀僧0.3克，滴乳没各

0.45 克。

用法 上药共研极细末，瓶装密贮，用时将药撒在伤处，复以纱布垫，用绷带紧紧包扎，自然止血定痛，不要解开换药。几天之后，伤口自然愈合。

按语 本方不仅有良好止血、定痛、生肌作用，而且对汤火伤，也有特效。其用法将此药用凉水调成糊状，涂在伤处，以纱布包扎，不要解开，听其自愈。

第 二 方

方药 生半夏、嫩松香各等分。

用法 先将生半夏洗净，拭干去皮，晒干，同嫩松香入石臼内捣成粉剂，瓶装密封，遇有外伤出血不止，急用此药厚涂在伤口上，以消毒纱布紧紧包扎，自然止痛止血，听其自然愈合，不必解开。

第 三 方

方药 龙眼核（即桂圆肉的圆核）不拘多少。

用法 将核炒枯，去外面黑壳，只用内核，入净石臼内，捣成粉剂，瓶装密贮，用时取药涂伤口上，包扎固定，不须解视，待伤口自然愈合后，并无瘢痕。

按语 以上3方，须要平时配合备用，制药时忌铁器。

破伤风

证候 初起恶寒发热，头痛项强，继则出现阵发性抽搐，呈苦笑面容，牙关紧急，角弓反张，手足肢体痉挛，严重时则连续发作。

病因 外伤后感受风毒之邪所致，故名破伤风。

治法 祛风止痉。

方药 蝉蜕10克，荆芥10克，鱼膘珠15克，白僵蚕10克，天麻10克，防风10克，天南星10克，另蜈蚣（去头足，焙焦研极细末，另冲服）2 条。

用法 上药七味熬浓汁，分 3 次温服，另将蜈蚣末分 3 次冲服，服后盖被取微汗出为佳。

方义 由于本病为风毒之邪侵入破伤之处而成，故祛风止痉为主要治法。方中天南星、僵蚕、蜈蚣、鱼鳔、天麻清热化痰，息风止痉；荆芥、防风、蝉蜕疏散风热，导邪外出。各药合用，使风散、搐止，诸证自可缓解。

疯狗咬伤

证候 本病一名狂犬病，又叫“恐水病”，其病初起表现体倦、头痛、失眠、烦躁不安，甚则阵发性强直痉挛，呼吸阻碍，吞咽困难，其特征为见风则发病。如病原可疑，每日用芭蕉扇煽几次，不怕风则未必为此病，经过百日不病即可无事。如见芭蕉扇煽风觉瑟缩生畏和吼气，则为此病无疑。病发严重时如人过其前、患者立时呼吸迫促，张口抬肩，吼气不上，状如炎热天气的狗张口吼气一样，为中毒已深，临于危险阶段。

病因 人被狂犬咬伤所致。人被犬咬伤后，首先注意鉴别是否疯狗。疯狗形态失常，如舌垂口外，流涎，头低耳垂，目红尾拖，急走无定。

治法 祛风败毒。

方药 南沙参 15 克，茯苓 10 克，甘草 10 克，枳壳 10 克，桔梗 10 克，柴胡 10 克，前胡 10 克，羌独活各 10 克，川芎 4.5 克，薄荷 3 克，生姜 3 片，生地榆 60 克，紫竹根 30 克（切片）。

用法 水煎，分 3 次温服，以汗出为佳。

方义 本方用羌活、独活、柴胡、前胡、薄荷、生姜、川芎，疏散风邪，引邪外出；枳壳、桔梗、茯苓化痰利气；沙参补益肺气；生地榆、紫竹根清热凉血散毒；甘草调和诸药；合用共奏祛风败毒之效。

妇科

第一章 经带

月经先期

证候 经期提前，月经量多，色紫质稠，血出觉热，甚或面红，心烦口干，脉多实大。

病因 血热火盛，损伤冲任。

治法 清热凉血。

方药 生地 30 克，白芍 10 克，黄芩 10 克，栀子 10 克，当归 10 克，蒲黄炭 10 克，侧柏炭 25 克，白茅根 25 克，阿胶珠 15 克，海螵蛸 15 克，茜草 15 克。

用法 水煎服，每逢经前、经期服 5～7 剂，以愈为度。

方义 由于本病多见于素体阳盛，或过食辛辣助阳之品的患者。故以苦寒之生地、黄芩、栀子为主，配以甘寒之茅根，共奏清热凉血之效。经量过多，必耗阴血，因此，又配以白芍酸收敛阴而益营；阿胶珠、当归补血调经，佐以蒲黄炭、侧柏炭、海螵蛸、茜草、凉血止血之品其效更佳。

病例 钟某，经来先期，量多色紫，自觉血热如沃，脉实大鼓指。兹当汛期，面红、心烦、口干不渴，此乃血中伏热过盛，法宜泻火凉血，佐以止血，宗上方服药 3 剂，各恙皆平，复潮时，经期正常，经量减少，仍宗原方加生黄芪、南沙参、寸冬、丹皮浓煎收膏善后。

月经后期

证候 经期退后，月经量少，色淡或紫暗，或如屋漏水，甚者绵延日久，常拌纳少，神怠，腰痛，便溏等症。

病因 下元亏损，血海不充。

治法 补肝肾、益冲任。

方药 当归、熟地、茜草、炮黑姜、故纸、白芍、艾叶炭、炙甘草各10克，桂圆肉30克，鹿角胶15克，阿胶珠15克，桂枝6克。

用法 水煎，分3次温服。每逢经期连服3～5剂，以愈为度。

方义 证属下元虚冷，命门火衰，肝血不足，冲任脉虚。故以归、地、芍及圆肉、鹿角胶、阿胶等补肝肾、益冲任，以炮姜、艾叶、桂枝、故纸诸药温下元、通经脉，茜草入肝走血，能止能行，甘草调和诸药。全方具有温阳益阴，养血调经之效。

病例 宋某，月经两月一行，量少色暗如屋漏水，绵延不净，纳食不多，神疲便溏，脉迟尺弱，舌质淡、苔白滑。此属下元虚衰，真火不足，冲任脉虚，经血渐枯。治宜甘温辛热，通补奇经，拟上方3剂。药后神旺食增，续服数剂，更觉肢体舒畅，复诊脉缓，且较前有力，乃病好转之征，此宜缓图，守原方增损，丸以代煎。

血崩

（一）血热型

证候 经来量多，色红或紫，血出如注，且有热感，卧则稍缓，立时如崩，面赤口干，舌红少苔，脉洪大或芤。

病因 阴虚火炽，热伏冲任，迫血妄行。

治法 滋阴泻火，清热止血。

方药 大生地30克，黄连炭10克，黄柏炭10克，侧柏叶60克，东阿胶25克，旱莲草30克，茜草炭10克，海螵蛸（研）15克，黄芩炭10克。

用法 水煎服，每剂分4次，2日服完。

方义 方中生地、阿胶，其性甘寒，具有滋阴补虚泻热之功；侧柏叶（或炭）、旱莲草、茜草甘苦寒凉，有清凉血止血之效；三黄炭并用，其清热、泻火作用更强，加入海螵蛸粉，以助涩血止血之力。如药后血崩已止，则用益气补血、养阴和阳以调补之。其方药如下：

制首乌15克，玉竹15克，生熟地各10克，白芍10克，甘草10克，生黄芪30克，阿胶30克（另化，分冲），当归10克，黄芩炭10克，水煎，分3次服，可连服数剂。方中首乌、二地、白芍、当归、阿胶系补血养阴之品，黄芪、甘草益气以生血统血，加黄芩炭少许以除血中余热而止血。

（二）气血俱虚型

证候 经来如崩，或淋漓不断，血色淡红，面色㿠白，神疲气弱，舌质淡白，脉象细弱。

病因 气虚血脱，冲任不固。

治法 益气养血，兼以止涩。

方药 炙黄芪25克，大纹党25克，生熟地各15克，当归身10克，白术10克，炙甘草10克，阿胶30克（烊化、分冲），川芎5克，白芍10克，山萸肉10克，龙牡粉各15克，贯众10克。

用法 水煎，可续服三至五剂，以愈为度。

方义 方宗八珍汤去淡渗之茯苓，加黄芪、阿胶补气养血之效更佳，佐山萸、龙牡、贯众可获固摄止血之功。

病例 方某，44岁，1963年5月2日初诊。经来旬余不绝，多呈块状，色紫或淡，卧则少止，立则如崩。病起去春，每月如是，特以本月为甚。脉浮虚而数，按之弦实，舌质暗红，面色萎黄，经血行时，自觉血热如汤。此为热伏血分，气虚不摄、迫血妄行。

处方　黄连炭 10 克，黄芩炭 10 克，黄柏炭 10 克，东阿胶 30 克，艾叶炭 10 克，柏叶炭 25 克，当归 10 克，川芎 5 克，生地 15 克，白芍 10 克，茜草 15 克，甘草 10 克，水煎服，3 剂。

二诊：5 月 31 日。血崩基本停止。诊脉弦滑带数，纳食不佳，仍宗前方，略小其剂，去黄连、黄柏。

三诊：6 月 7 日。血崩全止，气色好转，脉象缓滑，舌色正常，按脉证，为病已痊愈，但经超声波检查，疑为子宫肌瘤。根据祖国医学治则，于气血大虚之后，理当温补，但因本病系血中伏火内动所致，故宜于温补药中加入凉血滋阴之属。

处方　当归身 10 克，生地 10 克，白芍 10 克，川芎 3 克，生黄芪 15 克，甘草 10 克，黄芩炭 10 克，柏叶炭 15 克，阿胶 30 克（烊化、分冲），艾叶炭 10 克，茜草 10 克，广三七末 3 克（冲服），五剂，间日一剂。

愈后经两年随访，未见复发

经闭不行

（一）阴亏血枯型

证候　经闭数月，甚则数年不行。形体黑瘦，伴头昏眼花，神倦纳少，或见鼻衄，午后潮热，入夜盗汗。

病因　阴虚火旺，经枯血闭。

治法　滋阴养血，活血通经。

方药　生地、生卷柏各 15 克，归尾、白芍、丹皮、牛膝、玄参、桃仁、柏子仁、续断各 10 克，泽兰 90 克，白茅根

30克。

用法 水煎，分3次温服，可续服十余剂。亦可并本方7剂，共研细末，炼蜜为丸，每日2次，每次10克，以愈为度。

方义 本方药由《济阴纲目》中治血枯经闭之柏子仁丸与泽兰汤增损而成。取生地、玄参壮水制火，柏子仁、白芍、续断养心脾、益肝肾，助其滋阴、生津、补血之力，丹皮、茅根可泻血中伏火，重用泽兰、配归尾、卷柏、牛膝、桃仁诸药活血通经。

（二）痰阻气滞型

证候 经闭不行、形体肥胖，常感头晕身重，胸胁胀满而闷，呕恶痰多，带下量多色白。

病因 痰饮中阻，气机郁滞，经血闭阻。

治法 化痰涤饮，开郁行气，活血通经。

方药 苍术10克，制香附10克，法半夏10克，白茯苓15克，陈皮10克，炙甘草10克，全当归10克，川芎10克，炒枳壳10克，泽兰10克，茺蔚子15克。

用法 水煎，分3次温服，可续服10余剂，亦可并本方7剂，共研细末，炼蜜为丸，日服3次，每次10克，饭前开水送下。

方义 方中苍术、二陈以涤痰化饮、和中止呕，香附、枳壳行气解郁，归、芎、泽、茺活血通经。

病例 曾某，35岁，1968年11月20日初诊。经闭四年。腹无包块，形体肥胖，常有白带，时觉头晕目眩，脉沉细涩，舌苔白滑。患者痰饮素质，致气滞湿阻阳微血涩，法宜燥湿祛痰，理气通阳。

处方 法半夏10克，焦白术10克，陈皮10克，制香附10克，炙甘草10克，龙牡粉各15克，桂枝5克，苍术6克，白茯苓15克，制南星6克，炒枳壳10克，瓜蒌皮10克，生姜3片。

二诊　12 月 28 日。断续服上方两旬，月经已通，头目晕眩亦平，带下减少，嘱每月服此方四剂以防反复。

1969 年 7 月 27 日，其爱人来云：从去冬至今夏，月经按期来潮，诸症皆除。

经来绵延不断

证候　经行淋漓不净，或绵延日久不断，色淡红或紫暗，或小腹时痛，咽干口燥，体倦无力。脉细数而虚。

病因　热伤冲任，其气耗损。

治法　凉血止血，滋阴益气。

方药　黄芪、生地、阿胶珠各 15 克，侧柏叶 25 克，当归、白芍、丹皮、炒黄芩、贯仲炭、茜草炭、甘草各 10 克，川芎 5 克。

用法　水煎，分 3 次服，以愈为度。

方义　方中地、芍、归、胶滋阴养血，黄芪、甘草益气摄血，侧柏叶、丹皮、黄芩、贯仲、茜草凉血止血，川芎乃血中气药，下行血海，行气和血。

病例　何某，17 岁，1967 年元月 10 日就诊。经来淋漓不净，时历半载，曾住院治疗无效。脉沉实而数。此乃热郁血分之征。投以滋阴凉血泻火之剂，即上方去黄芪、甘草，加炒黄芩、炒栀子以清热泻火、凉血止血。服药数剂，月经即净。

白　带

证候　带下色白，质如蛋清，无异常臭秽，日久不愈。伴腰痛坠胀，甚则腰溶溶如坐水中。

病因　脾虚湿盛，气弱阳微，带脉失约。

治法　扶阳健脾，固涩止带。

方药 黄芪、党参、白术、茯苓、煅龙骨粉、煅牡蛎粉各15克，当归、白芍、炙草、续断、白芷、补骨脂、干姜、贯众炭各10克，桂枝5克。

用法 水煎，分3次温服。10剂为1疗程。亦可并7剂共炒研末，炼蜜为丸，日服3次，每次10克，空腹开水送下。

方义 本方宗桂枝龙骨牡蛎汤合肾著汤化裁。方中参、芪、术、苓、草健脾利湿，续断、补骨脂、干姜、桂枝、当归、白芍温补下元、养血通阳，龙、牡、芷、贯固摄治带。

按语 带下病为妇女常见疾病。方书有白、赤、黄、青、黑五带记载，但以前三种为多见，各有立法处方。本节所叙乃脾肾阳虚带脉不固而致的虚寒带下之证治。若见带下黄白相兼，或夹红色，或如脓样者，又当拟用清热、利湿、败毒等法主治；若患者自述有宫颈糜烂，并见带下杂色兼见、秽臭难闻者，当另查病因，不能以寻常治带方法治之，以免贻误病情。

第二章 胎 产

不 孕

证候 经期或前或后，或数月一至，或一月数至，经量或多或少，经色或淡或紫，或经行腹痛，或经期前后腹痛。

病因 多由气血失调，或胞宫虚寒所致。

治法 温经散寒，养血调经。

方药 吴萸10克（盐水炒），党参10克，当归10克，白芍10克，法半夏10克，桂枝6克，川芎6克，麦冬10克，丹皮10克（酒炒），炙甘草10克，阿胶珠15克（艾绒炒），生姜3片。

用法 每逢经期连服3～5剂，并配合针法。

方义 凡不孕者，必见月经不调，必调经才能种子。方中萸、桂温经散寒，归、芍、阿、芎以及麦冬、丹皮养血调经，参、草、姜、夏益气健脾以资化源。气血调和、经脉通畅，经候正常，乃可摄精成孕。

针法 针中极穴（在脐下正中四寸，曲骨穴上一寸，横纹正中处取之）。于每次月经干净后的第二天针1次，4次为1疗程。不应，待间隔四月后，再行另1疗程。

操作 先令患者排空小便。将长针稍向穴位下方斜刺，视人体肥瘦，掌握针之深浅，以针下有胀麻感为度，其胀麻感随捻针而上下移动，下可至溺孔，上可达脐部，留针15分钟。

张老按 温经汤载《金匮要略·妇人杂病脉证并治第二十二篇》中，为治妇人下利，潮热，少腹满，手心热，唇口干燥及带下之主方；亦主妇人少腹寒，久不受胎，兼治崩中，去血，或月经过多及至期不潮。所有中医，莫不知之；妇人杂病亦多用之。历代医家对此方的方义与功效各有论述，惟谢利恒所引《杂论》的分析比较清楚，谓“方中为调经之祖方，以麦冬滋胃液，人参补胃气，生姜行胃气，半夏和胃气，胃气既顺，则水谷之精微易于消化，阳生阴长，而血液可充。更以阿胶补血之不足，芍药甘草酸甘相合以助之，当归、川芎以行血之停滞，丹皮以泻血之伏火，桂枝以和营卫，吴茱萸以和肝胃。全方之意，注重阳明，一寒一热，一滋一燥，不使偶偏，故能统治带下三十六病。经少能通，经多能止，子宫虚寒者能孕。后世调经种子诸方，皆莫能脱此范围也”。因此，特作补充说明之。

张老深领其意，凡经孕之疾，多以此方化裁。女子寒盛加炒艾叶、炒小茴；血虚重用阿胶、白芍；气虚重用党参，加黄芪；气滞加柴胡、香附、乌药；血瘀，白芍改赤芍，加失笑散，千年健；肾虚加杜仲、续断、菟丝；宫寒不孕者，用紫石英。临床疗效可观。

病例 李某，女，27岁，工人，1975年2月3日初诊。

婚后四年未孕，经多方治疗无效。月经16岁初潮，每隔30～40天行经1次，每次行经4～5天，量少，色暗，有块，经期伴腰胀腰痛，末次月经元月23号。拟温经汤加紫石英60克，玄胡、艾叶各10克，千年健30克，3剂，配合针法。2月下旬月经复潮，经色正常，亦无所苦，守前法续治。6月9日复诊已孕三月余。后顺产一女婴。

此外，张老治疗不孕，亦有兼服加减培坤丸者。

方药 沙参60克，茯苓90克，当归150克，熟地60克，酸枣仁90克，山萸肉60克，白术90克，巴戟天150克，甘草30克，川芎30克，白芍90克，五味子30克，黄芪90克，陈皮30克，核桃仁60克，麦冬30克，杜仲30克，远志肉30克，艾叶90克，砂仁30克，龙眼肉60克，乳酥油120克，蜂蜜620克（炼过）。

用法 除酥油另炼，龙眼肉、核桃仁、熟地另捣如泥外，余药共研极细末，过箩，和入酥油，将炼蜜及龙眼肉等入砧内捣千杵为丸，梧桐子大，每服10克，每日2次，饭前开水送下。

妊娠恶阻

证候 停经一二月，时盛心烦、呕吐涎沫，或酸苦水，厌恶油腻，偏嗜酸、咸或辣、冷食物，精神倦怠，嗜卧。若伴乳房胀痛、乳晕形成，脉滑、寸大者，则为妊娠无疑。

病因 孕后，阴血聚下以养胎元，肝阳挟痰饮犯胃，致肝胃不和。

治法 安中和胃，调气止呕。

方药 香附、陈皮、紫苏、茯苓、炒黄芩、白术各10克，砂仁、炙草各6克，乌梅1个，生姜3片。

用法 水煎，每次只服1～2口，1剂可分10余次服完。可续服2～5剂，但病愈者不必尽剂。

方义 根据五味各走其所喜的机理、宜酸、甘、苦、辛复方治之；香附、紫苏、黄芩调肝理气；白术、茯苓、陈皮、炙草益胃安中；砂仁、生姜和胃止呕；乌梅酸敛抑肝；共奏安中、和胃、止呕之效。

病例 李某，女，成年。

月经两月未潮，心烦脘闷，恶食油腻，时呕清涎，神倦体乏，脉滑寸盛，乳头乳晕明显着色，此乃妊娠恶阻之证，拟安胎和气饮法，宗上方加减，水煎，频频饮服，四剂尽，诸证自除，后顺产一男婴。

妊娠胎动见红

证候 妊娠腰骶酸胀，腹中作痛，阴道见红。

病因 跌打闪仆，或强力努挣，致胎儿受损。

治法 养血安胎。

方药 生黄芪10克，炒黄芩10克，炒续断10克，当归身10克，白术10克，白芍10克，甘草10克，桑寄生15克，菟丝子15克，阿胶珠15克，明玉竹15克，杜仲15克，川芎5克。

用法 水煎，分3次服，可续服3～5剂。

方义 《类证治裁·胎前诸疾·胎坠》中载："胎动不安，势必下堕，多由妊母衰病，或触损颠仆所致。……须早服养气血，护胎元之剂。"本方用寿胎丸合安胎饮加减组成。

方中黄芪、白术、玉竹、炙甘草健脾益气载胎；续断、菟丝、桑寄生、杜仲补肾填精固胎；当归身、阿胶、白芍、黄芩养血止血，清热安胎；佐川芎少许，使补中有行，散瘀血而止痛；共奏益气、养血、安胎之效。

病例 柳某，女，29岁。

妊娠五月，因努挣持重，致胎元受伤，胎动腹痛，阴部见红，腰胀作痛，诊脉弦数，苔白舌红，法宜养血安胎为主。按上方增损，服1剂。

复诊 腰酸胀痛已平，出血亦止，宗原方续服1剂。并嘱卧床休息3日，其病痊愈。

习惯性流产

证候 连续数次流产，多在怀孕三个月前后，发生腹痛，腰疼，阴道出血，如及时给以适当治疗和休息，其胎尚可保住，如腹中剧烈阵痛，阴道出血多者，则其胎难保。

病因 多因气血亏损，冲任不固。

治法 大补气血，培元固本为主。

方药 加减十全大补汤。黄芪15克，党参15克，熟地

15克，菟丝子15克，桑寄生15克，杜仲15克，白术10克，茯苓10克，甘草10克，当归10克，白芍10克，续断10克，川芎4.5克。

方义 方中四君加黄芪补脾益气，四物养血滋阴，菟丝、寄生、杜仲、续断补肾固冲，全方具有大补气血，培元固本之功。

按语 习惯性流产，祖国医学称为滑胎。多因素体亏虚，不能养胎、载胎所致。

此外，因病高烧，跌仆撞打，强力努挣，房事触犯等等，亦可引起流产。笔者根据不同病因，采用不同方法治疗。对气血大亏，不能载胎养胎者，除采用加减十全大补汤治疗外，常在怀孕前后，兼服乌鸡白凤膏；对因病高烧所引起的滑胎，则采用治病与保胎并举之法遣方用药；对因外伤所致自行流产，则采用保产无忧散进行治疗。

病例 胡某，女，30岁，1969年4月11日就诊。

结婚四年无子。曾受孕3次，每次均在妊娠三月期间，先出现前阴见红，血色紫黑，经多方治疗不止，数日后大量出血，伴腰腹胀痛，继而流产。今诊其脉象缓滑，面色白晰，此属气虚不固，湿盛阳微之体，宜甘温平补，先拟温经汤，在经期服3剂，平日以乌鸡白凤膏加味，常服，后孕则胎气自固。

于1970年2月，平产一男婴。

附方

1. 乌鸡白凤膏 红参30克（另煎取汁，然后兑入药汁中），龟胶、鹿胶各60克（另加酒溶化后兑入药汁中），党参60克，当归60克，杜仲60克，生地60克，熟地60克，天冬60克，麦冬60克，黄芪60克，续断60克，白术60克，茯苓60克，白芍60克，狗脊60克，关蒺藜60克，补骨脂60克，炒黄芩30克，生甘草30克，砂仁30克，川芎30克，龙眼肉240克。

用法：上药除红参、龟胶、鹿胶另熬另化外，余药共熬浓汁，滤去渣（候用）；再用白毛乌骨鸡（俗名白凤鸡）1只，宰后，去净毛、脚爪及肠杂，将鸡洗净，入瓦器中熬取浓汁（候用）；再用冰糖5斤，入锅内熔化，熬至滴水成珠时，即将药汁、鸡汁、红参、龟、鹿二胶汁同时加入冰糖锅内，熬至滴水不散，收成膏。用瓷坛或陶器收贮，密封，埋入三尺深土中（去火气），七日后取出，每次1汤匙，饭前，滚水化服，1日3次。

2. 保产无忧散　当归5克，川芎5克，白芍6克，黄芪2.4克，荆芥穗2.4克，菟丝子3克，川贝母3克（另研细分冲），艾叶2.1克，厚朴2.1克，枳壳1.8克，羌活1.5克，甘草1.5克，生姜3片。

用法：水煎，分3次服。

产后眩晕（俗称血晕）

证候　新产方定，突发昏晕，渐至目瞑口噤，昏不知人，面赤如朱。

病因　阴血耗散、虚阳上越。

治法　益血敛神，佐以散瘀。

方药与用法

1. 醋　外熏。将醋置罐中，以铁器烧红淬之，放产妇前熏鼻。继用醋罐煨炭火中，令醋气溢于房内熏之。

2. 内服方　党参15克，赭石15克，荆芥10克，泽兰10克，当归10克，甘草6克，川芎6克。

水煎，分3次温服。

方义　产后血晕，一般属血虚气脱或瘀血上攻所致，故医拟清魂散化裁投治。

方中党参、甘草益气固脱；泽兰、当归、川芎养血散瘀；荆芥入血散风；赭石可镇虚逆，养阴血；使气血冲和昏晕得苏，神志清醒。

病例　张某，女，24岁。

新产方毕，徒发昏晕，昏不知人，此属新产气血暴脱，阴液损耗，阳无所附。若不急救，则厥脱而死。先醋熏，续拟清魂散加味为治。服1剂，昏晕即平，惟觉头部胀痛。此乃体虚受风。仍宗原方，加黑大豆30克（炒）趁热投入药汁中，分3次服。病愈。

产后腹痛（儿枕痛）

证候 产后脐下有块作痛，痛处坚硬、拒按。

病因 恶露瘀阻。

治法 活血行滞，止痛。

方药 当归10克，川芎5克，炙甘草6克，山楂炭（红糖炒）15克，桃仁泥3克，黑姜1.5克，炒蒲黄10克，炒五灵脂10克。

用法 水煎，分3次服。

方义 本方系生化汤合失笑散加味而成。

方中芎、归、桃、楂活血、化瘀、止痛；黑姜温经、散寒、行滞；甘草调和诸药；合蒲黄、五灵脂活血散瘀，通经止痛。服后瘀血消，恶露行，其痛必止。

产后恶露不净

证候 产后恶露淋漓，过期不净，时有潮热、肢酸、腹痛、头痛。

病因 气血俱虚。

治法 补益气血。

方药 荆芥穗炭10克，当归10克，生地炭10克，炒白芍10克，艾叶炭10克，黄芪10克，阿胶珠15克，炙甘草6克，川芎6克，桂枝2克，鲜生姜3片，大枣3枚。

用法 水煎，1日分3次服。

方义 本方以胶艾四物汤加味而成。四物养血活血，加入阿胶养血滋阴；黄芪、桂枝、艾叶、炙草、姜、枣益气温阳；荆芥穗炭，入血散风止露。

病例 刁某，女，成年。

产后恶露淋漓，经月不净，潮热，肢酸，头痛，腹痛喜按，此属产后虚损，风邪侵袭。投上方药1剂，痛缓，热平，恶露减少，诊其脉缓，舌淡苔白，乃为阳弱之象，仍守原方加黑姜2克，生地炭改为熟地，2剂，药尽病除。

产后感冒

证候 产后发热恶寒，头痛，咳嗽，脉浮。

病因 产后体虚，卫阳不固，风寒外束。

治法 扶正解表，兼行恶露。

方药 荆芥10克，杏仁10克，玉竹10克，前胡10克，全紫苏10克，陈皮10克，当归10克，炙草10克，泽兰10克，桃仁6克，川芎3克，生姜3片，大枣3枚。

用法 水煎，分3次服。须避风，以愈为度。

方义 本方以辛、甘、微温之药组合而成。荆芥、紫苏、玉竹、炙草益气、疏风，达表；陈皮、前胡、杏仁止咳化痰；姜、枣调和营卫；佐当归、川芎、桃仁为产后多瘀之故。

病例 赵某，女，28岁。

临产感受风寒，发热恶风，咳嗽，头痛，脉浮缓。

投上方1剂，取微汗，外邪已解，咳尚未尽，仍宗前方去发散之荆芥、紫苏，进2剂，其病得愈。

产后热入血室

证候 产后发热，多日不退，午后加重，日晡寒热如疟，头痛，胸闷欲呕，口苦，少腹胀痛拒按。

病因　产后血室空虚，热邪乘虚内陷。

治法　清热逐瘀，和解少阳。

方药　红柴胡、炒黄芩、法半夏、炒枳壳、桃仁泥、炙甘草各10克，全当归15克，焦山楂15克，泽兰叶15克，川芎5克，生姜3片，大枣3枚。

用法　水煎，分3次服，可续服3剂。

方义　证属血热互结，邪居少阳为患。故以小柴胡汤合生化汤化裁。产后正虚，但症属邪实，补恐血滞，故去人参，加枳壳，宽胸行气；桃仁、山楂、泽兰、川芎、当归等活血逐瘀；瘀祛热除，其病乃愈。

病例　唐某，女，24岁。

产后发热，行将两月不解，伴耳聋，头痛，口苦，胸满，干呕。此为热入血室，邪居少阳，拟生化汤与小柴胡汤合法，4剂，各恙皆平，知饥思食，是为病邪已退，元气当扶，予甘平轻剂，益阴和阳，以善其后。

玉竹、丹参、茯神、姜竹茹各10克，当归、陈皮各6克，甘草5克，3剂。

产后食滞发热如疟

证候　发热恶寒，形如疟状，数日不解，中脘痞硬拒按，纳呆食减，恶闻油荤，甚则欲呕，头汗时出，面赤，苔腻。

病因　产后气血虚弱，中州转运无力，宿食停滞不消。

治法　消积化滞，健胃和中。

方药　银柴胡10克，建曲10克，槟榔10克，陈皮10克，厚朴10克，法夏10克，炒枳壳10克，炒黄芩10克，甘草10克，山楂炭15克，生姜3片，大枣3枚。

用法　水煎，分3次服，以3剂为度。

方义 产后体虚，饮食不节，停积中脘，发为寒热。方以柴胡、黄芩、清解寒热；山楂、建曲、槟榔、厚朴、陈皮、枳壳等消积导滞、宽肠理气；法夏、甘草、生姜、大枣健胃和中。

病例 张某，女，31岁。

炎夏临产，产后四日因外感发热。服银翘片病解。数日后又见发烧，再与前药不应。每日午后低热，中脘痞硬，按之疼痛，不思饮食，见荤则呕恶不适。此由饮食自倍，脾胃损伤，停积不化。宗上法处方用药，3剂而病除。

产后缺乳

证候 产后乳汁短少，神疲倦怠，面色无华，诊脉细弱。

病因 气血亏虚，乳源不足。

治法 大补气血，佐以通络下乳。

方药 黄芪30克，党参24克，当归10克，甘草10克，白芷10克，青皮10克，通草10克，王不留行10克，木馒头（俗名肉馒头）3个捶破，炮甲珠15克。

用法 水煎浓汁，分3次热服，可连服3剂。

方义 方中用黄芪、党参、配以当归，甘草，大补气血，以资乳源；白芷、青皮、通草、王不留行、炮甲珠、木馒头，温经通络下乳。

按语 缺乳有虚实之分，虚者乳房柔软；实者，乳房胀硬如石，甚者可见身发寒热。前者当补气益血为主；后者则应通络下乳为治。临证之时，不可不辨。若产后婴儿死亡，或由于其他原因，不需哺乳者，又当采用散结消滞，除胀退乳之法治之。可用炒麦芽60克，炒神曲30克，以水煎，分2次温服。如未全消，仍可续服。同时，可配用包扎法。压迫乳房，其效更佳。

儿科

第一章 惊 风

急 惊 风

证候 小儿突然面红耳赤，目睛窜视，口眼㖞斜，肢体抽搐掣搦，痰哽喉中，气闭吐沫，病发急聚，故名急惊风。

病因 ①热伏于内，风感于外，风热相搏。②食积停滞，化热生风。③痰涎壅塞，气机窒阻。④猛见生人或六畜而受惊（古名客忤）。

治法 先用推拿法急救，以开其闭；次用药物祛风、清热、消滞、化痰、镇惊、安神；平肝息风。

推拿法 医者以左手扶住小儿后脑，再以右拇指按在小儿天突穴上，突然用力向上一推，儿即应手咳呛一声，痰随咳动而气自转，其搐掣自平。

方药与用法

1. 牛黄清心丸（安宫牛黄丸更好）一粒。

用开水少许，兑入姜汁3滴，化开，再兑开水适量，缓缓灌服。1岁以内小儿分3次服，1岁以上小儿分2次服。

2. 冬桑叶、杭菊花、金银花、带心连翘、钩藤、玄参、淡竹叶、鲜石斛、竹茹、莲子心各10克，龙胆草1.5克，生石膏粉15克，鲜苇根30克。

加水浓煎，代茶频服。

方义　《素问·至真要大论第七十四》云："诸暴强直，皆属于风"，"诸热瞀瘛，皆属于火"。急惊风一证，虽病因繁多，但总不外木火内燔，风火相煽和热痰客于心胃为其根本。故制方当宗《内经》"风淫于内，治以辛凉，佐以苦，以甘缓之，以辛散之"之旨，拟本方祛风清热、平肝镇惊为治。其间桑叶、菊花、钩藤气味甘寒清透风热、平肝息风；龙胆草气味苦寒专解肝胆热毒；银花、连翘、竹叶、莲心气味辛甘苦寒、清心肺不热；配辛甘大寒之石膏专清肺胃燥热；更佐芦根、玄参、石斛以濡养胃阴滋水涵木、生津润燥。诸药相合，令其热清而风息。

慢惊风

证候　搐掣较缓慢，时发时止，神气倦怠，不欲纳食，脉象迟缓，面色淡黄，舌嫩苔白，大便稀溏。

病因　多由急惊风转化，阳热变为阴寒。

治法　缓肝、理脾、温中、扶阳。

方药　炙党参、炙黄芪、怀山药、炙甘草、云茯神、玉竹、白芍、白术各 10 克，陈皮 6 克，桂枝 2 克，薏苡仁 15 克，生姜 3 片，大红枣 3 个。

用法　水煎浓汁，分数次温服，3 剂。

方义　本病多由脾胃虚损，土衰木乘所致。其治法宗《内经》"衰者补之"，"劳者温之"之旨，拟参芪甘温之品扶正补虚；山药、白术、玉竹、茯神、炙甘草益中气补脾胃，使正气恢复证自缓解；更佐桂、芍、姜、枣泻肝平木，调和营卫、缓痉通络；诸药相合，可使肝气条达，脾胃健运，木平土旺，病自获愈。

慢脾风

证候 慢脾风多由慢惊风失治而成，患儿表情冷淡神气疲乏，睡眼半开半合，似醒非醒，手时一摆，头时一摇，脚时一掷，手足指稍逆冷，脉沉细迟，苔白，时欲吐，不进食，便溏气腥。

病因 风热阳症全消，转为虚寒阴证，火衰，土败，水竭，正气仅存一线，肝风尚未全平。

治法 培元固本，益气回阳，补火生土，缓肝滋肾。

方药 米炒党参、炙黄芪、熟附片、炙甘草、炒白芍、制首乌、白茯苓、焦白术、广陈皮、木瓜各10克，薏苡仁15克，炮干姜3克。

用法 加水慢火浓煎2小时，少量频服，2日1剂。如服此方后，肢体转温，神气转好，则可连续再服2～3剂如前法。

方义 急惊风属实，本病则属虚寒，治当益气温肾、柔肝息风。方以附子理中汤为主，内寓四逆汤、茯苓四逆汤之义。理中汤功专温补脾胃，是疗中焦虚寒的要方；加气味大辛大热之附片扶阳抑阴、补火生土；参、芪甘温益气；白芍、首乌、木瓜、苡仁柔肝缓痉、养血息风、健脾止泻；白芍合甘草名芍药甘草汤，有酸甘化阴缓解挛急之效，与附片同用能温经和营。小儿属纯阳之体，而用大辛大热者，因微阳欲绝，非此大温药物不足以回阳救逆；配以柔润之药，则刚柔相济，热不伤阴，润不碍邪，但应注意，中病即止，不可过剂。

第二章 疳 积

疳积病（干瘦病）

证候 小儿形体干瘦，纳食少，饮水多，眼、耳、鼻窍发痒，时用手指抓挖拭揉，头发成穗成绺，四肢骨瘦如柴，肚腹胀大如箕，青筋暴露，五心发热，皮肤干燥，中脘痞硬，舌红口干，喜吃焦香甜味，或吃生米、泥炭、食盐、布条、纸屑等怪味。

病因 由于多食肥甘之物，以至湿热郁伏积结，酿热生虫成疳。

治法 清热、消滞、健脾、杀虫、磨积。

方药 胡黄连、白芜荑、鹤虱、槟榔、榧子肉、炒建曲、炒麦芽、雷丸（打）、焦山楂、白术各 10 克，川椒炭 1.5 克，厚朴、枳实各 6 克，苦楝根皮 15 克。

用法 浓煎，每日空腹服 3 次。3 岁以内小儿，可分 2 日 6 次服。

方义 由于饮食不节，脾胃先伤，健运失职，湿郁热蒸，日久生虫成疳。取化虫丸与曲麦枳术丸合方化裁。用胡黄连清肝胃湿热；川椒、芜荑、鹤虱、槟榔、榧子、雷丸、苦楝根皮杀虫；白术健脾燥湿；枳朴除满消痞；山楂、神曲、麦芽磨积消食；诸药组合，具有清热杀虫消滞的作用。凡饮食不节，虫积为病者，皆可加减应用，并能收到明显效果。

按语 本方兼治小儿潮热、自汗、形瘦、口渴不欲纳食，或虫积腹痛等症。连续服用 3 剂，自能纳食，或泻蛔虫。

牙疳

证候 牙龈腐烂，有时出血，口气臭秽。

病因 饮食滞积于阳明胃经酿热生疳化火。龈为胃之络，故齿龈腐而臭秽。

治法 清热化疳，消滞磨积，败毒泻火。

方药 酒炒黄柏、胡黄连、龙胆草（酒炒）各6克，炒鹤虱、白芜荑、槟榔片、雷丸、炒建曲、焦山楂、炒麦芽、生石膏末各10克，薄荷3克。

用法 水煎代茶，2日1剂。

方义 食积脾胃、生湿酿热、腐蚀牙龈而成疳。故用胡黄连、黄柏、石膏、龙胆草泻火，火平热毒自解；又用薄荷一味辛凉轻透助散郁火，取“火郁发之”之义；更佐鹤虱、芜荑、雷丸、槟榔、神曲、焦楂、麦芽消滞化疳。再以药末涂搽，内外合治，其效更捷。

外治方 老白苋菜梗烧灰存性30克，煅枯矾3克，硼砂10克，枣信丹10克（成药，系用红枣去核填入信石粉末合拢入罐内盐泥封固，围以炭火，煅透存性，研细）。

用法 共研极细末，先用二道淘米水洗净牙龈，后搽药末，张口流出涎水，1日数次。

眼疳

证候 小儿腹膨脘痞，下肢常冷，经常泻利，日久不愈，渐至形体黑瘦，目赤畏光，继则生翳失明。

病因 脾胃积滞不消，泻利日久不愈，肝经虚火上攻。

治法 杀疳、消积、健脾、止泻、明目、退翳、平肝泻火。

方药与用法

1. 米炒北条参、炒白术、米炒山药、炒鸡内金、木贼、炒谷芽、炒鹤虱、白芜荑、草决明、炒白芍、炒神曲、焦楂炭各10克，酒炒胡黄连3克。

水煎，2日服1剂分6次下。5剂。

2. 鸡肝散　谷精珠30克，蝉蜕30克，煅石决明粉30克，夜明砂30克，共研极细末，每次3克。

鸡肝1具（不落水）用竹片划开几条口子，将药末撒鸡肝口子里，再将鸡肝捏拢放瓷器中蒸熟吃。或用二道淘米水1盅将夹了药的鸡肝放在水内煮熟，喝水吃肝。一般病轻服3次，病重服5次即效。

方义　脾胃受伤，升降失职，清气不升而泄利；浊气上逆生膜胀；日久肝郁化火，疳热上攻，所以目翳失明。方中参、术、山药益气健脾治其本；内金、神曲、谷芽、山楂消积导滞以助脾胃运化；胡黄连、白芍益肝胆养阴血平肝阳退疳热；合鹤虱杀五脏腑虫；芜荑杀虫消积而治疳泻；更用木贼入肝胆疏风热退翳膜；草决明入肝经除风热治一切目疾。至于鸡肝散一方主要功用是养肝血疏风热退翳膜。方用有情血肉之鸡肝是以肝补肝之义，其余四味皆入肝经而疏散肝经风热、明目退翳；石决明能清肝潜阳；夜明砂能散血消积。

耳　疳

证候　小儿聤耳出脓，色黄而臭，两眼畏光，鼻孔发红，舌红口渴，不欲纳食，面黄肌瘦。

病因　由于肾水不足，肝火上升，脾胃积滞，运化失常。

治法　滋肾平肝泻火，健脾消积杀虫，内外兼治。

方药　酒炒龙胆草、胡黄连、红柴胡各3克，黄芩6克，白芜荑、炒鹤虱、槟榔片、神曲、榧子肉（炒）、生地、杭菊花、草决明各10克。

用法：水煎，2日服1剂，5剂。

方义　肝者体阴而用阳，必赖肾水滋养，中焦升降正常。今脾胃积滞，运化失常，肝郁化火上扰空窍，故槟榔、鹤虱、神曲、榧子、芜荑等健脾消滞杀虫；龙胆草、黄芩、胡黄连清泻肝胆实火；生地滋肾养肝凉血泻火；柴胡疏肝解郁；菊花、草决明清热平肝。

外治法　煅枯白矾3克，鹿角霜、海螵蛸各15克，孵鸡蛋壳21个（焙枯）共研极细末，先以棉签擦去耳中脓水，继用消毒棉球蘸醋少许，再蘸上药末，将棉球塞入耳中，1日换药3次。

鼻　疳

证候　小儿鼻孔经常赤疮，时以手指拭揉或搔挖，日久则鼻孔内外赤烂生疮，迁延失治则连上唇人中根部腐烂穿溃。

病因　脾胃积滞酿热生疳，化火灼伤肺津，肺开窍于鼻，肺热火盛则鼻孔生疳腐蚀成坑。

治法　清肺泻火，消疳杀虫。内外兼治。

方药及用法

1. 内服方　胡黄连、杏仁、知母、黄芩、桔梗、神曲、芜荑、炒鹤虱各10克，生石膏15克。

水煎，分2日10次服。

2. 外治方　龙胆草、佩兰叶炭各10克，寒水石15克，密陀僧6克，明雄黄、黄丹各3克，枯白矾1.5克，轻粉0.5克。

共研极细，先将患处用二道淘米水洗净，后撒药，1日3次。

方义　鼻孔生疳腐蚀故名鼻疳。外证在鼻，内因在肺胃，由郁热上熏所致。故本方用胡连、黄芩苦寒之品清邪热、泻火毒、消疳；石膏、知母是白虎汤主药，能清肺胃之燥热，生津润燥以保肺津；杏仁、桔梗一升一降宣降肺气，解肺郁散热邪；神曲、芜荑、鹤虱消积杀虫；共奏清泻肺胃、消疳杀虫之功。再配合外用泄火解毒，燥湿杀虫的粉末涂撒，鼻孔之腐蚀溃烂，可迅速获愈。

按语 疳积一证，类型很多，其临床表现各有不同，就本人所见除上述者外，尚有心肝脾肺肾五脏疳，以及脑疳、牙疳、脊疳、冷热疳、无辜疳、丁奚疳、哺露疳等，本书所论是临床时常见多发之疳病，特举几型以供学者临证隅反。危亦林说："疳者，干也，瘦瘁少血也"。因本病特征就是形体羸瘦，纳少潮热，肚腹胀大。因此古人把小儿一些瘦弱的慢性疾病及因消化不良、脾胃失运、营养欠佳所引起的疾患都名疳病，又名疳积。就本书列举数型来看，其主要成因，亦不外脾胃先伤，消化障碍，健运失常，因之影响其余各脏，而形成各种疳病。其主要表现不外形体消瘦、纳少胃呆，或饮食不为肌肤、便泻、口疮等症。主要治疗应本钱仲阳所提出的"诸疳皆依本藏补其母"的原则进行拟法处方选药，而以扶养脾胃、健运中宫为主，更佐以消疳杀虫磨积之剂。根据本人临床体会，常用胡连、鹤虱、芜荑为消疳杀虫清疳热的主药；用焦楂、神曲、二芽、槟榔消积导滞。再根据受病脏腑虚实寒热差异辨证施治随证选药未有不见效者。

第三章 麻 疹

麻疹须知

对麻疹的认识，首先从症状开始。在麻疹流行季节，凡未出过麻疹的小儿，出现轻度咳嗽，由低烧渐转高烧，咳嗽声重如从瓮中出，鼻塞，涕如脓样，白睛发红，眼角生眵，两颧泛赤，唇焦舌红，口干喜饮冷水，脉浮洪数，口腔软腭两旁出现小白泡，头面颈侧皮内隐约可见小红点，则为麻疹确征；可在适中的光线下，细看患儿面颊、颈侧、胸背、两胁等处，如有星芒样小红点，则为麻疹初出，须避风寒，禁忌荤腥，约经三日，其麻疹自然由头面、胸背、腰腹、臀髀、股膝、胫跗以至脚心等处顺序透发出齐。至此咳嗽减轻，热度下降，头面疹点虽开始开靥，而下肢正在透出，以后逐日顺序向下收靥，褪皮落屑如糠秕样，但麻疹瘢痕尚存，须再经数日方可恢复正常，此时患儿知饥思食，只可与稀饭素菜，禁食肉、鱼、鸡类及葱、蒜等有刺激性发物和避忌风寒与强烈光线。如不禁风则后遗眼睑糜烂发红，如不避寒，则后遗咳嗽哮喘或引起肺炎，如不避强烈光线照射，则后遗两眼畏光羞明，上述麻疹全部过程是属于顺证，不须用药，如口干作渴，可饮凉开水；如要吃生冷之物按时令将所有水果，如荸荠、梨、藕、苹果、橘、柚、枇杷、西瓜、甜瓜等皆可与食，不想食则不必与食。

麻疹初起通用方

证候 已详于麻疹须知中，兹不赘述。

病因 前人认为是先天遗毒，遇麻疹流行时期，凡未出过麻疹的小儿或成人，一感即发。凡已出过一次麻疹的多数不再作。

治法 如已出现上述麻疹初起症状时，疹点隐于皮肤之内，望之似有，扪之却无，可用辛凉甘平微温之宣毒发表汤加减，引邪外透。

方药 金银花、连翘、桔梗、甘草、荆芥穗、薄荷叶、紫苏、防风、升麻、净蝉蜕、淡竹叶、葛根、杏仁各 10 克，鲜苇根 30 克。

用法 水煎，分数次温服，1～2 岁小儿可分 2 日服 10 余次；3～5 岁小儿可 3 日服 2 剂；7 岁以上小儿可 1 日服完 1 剂。必须坚守麻疹须知中所述的禁忌。

加减

1. 大便不通，疹出不快，本方加大黄 6 克，去葛根，大便通利则停药。

2. 大便稀溏，每日 3～5 次，致麻疹滞陷不出，可去杏仁、连翘、淡竹叶、鲜苇根四味，加大豆卷、淡豆豉、陈皮各 10 克。

3. 如因食积中阻，疹不能出，必有身热脚冷，口唇焦干起黑皮，中脘痞硬拒按，舌红，口渴，苔厚不润，烦躁不安等象，本方去葛根、甘草、升麻、荆芥四味，加焦山楂、神曲、麦芽、莱菔子各 10 克，服 1～2 剂后泻出黑酱样大便，其疹自透。

4. 肺热太盛，咳嗽发喘，烦躁汗出，本方加生石膏、知母各 10 克，白粳米 1 撮，水煎，米熟汤成，可当茶服。

5. 如热毒过重，热盛生风，肢体抽搐，烦躁不宁，可急用紫雪丹，每次开水化服 0.3～0.6 克，每日 3 次。

6. 如因感受风寒太重，发烧、无汗、恶寒、咳嗽鼻塞，致麻疹难出，可用本方去淡竹叶、连翘、鲜苇根三味，加麻黄

6克、鲜芫荽1把（后兑入药中煎一沸），取药温服，盖复取汗，其疹自出。

7. 如四肢不暖，疹迟迟不出，可用外治法：取鲜芫荽，鲜三春柳（亦名观音柳）各1大把（干者亦可）搓碎入酒中荡热。取药渣遍搽手、足、肘、臂、膝胫等处，其麻疹自透。

方义 《医宗金鉴》宣毒发表汤是清热解毒发表透疹之剂。原方中升麻甘辛微寒，表散风邪，宣发火郁；配葛根之辛甘轻扬升发、最善解肌清热发表透疹；甘草升发解毒；佐防风、荆芥、紫苏、薄荷、蝉蜕宣散风热发表透疹；连翘微寒升浮入手少阴厥阴气分、泻火散结；用银花甘寒入肺，合竹叶清热止渴；用杏仁、桔梗宣降肺气；因风热之邪易伤津耗液故去利水伤津之木通，加甘寒多液之芦根清热生津以资生化之源。

麻疹的治法，总的说来，初起宜解表；疹已出，宜清热；疹后宜养阴；此乃治疹常法。本节所说的通用方，系指麻疹将出或未出时的治法，非泛指麻疹病全过程。陈复正云："麻疹俗呼麻子。盖因火毒熏蒸。朱砂红点遍身形。发自胃经一定。"因疹为阳邪，证多热象，故解表必以辛凉宣透为主，同时还必须佐以清热即方中升麻、薄荷、蝉蜕、银花、连翘、竹叶之属是也。至于紫苏、防风等辛温之品，皆属微温而不燥，与辛凉药配伍有加强解表透疹之功，表透热清疹毒外泄自无可虑。方后加减法系根据病情随证用药。患儿大便宜通畅不宜秘结，秘则热毒内闭不泄，故用大黄苦寒泄降，减去鼓动胃气上行的葛根；疹将出时，便泻不妨，因泻则内热得泄，但宜微泻不宜不泻，且疹出透，泻应止，如大泻不止，脾胃受伤，清气下陷，当去苦寒；中焦壅滞，饮食停积不化脾不健运，则佐以消导化食、调理中焦之品；如肺胃燥热炽盛，增辛凉重剂白虎汤加强清热生津；如火毒过重，影响厥阴，热极生风，内扰心神，急用清热解毒、芳香通络、镇痉开窍；如风寒外束疹难出者，当去苦寒壅滞，佐以辛温宣散；至于疹出不快，取外治法用辛温香窜之品以助发表透疹。总之，以上各种方法共同之点是取宣通而忌壅塞，其目的在于驱除病邪，使疹毒透表外出。麻疹因寒凉过度，或患儿素体虚寒用大辛大热药治疗者，临床并不乏其例，但极少见，故在此从略。

麻疹后遗咳喘（麻疹失治并发肺炎）

证候　麻疹初起，未有不发热咳嗽的，但随着麻疹透出收靥时期，应当热退咳止，乃为正常现象。如在疹已落屑之后，还有潮热咳嗽，渐至气促声嘶，痰带锈色，咳难吐出，咳逆痰鸣，鼻翼煽动，烦躁不安。是病已恶化，注意治疗。

病因　麻疹热毒火邪，留滞肺经失于宣解。

治法　辛凉甘寒，宣畅肺络，清热泻火，理气化痰。

方药　麻黄绒、桔梗、杏仁泥、牛蒡子、前胡、冬桑叶、甘草、炒枳壳各 10 克，生石膏粉 15 克，鲜芦苇根 60 克。

用法　水煨 1 小时，去上沫，频频与服。可代茶饮。3 剂为 1 疗程。

方义　热毒内蕴、肺失肃降。故方取《伤寒论》麻杏甘石汤辛凉宣泄、清肺平喘；加桔梗、前胡、桑叶、枳壳宣降肺气、化痰平喘；鲜芦根一味是《千金方》苇茎汤方之主药，可加强清肺泄热，以防热盛伤津；又配牛蒡子气味辛平解热散结；诸药配合则肺气之郁者得以宣畅，热壅于里者得以清泄而喘咳诸证亦可告平。

水痘

证候　初起发热憎寒，或咽痛，继则头面肢体水痘陆续出现，皮薄色红，根盘深紫，脉象洪数，舌苔白薄质红，或口渴喜饮。

病因 先由湿热内伏，继以风邪外侵。

治法 辛凉祛风，甘淡泻湿，清热解表，泻火败毒。

方药 金银花、生石膏末、连翘、丹皮、赤芍、淡竹叶、蝉蜕各 10 克，淡豆豉、甘草、桔梗各 6 克，荆芥 2 克，鲜苇根 30 克。

用法 水煎，2 日 1 剂分 8 次服完。3 剂为 1 疗程。

方义 水痘一病为湿热风邪外透之象。如无内证，一般不经治疗亦可获愈。今寒热咽痛脉洪舌红，是热毒内盛的表现，因此，变辛凉平剂之银翘散为疏风清热泻火解毒之方。因风本阳邪，治宜宣散，然湿为阴邪又不宜过散，故去薄荷、牛蒡子以减轻辛散，加气味甘寒之淡豆豉、蝉蜕轻透风热；加石膏辛甘大寒之味大清气分实热；加银花、连翘、竹叶、芦根、甘草清热解毒；再加丹皮、赤芍味苦微寒凉血清热；用桔梗入肺泻热，治喉痹咽痛；荆芥能散风湿，为风病血病疮家圣药；总之，本病治疗总以凉散为法，与正痘（天花）之宜辛温发散或甘温补托者不同。

第四章　外感　杂病

外感挟滞

证候　发热头痛数日不解，中脘痞鞕，不欲纳食，苔厚脉浮而滑。

病因　外感风寒，内夹食积。

治法　解肌消食，表里兼治。

方药　淡豆豉、杏仁、陈皮、苏叶、连翘、焦山楂、神曲、谷麦芽（炒）各10克，薄荷1.5克，甘草6克。

用法　水煎，分数次温服，每隔2小时服1次，禁油腻腥荤、生冷面食不宜消化之物。可连服3剂。

风温挟滞

证候　小儿发热，咳嗽，口渴，苔白或微黄，脘痞腹胀，不欲纳食。

病因　风温外感，饮食内滞。

治法　疏风，清热，消滞。

方药　桑叶、前胡、连翘、焦山楂、神曲、生谷芽各10克、薄荷1.5克，桔梗、陈皮各6克，生甘草3克。

用法　水煎，分数次温服。每隔2小时服1次，禁油腻腥荤、生冷面食不易消化之物。可连服3剂。

病例　齐某，男，2岁，1976年8月2日。

发烧半月，入夜尤甚，伴咳嗽，口渴欲饮，纳差，每夜8点左右发烧，至天明渐退，烧甚时抽搐。印象为风温夹滞，治宜疏风清热、消食导滞。

桑叶、桔梗、前胡、连翘、杏仁、陈皮、焦三仙、莱菔子、厚朴各10克，薄荷、荆芥、胡黄连各6克。

服上方2剂，烧退能食、诸证皆平其病痊愈。

暑邪夹滞

证候 小儿发烧，多日不除，恶寒无汗，头痛身重，每日午后热炽，口干不多饮，脘痞不欲食，按之腹脘满硬，苔厚中心微黄。

病因 湿热内蕴，更加食滞。

治法 宣湿清热，消滞散积。

方药 淡豆豉、杏仁、瓜蒌皮、神曲、六一散、炒枳壳、焦山楂、通草各10克，厚朴6克，白蔻仁1.5克（打），鲜芦根15克。

用法 水煎，分4次温服。可服3剂。

病例 孙某，女，11个月，1971年9月9日初诊。发烧二月不退，住院治疗无效。手足心热、不欲食，脉弦滑数，苔白中黄。印象为食滞夹暑邪所致。拟消积化滞，清热解暑之剂。

香薷、淡豆豉、苏叶、建曲、枳壳、谷麦芽、青蒿、连翘、陈皮各10克，厚朴、胡黄连各6克，焦山楂15克。

二诊：9月15日。服上方第1剂，大便泻下黑酱样稠便二次服第二剂热退欲食，仍宗原方加鳖甲15克，莱菔子10克，服2剂以善后。

惊感挟滞

证候 小儿发热数日，体温逐渐增高，脉数纹紫，苔厚微黄，唇干口燥，啮煎（频频咀唖）不安，头热如火，下肢不温，寐中惊掣呼叫，两目无神，大便溏泻，色黄带绿，腹脘痞胀，有形拒按。

病因 食滞、挟惊、更感外邪。

治法 清热，解肌，镇惊，消滞。

方药 金银花、连翘、淡竹叶、朱茯神、炒黄芩、炒神曲、山楂炭、莱菔子、炒谷麦芽、天花粉各10克，红柴胡5克，胡黄连5克。

用法 水煎，2日10次服完，病愈停药，未愈可续服1～2次。

方义 小儿气血未充，脏腑娇嫩，多有饮食失节、饥饱失常。因此，外有邪客则容易侵袭，内则多兼饮食停滞，故外感病中常兼脘腹痞满饱胀，不欲饮食，甚则痞硬拒按等症。以此治疗小儿外感时常加神曲、山楂、谷麦芽、莱菔子等消食导滞使中焦通畅、外邪易却，所谓“里和表自解也。”至于外感时病，本书列举有风寒、风温、湿温以及惊感四病。治法总以宣散上焦肺卫为主。如感受风寒，则用苏叶、淡豆豉、薄荷、杏仁疏风散寒；加连翘、陈皮散结清热。如感受风温，又当用辛凉轻剂桑菊饮化裁以疏风清热宣肺止咳。唯湿与温合纠缠日久，难取速效，如仅与苦辛去湿有助热炽，平以苦寒折热又惧碍湿，惟芳香苦辛、轻宣淡渗以开上、宣中、导下为治疗湿温的原则。方中杏仁、淡豆豉宣通肺气；川朴、瓜蒌皮、蔻仁、枳壳行气宽中、化浊除满、和畅脾胃；通草、六一散、芦根清利湿热共成宣化、畅中、清热利湿，使三焦通畅而湿热分消。外感挟惊系上焦风热内蕴，少阳相火炽盛，风火内扰，心神不宁，故方用银花、连翘、竹叶、胡连、花粉散风清热；用柴、芩和解枢机、清透郁火；佐朱茯神宁心安神而镇惊，三焦通畅，火退风去，病可获愈。

病例 1969年6月21日，汪某，男，1岁半。

发热六日，体温渐高，今已高达40.5℃。诊脉弦数，指纹青紫，舌苔中厚微黄，余证如前所述。经用本方二日，泻下酱黑大便数次，今晨微汗出，热全退。嘱其停药，将息调理自然恢复正常。

小儿夏季热（亦名小儿暑期热）

（一）暑邪挟滞积

证候　小儿每到夏天，发热经数月不退，手足心热，脘中痞硬，口干时欲饮水，唇焦黑色起皮，不欲纳食，脉象浮弦滑数，舌红苔白中黄。

病因　食滞积结于中，暑邪侵袭于外。

治法　清解暑邪，消磨积滞。

方药　香薷、淡豆豉、苏叶、建曲、枳壳、谷麦芽、青蒿、连翘、陈皮各10克，厚朴、胡黄连各6克，焦楂15克。

用法　浓煎，3岁以下小儿，2日服1剂，3岁以外小儿，3日服2剂。7岁以上小儿，1日服1剂。

方义　经曰："先夏至日者为病温，后夏至日者为病暑"，暑多挟湿。今暑薄于外，食滞于中，故拟清暑消食并施，用黄连香薷饮加味。香薷辛温发散兼能利湿；厚朴、枳壳、陈皮宽中除满理气消滞；加苏叶、淡豆豉既可加强香薷解表作用，又可以配伍厚朴等味行气调中；同时用清芬之青蒿宣透暑热；胡黄连、连翘苦寒泻火解毒清解内闭暑热以疗久热不退；渴饮舌红诸证加山楂、神曲、谷麦芽消食磨积，调理中州。诸药总合能发表解暑、调和营卫，故得汗而热退，积滞消、腐秽随便泄而去，诸症自除。

（二）暑邪挟虫积

证候　有的小儿每到夏季长期发热不退，上午轻，午后重，入夜尤重，纳食少，精神疲乏，心烦口干，舌红苔薄中光，脘中痞胀拒按，腹中有时阵痛，身半以上热炽如火，下肢冰凉，上下唇内有虫斑。

病因 外受暑邪，内挟虫积。

治法 清暑、磨积、杀虫、退热。

方药 胡黄连、炒鹤虱、雷丸、白芜荑、榧子肉、神曲、山楂炭、槟榔、莱菔子、使君肉、瓜蒌皮、炒麦芽、炒枳实各10克，苦楝根皮15克。

用法 浓煎，2日1剂，分10次服完，可连服3～5剂，以泻下黑酱色稀溏粪便，身热全退为止。

方义 饮食不节脾胃受伤，食积化热生虫，兼以暑热外侵，火性炎上，故见上热下凉等症。方中首选胡黄连清热泻火杀虫是治疗本病的主药；鹤虱、神曲等药杀虫、消食导滞宽中；佐瓜蒌清上炎之火；配枳实破气散结。综观本方组成系一派消导攻伐之品，对于本证舌红中光似觉不宜，然而根据本人在临床体会，此食停热结，胃津不能布润所致。故先祛邪使中焦气机得畅，津液四布，这与阴虚发热自有虚实之别。

顿呛
（亦名鸬鹚咳　又名百日咳）

证候 小儿咳嗽日久不愈，逐渐增剧，咳甚则面红耳赤，颈脉青紫怒张，甚至胸腹痉挛，呕吐痰水及饮食物，或痰中带血，有时连声咳嗽不止，气不能回。

病因 一为疫邪传染，二为火热内伏，火逆冲上，邪迫肺胃。

治法 泻火清热，降逆止咳。

方药与用法

1. 天冬、百部、紫菀、冬花、枳壳、知母、杏仁、桑叶、前胡、甘草各10克，桔梗6克，鲜苇根60克，竹茹15克。

浓煎，分数次服，可连续服3～5剂。

2. 猪腰子 1 对，剖开切 4 片，洗净煨汤吃。

方义 本病以火热为主。是由肾中伏火，胃中积热，挟温邪上犯肺经，致使肺气失其肃降而上逆所成，治以清热泻火凉血滋阴化痰等法。凡辛温辛热祛风散寒及温补之法，皆所当忌。本方是根据紫菀汤加减而成。方中紫菀辛温润肺、苦温下气，能润肺泻火、止咳化痰；冬花辛温纯阳、泻热润肺、消痰除烦，为治咳嗽要药；二药气味辛而不燥，润而不寒，补而不滞，治肺经虚热，咳逆上气，多同时并用；又用百部甘苦微温，加强润肺、泻热、止咳的作用；天门冬甘苦大寒，清金降火、滋肾润燥；知母辛苦寒滑，上清肺金而泻火，下润肾燥而滋阴，以除顿呛之源；又用甘寒多液之芦根清胃降火，竹茹甘而微寒、开胃土之郁而清胃热，二药润燥清热、益胃润肺、补土生金；再佐以桑叶、杏仁、桔梗、前胡、枳壳等治各种咳嗽辛凉轻清宣降肺气而解郁滞；甘草气味甘平润燥泻热、调和诸药。至于用猪腰子煨汤是民间验方，无非是以肾补肾，肾气充则肺气旺，阴精强则火热自退，又可防止久咳肺伤及肾之虑。本方仅适于肺热阴伤即顿呛中期阶段。如病在初期单纯肺热气郁或中期久热炽盛以及后期肺虚为主者，皆当随证拟法，如麻杏甘石汤，桑菊饮，补肺散等。

喘咳

证候 小儿初起发热咳嗽，继以呼吸迫促气逆作喘，咳声重浊，鼻翼扇动，烦躁不眠。

病因 温热蕴于上焦，风寒搏于肌表，热被寒束，肺气不利。

治法 清宣并施。

方药 麻黄 3 克，生石膏 10 克，苦杏仁（打）、前胡、苏叶、陈皮各 6 克，鲜芦根 15 克，炒枳壳、桔梗、甘草各 5 克。

用法 水煎代茶，频频与服1日1剂，可服3剂。

方义 本病为风寒外束、温热内郁、肺气不利，故喘而无汗。拟辛凉微温法，于麻杏甘石汤方加味。麻杏甘石汤乃辛凉重剂，清泄郁热，降气平喘；加苏叶气味辛温，散寒解表；又佐以前胡、桔梗、陈皮、枳壳宣降肺气，理气化痰；重用鲜芦根益胃润燥；合甘草，以资肺气生化源而保肺津组合成方可使表邪解温热清，肺得肃降，诸恙悉平。

虚寒久泻

证候 初则大便稀溏，每日数次，腹胀，纳少欲呕，日久不愈，渐至滑泻失禁。

病因 脾肾阳弱，气虚下陷。

治法 健运中阳，补益命火，除湿化痰，涩肠止泻。

方药 赤石脂、禹余粮各15克，米炒党参、茯苓、焦白术、炙甘草、诃子炭各10克，䃼半夏、炮姜炭各5克，橘红6克。

用法 水煎每日1剂，分5次服，可连服3剂。

方义 本证泻利日久，是因中焦阳虚统摄无权，由脾及肾，下元不固，所以滑泄不禁。本方由桃花汤、赤石脂禹余粮汤、理中汤、六君子汤综合组成。综观四方作用，系以《伤寒论》桃花汤温中收涩法为主而进行治疗的。根据本病腹胀欲呕便溏滑泻的主证，用六君子汤加炮姜（即六君子与理中汤合方）益气健脾、温中散寒；加赤石脂、禹余粮、诃子炭涩肠止泻。虽系数方合用，实未超出桃花汤之大法。

病例 谭某，男，8个月，1965年12月3日。

患儿溏泻腹胀已五月，累治无效，大便每日4～6次，面黄唇白、苔白厚，中心灰滑，脉弦滑。印象为脾肾阳弱、痰湿壅滞，宜除湿化痰、健运中阳、补益命火。用上方8剂，诸证全除。

泻利色绿

证候 小儿泻利稀溏，色绿气腥，日10余行，指纹青暗，舌苔白滑，神倦肢冷，脉象弦缓，食少作呕。

病因 泻久气虚，脾胃阳弱，肝胆气泄。

治法 宜缓肝补脾，健运中阳，扶保元气。

方药 米炒条参、焦白术、白茯苓、煨葛根、藿香梗、炒白芍各10克，草果仁、炙甘草、姜半夏、柴胡、木香各5克，山药15克，煨生姜3片。

用法 水煎1日1剂，分5次服。

方义 脾主温主升，胃主燥主降，脾不升则泄，胃不降则呕吐。由于脾胃虚寒升降失职，影响肝胆疏泄失常，是病泻利绿色稀溏为其特征。方用六君子汤加味治疗。用四君子汤甘温益气健脾；山药甘涩补脾固肠；葛根辛甘性平鼓舞胃气上行，升阳举陷；合陈皮、半夏辛温理气、和胃降逆；更加辛热香散温中祛寒之藿梗、生姜以理气化湿；兹更于上述温中散寒促脾化湿之中，加入性味苦平味薄气升之柴胡以升清解郁；合芍药甘草酸甘化阴，柔肝缓中、调和肝脾，使肝脾调和，气机流畅；更加木香辛苦而温，疏肝快脾、升降三焦气机。诸药合用，使脾能健运，肝气条达，气机畅通，诸证自消。

暑湿渴泻

证候 小儿泻利黄水，发热面赤，舌红口干，大渴引饮。指纹深紫，脉大而数。

病因 暑湿伤胃，故舌红口渴；暑湿伤脾，故泻利黄水。

治法 清暑泄湿，益胃理脾。

方药　香薷、白术、煨葛根、炒扁豆、益元散各10克，广藿香、陈皮、炒黄芩、甘草各6克，炒川连3克。

用法　开水泡，急火煎，用以代茶。

方义　本方以三物香薷饮与葛根黄芩黄连汤两方合治。三物香薷饮原治夏月感受寒湿、表气不宣、脾胃不和，为暑月解表要剂。本病因暑湿伤脾、气化不行，故借香薷饮加藿香、陈皮、祛暑化湿、醒脾和中；因脾伤故于香薷饮中以白术易厚朴；暑湿下迫大肠故以葛根芩连汤清泄之；再加味淡性寒之益元散清暑利湿、使内蕴之暑湿从下而泄。

渴泻后发消渴

证候　小儿在夏秋之交，先病泻利稀溏，继则大渴引饮，小溲清长，饮一溲一，日夜无度。

病因　肺胃津耗于上，命门火衰于下。

治法　益火之源，化气增液，壮水之主，润燥生津。

方药　西洋参10克（或大党参30克）（另煎分冲），金钗石斛（细切，另煎，分冲）大熟地、熟附片、山萸肉、枸杞子、杭寸冬、五味子各10克，肉桂末1克，粉丹皮、泽泻、茯苓各6克，怀山药15克。

用法　开水小火熬2小时取汁，入冰糖4两，再将西洋参与石斛兑入同熬代茶频服。3剂。

方义　前贤将消渴病分上、中、下三消。《临证指南医案·卷六·三消》载："三消一症。虽有上中下之分。其实不越阴亏阳亢。津涸热淫而已。"故消渴的特点是阴亏阳亢，若迁延日久，阴损及阳，导致肾阳亦虚。本病小便清长，饮一溲一是由于肾虚所形成的下消证。病起于夏秋泻利，显然是先因暑湿伤脾累及于肾。又脾为胃行其津液，脾虚则失其输化、摄纳之权，而水谷之精微下泄。而肾虚在上则不能化气行水、使津液上潮，在下则摄纳不固、约束无权，故口大渴引饮饮一溲一、小便清长。拟《金匮》肾气丸加味，取其水火并补，以复阴阳。方中六味地黄丸滋阴固肾、润燥生津，所谓“壮水之主”也！附片、肉桂补水中之火以鼓舞肾气；所谓“益火之源”也！加西洋参甘淡，大补脾肺中元气而生津；配寸冬甘微苦寒补肺润燥、强阴益精；更加石斛甘淡入脾、咸平入肾、益精强阴、平补脾肾；枸杞甘平润肺滋肾、生精助阳、治嗌干消渴。消渴一病其表现各有不同，但都与肺、胃、肾有着密切关系，只是侧重不同，治疗亦随之而异。本病病变侧重在下焦，故用肾气丸为主方。

病例 皮某，男，1岁半，1939年7月13日来诊。

自利稀黄，大渴引饮，医以五苓散分利，泻虽减，渴更增。小便清长频繁，饮一溲一。舌红苔白，后半腻滑，脉沉缓细。经用上方而病去。

天疱疮

证候 小儿头面肢体起疮泡，大小不等，如汤火烫伤之状，内含浅黄色浆液，此愈彼发绵延不愈。

病因 湿热郁于气分，复感时令毒邪。

治法 清火败毒，内外兼治。

方药 金银花、地丁各15克，茯苓皮、牛蒡子（炒打）、冬桑叶、连翘、大青叶、地骨皮、白鲜皮、鸡苏散各10克，野菊花6克。

用法 每日1剂，水煎分5次服。

附外治方　生地3克，栀子、大青叶、升麻、大黄、黄柏各30克。

用猪板油8两，（麻油亦可）熬化，将药放油中炸枯，滤去渣，加黄蜡15克候冷，瓷瓶收贮密封，埋在土中7日夜，取出，以棉签蘸油搽疮上。此乃夏禹铸方，屡用皆效。

方义　湿热内郁、风毒外加，搏于气分，蕴于皮肤，发为疮泡。治当清热利湿散风解毒。故重用金银花之甘寒，合地丁、野菊花之苦寒以清热解毒；连翘清利湿热；大青叶泻火散结；白鲜皮清热燥湿；地骨皮降肺中伏火、疗在表无定之风邪；牛蒡子、防风解热散疮毒；桑叶凉血燥湿祛风；茯苓以皮行皮，祛肌表之湿；鸡苏散疏风、泻在里之湿热；上药组合成方，名清火解毒汤。有泻火解毒、祛风利湿之功。更外用清热散结之药，以助湿热毒邪之外泻，内外兼治，屡用皆效。

疑难病验案

噎膈

郭某，男，50岁，1928年4月12日就诊。

患者咽喉不利，吞咽困难，胸中隐痛，时吐白沫，渐至食入则呕吐而出，大便数日一次，粪如羊矢，形体干瘦，病已三月余。诊脉微细短涩，舌苔白滑质红，后半无苔。每日只能以米汤或藕粉慢慢吞咽，否则哽噎不下。乃中阳不运，痰饮中阻，津液衰竭所致。俗名哽噎病或反胃病。

治法　健运中阳，涤痰饮，补正气，增津液，降逆气。

方药　炙党参、北条参、焦白术、虀半夏、广陈皮、炙甘草各15克，西砂仁、广木香各6克，杭寸冬、白茯苓各15克，加水浓煎，分三次温服。5剂。

又单方：干柿饼，每次1枚，饭锅上蒸透，同干饭细嚼，慢慢吞咽，不可饮水。每日3次，如每次能多食1～2枚柿饼则更好。

二诊：服药及单方，经过五日，只吐2次，大便每日能通，食欲增强，不再频吐白沫，俱属佳象。宜宗原方，继续多服。外加单方1味，每日1次。

方药　燕菜（俗名燕窝）每次10克，凉水浸透，拣去细毛，加冰糖与水，炖食。

三诊：月来连续服药与两种单方，已经纳食不吐，大便正常，皮肤润泽，精神舒畅，不显重病容，将原方减去木香、砂仁、陈皮、半夏各3克，加南沙参、怀山药各15克，2日服1剂。柿饼继续照服。

方义 本病为中阳不足，运化失常，致痰饮滞阻，津液不充。用温中扶阳，和胃健脾化痰行气之香砂六君子汤，重用性味甘苦微寒，滋阴生津之麦冬，又加补中益气之北条参以制木香、砂仁、陈皮、半夏之辛燥，更加用专治“反胃病”单方一味“柿饼”，同于饭日日食之，取得临时疗效。活至1937年，病又发作，再经治疗无效而死。

胃 癌（一）

邵某，女，46岁。1968年8月12日初诊。

患者原有胃病十多年，经常食欲不振，精神疲乏，食后脘中胀闷，嗳气翻饱，甚则呕逆。自觉胃中有块，逐渐增大。于1968年7月19日，先觉胃脘作痛呕血，后则剧痛难忍。当地医院按急腹症处理无效，当天转汉口某医院住院治疗。经内外科会诊，疑为胃穿孔或肠梗阻。即行剖腹探查，发现为胃小弯近窦部癌肿穿孔，已有小网膜粘连覆盖，大网膜（近横结肠肝侧）有质硬肿块，为肿瘤转移病变，胃后部与胰腺粘连成硬块状一片，无法切除。只将充血水肿之阑尾切除，在网膜孔处放卷烟引流，关闭腹壁各层，继合结扎。据此诊断为胃癌晚期转移，病情危重。术后患者胃脘仍阵发剧痛，日夜不止，惟用各种镇痛剂以图缓解。勉强住院20余日，认为无法治疗而出院，于同年8月12日特来就诊。

自述终日痛发难过，后事已备，不求病愈，只求减轻痛苦。视其面色呈重病容，痛发则呻吟不绝。脉缓而濡，舌苔白润。神倦纳差，创口上起剑突，下至小腹。脘中肿块明显高突，约大如儿头，手不可近。拟定下方，以观后效。

方药 赭石粉15克，海藻15克，旋覆花10克（布包），煨三棱10克，昆布15克，煨莪术10克，夏枯草60克，赤芍10克，制鳖甲15克，白茅根30克，白花蛇舌草120克。

用法 加水6磅，熬至2磅，滤去渣，再加蜂蜜60克入药汁中，熬和，分2～3日10次服完，连续服1月再议。

又单方 白鹅血，乘热服，5～7日服1次。

9月11日二诊：自服中药及白鹅血后，至今近1个月，病减大半，肿块亦平，饮食增加，精神较好，能扶杖行走。惟口中发酸。仰原方加盐水炒陈皮10克，续服1个月，白鹅血照法续服。

11月8日三诊：自初诊至今近两月，共服中药25剂，饮白鹅血9次，腹痛早除，饮食二便正常，精神体力渐复。今日步行五里亦不觉累。脘中肿块全消，腹部平坦柔软，重按不觉有块，亦不作痛。再仰原方加南沙参15克，嘱照前法，续服10剂，以冀巩固疗效。还须注意禁忌，继续观察百日后来复查。

1969年1月10日四诊：近来右侧季胁时作刺痛，疑为癌肿转移，病又复发。为之复诊，脘腹柔软与三诊无异，痛处正当章门穴处，按之无包块，重按反不痛。不热、不肿、不红，诊脉弦缓，舌苔白厚，舌质正常，臆断为血滞络虚，气机不畅，不是癌转移复发。拟通络补虚法。

方药 鹿角霜15克，当归须、柏子仁、炒白芍、炙甘草、旋覆花（布包）、桃仁泥、紫降香、九香虫各10克（焙焦研细分冲），桂枝尖5克，鳖甲15克，生姜3片，大枣3枚，葱叶9枚，5剂。

用法 水煎，每剂分3次服，1日1剂。

体会 本病经剖腹探查诊断为胃癌穿孔，并已转移，更与邻近脏器相粘连，实为“不治之症”。今勉为其难，重用能治一切癌症之白花蛇舌草为主药；佐以能治贼风、蛊毒、邪气、养阴血、除血痹、健脾止反胃之代赭石；消坚软痞散结，治噫气不除，呕逆不下食之旋覆花；消瘿瘤结核坚聚，化缩食，治五膈，并阴瘄膈噎之海藻、昆布；能散血瘀气结，老块坚积，痃癖奔豚，开胃、化食、解毒，治心腹诸痛，活血消肿之三棱、莪术；解内热，散结气，消瘿瘤湿痹，气禀纯阳之夏枯草；散恶血，消痈肿，治腹痛坚积，血痹疝瘕，行血中瘀滞之赤芍；治心腹癥瘕，坚积、寒热，去痞疾息肉，清热滋阴之鳖甲；除血痹瘀血，热哕、反胃、上气，劳伤虚羸、补中益气之白茅根；解毒止痛之蜂蜜等为剂。以希万一，幸能获效。特志之以供参考。

附记 本病患者，经此次诊治后，于1969年8月3日，1970年4月15日，1972年8月21日，因食欲不佳，或小腹作痛曾来诊查，身体健康如常。于1973年10月份曾写信随访，12月回信谓："我的病通过剖腹探查，经过切片化验确定是胃癌，通过张医生治疗，愈后于1970年10月份在武医附属二医院检查一次，没有发现什么问题……。直到现在自觉也没发现什么问题。"

白鹅血、白鸭血的服法：

一人将白鹅或白鸭两翅及两腿紧握，另一人将其颈宰断后即令患者口含颈部，饮其热血，5～7日1次（临床实践证明，虽感饮食吞咽作吐的患者，但饮鹅或鸭热血多不作吐）。

另将白鹅或白鸭尾部毛挦下烧成灰，研极细末，分3次，调米汤或稀饭服完，鹅鸭肉均可煨汤食。

禁忌 各种鸡、鹁鸽、猪头、猪蹄、牛肉、羊肉、狗肉、鲤鱼、黄颡鱼、鲇鱼、虾、蟹、辣椒、芫荽、葱、蒜、韭、薤、姜、花椒、胡椒及其一切发疮动火之物。特别是酒类，更应禁绝房事。

胃　　癌（二）

河南省郑州市第三人民医院肿瘤研究组应用上述方药对以下一例胃癌治疗获效。

魏某，男，58岁。

患者原有30多年的胃病史，1972年5月开始感觉上腹部不适、隐痛，食量逐渐减少，饭后上腹部饱胀，晚间突然发生呕吐，吐出物为食物及酸水，严重时带血丝，某铁路医院疑为胃幽门梗阻。于1973年10月21日，因上腹部疼痛呕吐加重，急诊入某省人民医院、外科诊断为：①幽门梗阻；②幽门窦部癌。

治疗经过：

1. 入院检查　一般情况良好，心肺（一），两锁骨上淋巴结（一），无明显恶液质，腹部平软，未见肠型，剑突下有压痛，未触及肿块，上腹部有震水音，肝脾未触及，于1973年10月22日行上消化道钡餐检查，报告为：胃窦部大弯侧充盈缺损，边缘不整齐，确诊为胃幽门窦部癌。于1973年10月25日行剖腹探查术：术中见肿瘤如拳头大，位于幽门窦区，肿瘤已侵犯十二指肠、胰头及肠系膜根部。肠系膜根部有增大之淋巴结。术中经主任、主治医师多人会诊，肿瘤已不能切除，故仅施行胃改道手术胃空肠结肠后混合术。于1973年11月10日出院。1974年初觉胃中渐有不适。于3月5日行抗癌治疗：①先用5-氟尿嘧啶250mg×80支（20克）。②后加用噻替哌10mg×30支（共300mg）。用上药后病仍逐渐恶化。

2. 1974年4月8日到某铁路医院就诊，就诊时腹痛、腹胀，进食后呕吐，体质明显消瘦，左锁骨上可触及较大之肿块（大小未记载），质坚硬，表面不光滑，诊断为胃癌，手术后广泛转移，已属晚期，无法治疗。给予止痛剂及支持疗法返家，家属失望，将病人接送回家。但病情继续恶化，腹痛急剧，进水后立即呕吐，体质消瘦更加明显，卧床不起，全身浮肿。

3. 于1974年8月5日开始按湖北中医学院张梦侬老师1974年在广州《新中医》杂志第三期报道的“胃癌治验一则”的治疗方案进行治疗。1974年9月16日复查，已服中药及白鹅血6周，腹痛明显减轻，食欲好转，不呕吐，全身浮肿减轻，左锁骨上淋巴结未能触及。按上药每日1剂，白鹅血5日1次，计划拟坚持五个月的治疗。

4. 目前情况，于1974年12月6日至郑州市第三人民医院就诊。病人自述，除头昏外，无任何痛苦感，每日能进食一斤多，每天早晨能打太极拳，上街买菜，协助家务劳动。体重由103斤增至148斤。检查：病人一般情况好，浅淋巴结均未能触及，腹部伤口愈合良好，稍胀，肝脾未触及，右上腹未触及肿块。于1974年12月9日行上消化道钡餐检查，结果如下：胃肠吻合术后，胃内无残食，吻合口通过顺利，胃体蠕动尚好，胃窦部钡剂未充填，十二指肠及幽门无法观察肿瘤情况。

预约行胃镜检查，进一步观察肿瘤消失情况。

单方、服法，药方、服法均见上例。

肝脏硬块

胡某，男，23岁，1968年5月22日初诊。

患者自觉右上腹部经常疼痛、初作肝炎治疗无效，渐至右肋下缘高起，日益增大，按之坚硬作痛，饮食减少，形体显著消瘦，经汉口某医院检查，认为“肝癌”，未收住院。因来就诊，脉象弦长有力，舌质紫暗，目黄溺赤，右肋下连中脘高突如盘，按之凹凸不平，坚硬如石，重按则痛。根据西医病历诊断，及脉舌形质症状以观。为肝脏血瘀气滞，结聚成块。法当开郁、行气、活血、消瘀、软坚、散结、佐以抗癌之中草药。轻药重投。

方药 绵茵陈30克，海藻15克，炒槐角（研）10克，旋覆花15克，昆布15克，制鳖甲15克，夏枯草120克，地丁30克，蒲公英30克，煨莪术10克，煨三棱10克，白花蛇舌草120克，败酱草30克，蜂蜜60克。

用法 以水8磅，熬至2磅，滤去渣，后加蜜熬令和，分2日6次服。

6月26日二诊，按法服初诊方一月，肝硬转软，肝大较前缩小，按之凸凹较前平坦，精神气色较好，饮食增加。脉弦转缓，舌质紫暗减退。是病已有显著好转，照原方加天葵子15克，嘱按法续服一月，以观后效。

体会 本例疑为肝癌，其症肝脏结块疼痛，目黄溺赤，舌质紫暗，故重用软坚消瘀之品，或谓此方仅鳖甲有滋阴，蜂蜜有补中，夏枯草有养肝血之作用，余皆清热败毒，散结软坚之品，尤以赤芍、三棱、莪术破血破气，宁不畏其损正？可否加入补养之品？攻补并行。吾意不然，前人虽有养正疾自除之法，但只能用于年老体弱正虚邪弱之慢性久病；攻补并行之法，只宜用于正虚邪盛之人。本病例系未婚青年，病虽重而体不虚，故用此祛邪以安正之方。

按语 同年10月，介绍胡来就诊之唐某来云：患者经两次治疗，连续服药两月余，病已痊愈。经本县医院复查，肝肿全消，按之柔软，中无抵抗，精神体力，一切正常，早已上班工作。以后随访，病未再发。

龈瘤

丁某，女，26岁，未婚。1969年12月22日就诊。

患者于1969年12月上旬，在进餐时觉咀嚼欠利，肢体有劳累困倦感，并发现右上颌牙龈后上方有一硬结，象如半截橄榄样。即先到武汉市第三医院，继到武汉医学院附一医院、湖北医学院附一医院、附二医院、口腔医院与中医学院附属医院等处检查，均认为“龈癌”的可能性大，因肿块坚硬异常，根部不规则，周界不清，特别是生长迅速，初起像橄榄形沿右颊咀嚼肌前缘向腮颊伸展，不到一周，大似小茄头，旬日以外，已大如卵 3cm×4cm×2cm，纵属良性龈瘤，现已趋向恶化，一致建议立即手术切除，后作组织切片病理检查，以免继续发展，前途不堪设想。患者深知病势严重，必须积极治疗。但考虑术前须拔牙，术后成畸形，不仅手术痛苦，且能存活多久？难以预料。于是决定不作手术，坚持用中药治疗，因来就诊。当时患者呈重病容，形体干瘦，拟方如下。

方药　金银花 30 克，煨三棱 10 克，旋覆花 10 克（布包），蒲公英 30 克，莪术 10 克，夏枯草 30 克，橘核 10 克，昆布 15 克，紫花地丁 30 克，天葵子 10 克，白茅根 30 克，白花蛇舌草 60 克。

用法　加水 6 磅，煎至 2 磅，去渣，加蜜 60 克熬令和，1 日服完。

12 月 29 日二诊：服药后无不良反应。按原方加白茅根、夏枯草量各成 60 克，白花蛇舌草成 120 克，更加土贝母、京赤芍各 10 克。

用法　同煎，改为 2 日 1 剂，以 30 剂为 1 疗程。注意观察变化。每剂加水 8 磅煎。

1970 年 1 月 6 日三诊：觉肿瘤发展缓慢，二诊方再加牡蛎粉 30 克，继续照服。

同年 2 月 29 日四诊，肿块已停止发展，嘱续服三诊方，注意观察变化。至同年 4 月，肿块已显著缩小。至同年国庆节后，服药达四个疗程，肿块已消减大半，应届毕业分配，离开武汉，要求改拟丸方，以便常服。

方药 炒橘核、海藻、昆布、三棱、煨莪术、炒枳实、法半夏、牡蛎粉、鹿角霜、白芥子、天葵子、浙贝母、制香附、郁金、广木香、山慈菇、蚤休各60克，夏枯草250克，白花蛇舌草750克。

制法 共炒研极细末，炼蜜为丸，梧桐子大。

服法 每次50丸，每日2次，饭前半小时开水送下。汤剂方改为每月6剂，即2日1剂分6次服完，休息3日。

1971年12月来信云："二年多来，服丸药二料，汤药每月按法照服，肿瘤消减，只剩豆大。精神、饮食均正常，早已上班工作。"复信嘱继制丸剂配合汤剂，服至肿瘤全消为止。

1972年12月来信云："遵嘱服丸药一料，汤药近20剂，至本年4月，肿瘤完全消失，体质较前发胖，健壮，并自1972年工作至今，一切正常。"

体会 本病肿块发生较快，因患者不愿手术，未能确诊，但龈癌之可能性仍存，故用治癌比较有效之白花蛇舌草为主；佐以清热滋阴解毒之金银花、白茅根、蒲公英、紫花地丁和蜂蜜；化痰行气，活血消瘀，软坚散结之旋覆花、夏枯草、海藻、昆布、橘核、天葵子；破血破气之三棱、莪术等为剂。二诊时按初诊方加大其剂量，再加破恶血之赤芍药与散结气之土贝母。三诊就二诊方加一味滋阴软坚之牡蛎粉。因病情由控制发展转为稳定而趋于减退。故在四诊则加用丸剂，除仍用汤剂中大部分药物外，另加除痰破结之半夏、枳实、白芥子；开郁散气之香附、木香；既能破血又能止血之郁金、鹿角霜；消肿解毒，散结利水之蚤休；能消疮痈结核，善治牙龈肿痛之山慈菇等共末蜜丸常服。仍用汤剂（三诊方）断续服用。坚持此法两年四个月不断服药。最后得到痊愈。

蝶鞍瘤（垂体肿瘤）

谢某，男，38 岁。1969 年 7 月 11 日初诊。

患者头痛 6 年，发作无时。本年 5 月，转为左偏头痛。经宜昌地区医院检查，疑为垂体肿瘤。后转武汉医学院附二医院及湖北医学院附二医院拍片检查，都认为蝶鞍瘤可疑，均未作治疗。因来就诊。自觉痛从脑后左侧相当于风池穴处起，循脑空上行，前至于左颞颥部。状如针刺、抽掣，常痛不休，午后更剧。左眼时有热气蒸腾感。脉象弦滑而数，苔白厚腻，质嫩色红。根据脉舌症候与疼痛部位而论，乃肝阳挟痰饮上犯。故无论为何种肿瘤，法主滋阴潜阳，柔肝息风，涤饮化痰，消肿散结。

方药 制首乌、白芍、女贞子、磁石粉、泽泻、龙骨粉、牡蛎粉各 15 克，杭菊花、白蒺藜、石斛、黑豆皮、青葙子各 10 克，真珠母粉、制龟甲各 30 克，5 剂。

用法 加水 5 磅，熬至 1 磅半，1 日分 4 次温服。

7 月 17 日二诊：服药后头痛显著减轻，因未忌发物，食虾后头痛又复加重。仰初诊方去黑豆皮，加海藻、昆布各 15 克，蒲公英、紫花地丁各 30 克。用法同前，5 剂。

7 月 22 日三诊：头痛减半，仰二诊方加天葵子 15 克。

7 月 30 日四诊：痛减十分之七，如安静不动，则痛全止，如用力或用脑过度，则痛发如前。拟本方加抗肿瘤之品。

方药 生首乌、龙牡粉、制龟甲、真珠母粉、磁石粉、白茅根、夏枯草各 30 克，杭菊花、关蒺藜、杭白芍、女贞子、昆布、海藻各 15 克，白花蛇舌草 60 克。

用法 加水 8 磅，熬至 2 磅，去渣，加蜜 60 克，熬令和，分 2 日 6 次温服。

10 月 21 日五诊：连续服四诊方至 8 月下旬，原有左侧头痛与压重感基本消失。患者为了加速根治达到早日全愈，于 8 月底入湖北医学院附二院肿瘤科，用^{60}钴放射及环磷酰胺注射，与中医埋针疗法等同时进行。至 10 月 6 日拍片复查，与 9 月 26 日片及以前三片对照检查。(意见：原为垂体肿瘤影响蝶鞍破坏，现在发现蝶鞍后床破坏较前明显，鞍底改变同前)。因用上述方法治疗，已停服中药 50 天。自觉现在头部左侧又痛，更加眩晕、失眠，两眼有火热感，视物不清。症状较前增剧，因来复诊。仍用平肝潜阳涤饮法。

方药 金银花、夏枯草、蒲公英、紫花地丁各 30 克，野菊花、天葵子、煨三棱、煨莪术各 10 克，海藻、昆布、煅龙骨、煅牡蛎粉各 15 克，白茅根、白花蛇舌草各 60 克，用法同前。每剂加蜂蜜 60 克，30 剂。

同年 12 月 27 日六诊：上方只服 8 剂，所有头痛、眩晕、失眠等症大见好转，拟回秭归县，要求改制丸剂，便于常服。

方药 制首乌 120 克，金银花、地丁、蒲公英、夏枯草、煅龙骨、煅牡蛎、制龟甲、女贞子各 120 克，海藻、昆布、天葵子、菊花、煨三棱、煨莪术、杭白芍、关蒺藜各 90 克，白花蛇舌草 500 克，仙鹤草 250 克

制法 上药十九味，共炒，研极细，炼蜜为丸，如梧桐子大。每次服 50 丸，每日 2 次空腹时用白茅根 120 克，煨水送下。

1970 年 2 月 18 日来信云：服丸药后，症状续有好转，要求再将药方加以改进，以加速疗效。复信将丸药方中另加杭菊花、桑叶各 120 克，为丸常服。

1970 年 9 月 27 日七诊：连续服丸药至现在。本月 15 日在武医附二医院拍片复查，头项侧位片、蝶鞍侧位片，与以前各次片对照，(意见：头颅骨质正常，蝶鞍大小正常)。从拍片结果看来，本病已基本好转，惟自觉头部左侧有时仍痛，且性欲减退，乳腺发达，此垂体肿瘤尚未得到根本痊愈。按照本年

2月18日丸方加炒枳实、苦丁茶、杭白芍各60克为丸，继续按法常服。

1971年5月22日来信，要求加速疗效。

方药 制首乌、夏枯草、金银花、炒橘核、地丁、蒲公英各120克，天葵子、蚤休、浙贝母、煨三棱、煨莪术、炒枳实、野菊花、海藻、昆布、赤芍、归尾各60克，藁本30克，共末蜜丸，服法同上。

1971年12月26日八诊：上述症状基本消失。昨在武医附二院复查，拍片对照。"蝶鞍尚有轻度改变，余皆正常"。视力尚可。据此以观，本病已基本治愈。嘱按本年5月22日丸方继续服至痊愈为止。另拟一汤方，配合丸剂，每月6剂，2日1剂，休息3日。如此反复每月照法服用，以竟全功。

方药 生首乌、真珠母粉、紫花地丁、白茅根、蒲公英、夏枯草各30克，海藻、昆布各15克，赤芍、天葵子、野菊花各10克。

1974年元月，为了总结肿瘤疗效，去信询问。于本年2月25日回信云：（摘要）"自1969年8～10月放疗结合化疗（烤电和注射抗癌剂）及埋针等法无效后，下决心改服中药。于1971年11月八诊后，由秭归县转回广西灌阳县，除用了几十支喜树针药注射外，再未用其他药物，现已停药年余。病情是：左侧头部集中一点痛的情况减少了，但有时还有些痛，睡一会就好了。有时基本不痛。关于眼的视力与视野均无问题，就是有时流热泪，流了觉得舒适。身体仍是白胖，性欲全无。近来脖子不适，经检查为甲状腺机能低下，动脉早期硬化等，要求再用中药方治疗。"根据上述病情，肯定是垂体肿瘤的后遗症状。拟仍宗六诊丸方加黄药子、白药子各120克。共末蜜丸，终年常服。

按语 本节蝶鞍瘤患者症状，主要表现在左偏头痛六年不愈，尤以左颞颥及后脑部牵引痛如针刺，并影响左眼经常发热，头左半侧似有非常沉重压闷难名之感。从初诊至今，断续服药两年多，病情几经反复，现已大见好转，接近治愈，但尚未根除。综合八次诊疗与来信改方所用汤剂与丸剂之药物共32味。本病经现代医学检查确诊为蝶鞍瘤，根据祖国医学理论分析，属于痰饮中伏、肝阳亢盛，所以在中药治疗方面，用夏枯草、白茅根、仙鹤草（即石打穿）与白花蛇舌草为治癌主药；佐以化痰利气，软坚散结之枳实、橘核、海藻、昆布、三棱、莪术、天葵子等；消肿败毒之金银花、蒲公英、紫花地丁等；滋阴潜阳，镇逆平肝之龙骨、牡蛎、龟甲、磁石、泽泻、真珠母粉等；再加养阴柔肝、息风清火之制何首乌、白芍、女贞子、青葙子、蒺藜子、冬桑叶、苦丁茶、甘菊花、黑豆皮、石斛等；更加养血和气能治头痛之当归，藁本引诸药上行。

直肠肿块

邹某，男，42岁。1969年12月7日初诊。

患者于本年9月初觉大便不利，常用通便药物以缓解。后则发生胀坠，再用中药及西药通便剂均不见效。由于坠胀难出，须用灌肠剂大便始通。后经直肠镜检查，发现直肠上段与乙状结肠交界处有一鸭蛋大小之肿块，断为直肠癌，经用抗癌药物治疗，效果不显前来就诊。

诊脉沉弦而缓，至数如常，精神饮食尚可，舌苔白厚，形体瘦削，呈重病容。主要痛苦在大便胀坠难通。臆断为肿块阻塞，湿热之邪与燥气相搏，郁遏于大肠。暂以苦辛甘温立法，拟润燥通肠、败毒消肿、散坚破结之方。

方药 金银花、白茅根、地丁、蒲公英、天花粉、生地榆各30克，紫菀、白花蛇舌草各60克，野菊花、桃仁泥、炒枳壳各10克，海藻、昆布、天葵子各15克。

用法 加水8磅，熬至2磅，去渣，再加蜜60克，熬令和，分2日6次服。

1970年3月7日二诊：初诊至今只服药5剂，症状无变化。后经湖医附二医院检查，确诊为直肠癌，须行切除术，患者不同意，因改服某中医药方，至今仍无变化。今来复诊。仍宗前法。

方药 金银花、紫菀、白茅根各60克，夏枯草、蒲公英、地丁各30克，海藻、昆布、天葵子、旋覆花各15克，桃仁、枳实、野菊花、赤芍各10克，白花蛇舌草90克。

用法 同前。嘱另用白鹅或白鸭热血灌肠。

同年4月6日三诊：月来服上方兼服人参丸（成药后详），大便能自动解出，知饥能食，惟便时带血，想系肿块表面破溃所致。上方加仙鹤草、天花粉各30克。用法同前。

同年4月28日四诊：大便出血已止，现在舌干口渴，苔黄厚腻，有时口味发甜，此湿热挟秽浊之邪郁火，当于前药中加芳香化浊、消导清热之味。

方药 南沙参、仙鹤草、白茅根、夏枯草、天花粉、紫菀各30克，枳壳、青皮、海藻、昆布、煨三棱、麻仁、生地榆、天葵子各15克，白花蛇舌草120克。

用法服法同上，另加省头草10克，四消饮（即神曲、山楂、谷麦芽、莱菔子）各15克，熬水代茶，以苔退口不干为度。

同年7月1日五诊：经服上药，另有蘡薁根（即野葡萄根），每日60克煎水当茶服。前症已减。后又改延他医处方及自用补剂或泻药，现在出现舌绛，苔白干厚，不渴饮，晨间味苦，此湿热得补而滞，郁而化燥，法宜苦辛开泄，兼清热润燥。

方药 南沙参、天花粉各30克，黄芩、寸冬、麻仁、郁李仁、生地、玄参各15克，枳壳、桔梗、甘草、白芍各10克。

用法 1日1剂，分3次服。

同年9月12日六诊：服上方后口苦舌绛苔干已消，大便有时不畅。又经武医附二院作钡剂灌肠拍片检查，见乙状结肠下段约3cm充盈缺损，意见："癌肿初期"。但本病在去年9月及本年3月两次乙状结肠镜检，都见到乙状结肠下端有鸭蛋大小之肿瘤，现在只见充盈缺损，证明癌肿已有好转，是病向愈之征。现在除形体消瘦，精神稍差外，饮食尚可，腹中不痛，坠胀减轻，脉迟濡缓，苔白欠润。此气血俱虚之象。

方药 黄芪、当归、寸冬、白芍、天葵子、三棱、桃仁、枳壳、煅荔枝核各60克，地榆、五加皮、紫菀、郁李仁（去皮）、天花粉、生地、明玉竹、天门冬、南沙参各120克。

用法 共炒研极细末，再加玄明粉120克，蜜1750克，一同炼化，至滴水成珠时，和药末为丸，每丸重10克。

服法 每次服1丸，每日3次，饭前盐开水送下。忌一切发物。

1971年10月20日七诊：一年来，断续用去年9月12日方及人参丸与单方野葡萄根交替断续服用，今秋大便虽通，而又胀坠难受，大便带粘液，要求或丸方或汤方继续治疗。

方药 小薤白、青皮、枳壳、桔梗、杏仁、桃仁、郁李仁（去皮）、柏子仁、火麻仁、海松子各10克，台乌药、天花粉、当归各15克，生地榆、蒲公英各30克，生何首乌、白花蛇舌草各60克。

用法 同前，加蜜60克，去渣熬和服。亦可并7剂共炒研、蜜丸服。

1971年11月28日八诊：本月中旬曾经湖北医学院附属第二医院住院剖腹探查，见乙状结肠只有水肿和充血现象，已无肿瘤迹象。近惟大便仍不利，每次大便带白冻样黏液，此系余邪未净，拟宣畅气机为主。

方药 杏仁、桔梗、枳壳、白芍、炒槐角、郁李仁、桃仁、柏子仁、火麻仁、当归尾各10克，紫花地丁30克。

用法 水煎，分3次热服。每次调入鸡子黄1枚，可连服3剂。如大便通利，黏液减少，可停药观察。如再复发，可按法续服3剂，不发则不必服药。

附注 患者已于1972年正式上班工作，至今未曾休息，但有时大便欠利，服麻仁丸立见畅通。因此药价廉易得，效果较好，所以两年来再未用他药治疗。

体会 本例肿块梗塞直肠，完全用中草药方经过两年的连续辨证治疗，先后共用中草药四十多味。除主以白花蛇舌草和佐以白茅根、夏枯草、仙鹤草为治癌主药外。因肿瘤阻塞肠道，故加三棱、枳实、旋覆花、玄明粉、荔枝核、海藻、昆布等以化痰涤饮，软坚破结，散瘀消肿；胀坠由于气滞，故加小薤白、桔梗、枳壳、乌药、青皮等以开郁散结，行气导滞；便结液干，无水不能行舟，故加天花粉、玄参、寸冬、杏仁、桃仁、火麻仁、柏子仁、郁李仁、松子仁，并重用紫菀以增液润燥，滑肠通便；气血两虚，输送无力，故加黄芪、当归、玉竹、沙参、甘草、何首乌、蜂蜜、五加皮等以滋补气血、益阴和阳；便中带血，故加生地、白芍、地榆、槐角等以止血敛阴；癌肿系肿毒性疾病，故加金银花、野菊花、蒲公英、地丁、天葵子等以消肿毒。患者有时因便通能食，不守禁忌，则舌苔黄腻浊厚，口味作甜，或口干味苦，故另用省头草、神曲、山楂、炒谷麦芽、莱菔子（四消饮）等煎水代茶，以清湿热，化浊秽而消宿食积滞。由于病久汤药配购煎熬麻烦，故常用民间治癌肿土方野葡萄根煎水代茶。此药山地较多，《本草纲目》正名蘡薁，其根入药，张子和谓外用治一切肿毒，李时珍谓主治下焦热痛、淋浊，消肿毒。患者为了解除大便坠胀痛苦，常服人参丸，可使坠胀减轻，大便比较通利。此方治大便阻滞，用糖人参15克，锦纹大黄30克，广木香30克，羌活15克，川芎15克，槟榔15克，当归18克，青皮15克，枳实15克，黄芩15克，银花60克，蒲公英60克，牵牛子60

克，大贝母15克，白芍药30克，桔梗15克，共炒研细，炼蜜为丸，梧桐子大，每次服6克，空腹开水送下。每日2次。如服后症状减轻，可停药观察。如又复发，便再服此方。本例患者能坚持服药，无论汤方、丸方、单方、土方、验方，或用鹅、鸭热血灌肠方法，坚持连续使用，所以获得痊愈。

纵隔肿块

唐某，男，26岁。1973年4月5日初诊。

患者于1972年12月，初起发烧，作感冒治疗不效，后竟长烧不退，经多方检查，治疗无效，于本年3月12日经河南医学院附一医院X线拍片检查，发现右上肺门处有一半圆形阴影在上纵隔，诊断为前上纵隔瘤。确定作胸腔手术治疗。患者坚决不同意，愿用中药治疗，因来就诊。

按：患者形瘦体虚，有轻度咳嗽、干呛无痰。脉象浮弱两寸俱芤，断为气血俱虚，热久伤阴，津液被劫。前人以癥瘕坚结之病，多由燥金之气组成，其治法宗《内经》：“燥淫于内，治以苦温，佐以甘辛”之意。如复亨册，化癥回生之类的别方，只取其法，不用其方。

方药 旋覆花（布包）15克，蒲公英30克，海藻15克，煨三棱、煨莪术、京赤芍、川贝母各10克，昆布15克，炒橘核、牡蛎粉各24克，紫花地丁、夏枯草各30克，白花蛇舌草90克。

用法 加水7磅，熬至2磅，去渣，加蜜60克熬和。分2日6次服，如无不良反应，可续服数十剂。

禁忌 一切发疮动火之食物。

同年6月15日三诊：自初诊后连续服药二月，最近再经前医院复查、X线拍片对照，“前上纵隔瘤已完全消失”。患者自觉无任何证状，惟身体虚弱未复，拟滋阴润燥，败毒消肿法以善后。

方药 太子参、南沙参、怀山药、明玉竹各15克，杭寸冬、天门冬、白茯苓、生甘草各10克，白花蛇舌草、白茅根各60克。

用法 加水浓煎，每日1剂，分3次温服，如无不良反应，可续服数10剂，以身体强健为度。

按语 患者于12月19日亲来我处，述服中药两月后经拍片对照，肿块消失。后又服补药月余，于本年8月已正式上班工作，一切正常。

喉部肿块
（喉脂肪瘤样型脂肪肉瘤）

陈某，男，22岁。1972年9月9日初诊。

患者自1972年初觉吞咽不利，未作治疗。后觉结喉左上方有一不规则肿块，渐至妨碍饮食，但发展缓慢，先后经某部队医院等，几次活体组织切片，病理报告为“喉脂肪瘤样型脂肪肉瘤”（系恶性）。其会诊治疗方案是：①^{60}钴放射。②化学药物。③手术。④中草药。因患者及其家属只同意中医药治疗，遂由渭南回武汉前来就诊。患者面呈褐色重病容，形体干瘦，精神疲乏，气短音低，食欲差，吞咽难。脉弦细数，舌苔薄白，舌质鲜红。结喉左上方有一肿块突起，按之坚硬不平而作痛，大如胡桃，由于肿瘤压迫会厌，所以吞咽则痛。暂拟消肿败毒，软坚散结，并着重抗癌。

方药 炒橘核、煨三棱、煨莪术、天葵子、海藻、昆布、黄药子、枳壳、浙贝母各15克，蒲公英、地丁各30克，白茅根60克，白花蛇舌草、夏枯草、生首乌各120克，蜂蜜90克，5剂。

用法 每剂加水10磅，熬至3磅，去渣，加蜜入药汁中熬令和，分2日6次服。（即1日服一半，下剩一半在晚上煮滚、放凉，次日服）。

外敷方 生何首乌250克，生蚤休60克（忌铁器）。

用法 将二药放石臼内捣如泥，敷于肿瘤投影部，盖以油纸，外覆纱布垫，裹以绷带。每日早、晚换药各1次。

9月12日二诊：症状无变化，原方加牡蛎粉30克，续服5剂。

10月4日三诊：自觉气力稍充，语音较前高扬，吞咽较前顺利，肿块明显缩小。嘱按二诊方续服5剂。

10月14日四诊：肿块已缩小约一半，能食干饭，也不觉痛，精神形体显著改善。嘱仍服原方。

11月1日五诊：症状依次好转，嘱按方续服不必更改。外用药照敷。

12月13日六诊：大便溏泻，一日5～6次，腹中微痛作响，食减神疲。脉数舌红。此内有伏热，饮食生冷，寒热错杂，肠胃失调。另拟方，服3剂。如新病痊愈，仍复原方。

1973年2月24日七诊：肿块已缩小三分之二，惟有时恶心作呕，舌苔白滑。此湿邪更挟食滞，原方去茅根，加法半夏10克，续服。

同年3月24日八诊：因感染温毒发生腮腺炎。另拟方，服3剂。

同年7月9日九诊：肿瘤消至白果大小，要回部队医院复查，因服汤剂不便，要求改成丸剂，以便常服。

方药 天葵子、蚤休、土贝母、煨三棱、煨莪术、黄药子、白药子、炒橘核、焦山楂、蒲公英、海藻、昆布、紫花地丁各120克，三七粉、青黛、鸡内金各60克。

制法 共炒研细，炼蜜为丸，如梧桐子大。

服法 每次40丸，每日3次。另用白花蛇舌草120克煎汤，早、中、晚空腹时送下，开水亦可。

外治方 蚤休、白及、海藻、天葵子、野菊花各60克，卤碱30克，共研极细，每次15克，开水调药，干湿适宜，敷贴患处，用绷带包扎。

1974年3月3日十诊：去秋回部队检查，认为中医药已经治疗有效，未作其他处理，嘱仍回武汉续用中药治疗。但半年多来，未用外敷药，丸药早已服完，有时断续服用汤药，肿瘤尚有小豆大，精神饮食均好。仍用前丸剂方继续制服，汤方每月6剂，外敷方必须照用。

同年3月24日：该部队卫生科副科长杨某同志来了解治疗经过。当时诊查，肿块已不能明显触及，以外表观察，肿瘤似已消失，但未经医院详细检查，只能认为近期疗效。嘱其仍须继续服药，以巩固疗效，防止反复。

按语　本例在治疗上立法、用药，与以上诸例大致相同，惟另用生何首乌、生蚤休同捣外敷，后更加白及、海藻、天葵子（即千年老鼠屎）、野菊花、卤碱等，坚持外敷。取生首乌、蚤休、野菊花、天葵子、海藻等消肿散结治无名肿毒之功用；卤碱之力更猛，并有腐蚀作用；故用白及，不仅取其治疮肿且取其润皮肤防腐蚀作用。

舌体结块腐烂

蔡某，女，48岁。1973年1月15日初诊。

1972年冬，舌左缘中段初起一小溃疡，以为口疮、胃火，未予注意。以后逐渐腐烂，曾经中西医药治疗，效均不显。延至12月份，经某医院检查，舌左缘已溃烂至长约5cm，中有一条宽约1cm，长约4cm如蚬肉状物突出于舌缘之外，妨碍饮食，影响言语，考虑为恶性新生物，须进行手术切除。患者不同意，因来就诊。检查患处有恶臭气味，疼痛非常，神疲音低，脉浮弦数。原有高血压病，血压常在240/130mmHg左右。

脉证合参，为肝胆气郁，火邪勃发，法宜泻火败毒，消肿抗癌。

方药 金银花、藤、海藻、昆布、干生地各15克，细辛1.5克，捣玄参15克，土牛膝、天葵子、连翘各10克，紫花地丁、白茅根、蒲公英各30克，白花蛇舌草60克，蜂蜜60克（后加）。

用法 加水5磅，熬至1磅半，去渣，加蜜熬令和，分2日6次服。

1月25日二诊：溃疡明显缩小，疼痛减轻。惟小便欠利。上方加车前草15克，仙鹤草30克。按上法继续多服。

2月19日三诊：溃疡缩减大半，疼痛解除，周围肿硬已变平软，嘱原方续服。

3月4日四诊：溃疡已消除三分之二，惟觉口中有火气，原方减去细辛，连翘改为15克，金银花、藤各改为30克，白花蛇舌草改为90克，按法续服。

3月20日五诊：舌肿硬全消，溃疡已缩减至蚕豆大，腐烂全平，已不作痛，中有如小豆大之胬肉未平。前日感冒时邪，恶寒发热，头疼肢痛，另拟宣解方，3剂。

4月4日六诊：感冒愈后，症状稳定。仍用四诊方加野菊花10克，生首乌30克。5剂。每隔5日服药1剂，用法同前。

5月5日七诊：上月中旬，月经来潮量多，血压亦随之增高，俟经量渐减，血压亦平。两次反复。现在血压189/90mmHg，伴有心慌头昏，两肩疼痛。此因素体血热、火盛，阴虚阳浮，肝胆郁火勃火，按前方加减。

方药 生首乌、仙鹤草、金银花、藤各60克，海藻、昆布、玄参各15克，生地、蒲公英、地丁、白茅根、牡蛎粉各30克，白花蛇舌草90克，蜂蜜90克。

用法 加水10磅，煎至2磅，去渣，加蜜熬令和，2日分6次服。休息3日，再按法续服（即每月服药6剂），以病愈为期。

1974年2月5日八诊：自去年七诊后，继续每月服药6剂，溃疡基本消失，只剩绿豆粒大一点瘢痕未消，精神饮食均佳，惟血压每随月经量多而增高，因之经常头晕、心悸，前方须停，另拟一方常服。白茅根60克，赭石粉30克。柏叶炭30克，龙牡粉各30克，煎水代茶。

按语　舌体边缘为肝胆两经分野，肝胆属木火之脏，本病发生在1972年冬初，正当燥气司令之时，燥火相搏，加以本人居孀，多愁善怒。综上以观，本病一因七情之忧思抑郁，二因六淫之燥气所伤。其治法当宗“燥淫于内，治以苦温，佐以甘辛。”之旨，故用治癌有效之白花蛇舌草为主；佐以润澡滋阴，凉血散火之玄参、生地、白茅根；软坚散结，消痈肿恶疮之海藻、昆布、土牛膝、天葵子；散血凝气聚、消无名肿毒之金银花藤、紫花地丁、蒲公英、连翘；更加一味辛温能散风邪浮热，破痰散结之细辛为反佐以作向导；仍和以甘缓解毒之蜂蜜为剂。断续服药一年，竟得治愈。

腹内肿块

张某，男，18岁。1969年3月1日初诊。

患者初起时腹左作痛拒按，自觉痞胀，微有寒热、自汗。经过六日，脐腹内左侧发现有一掌大包块，发展极快。经本县医院检查，原因不明，治亦无效。至今才二十多日，肿块已发展上抵左肋，下达耻骨，左至季胁，右过腹中线，板硬如石，拒按，时有刺痛感。已经住院多日，患者与家属不同意剖腹探视，转来就诊。

诊脉弦滑而数，苔厚色白微黄欠润。臆断为气滞血瘀与痰饮结聚而成块。从扪按摸索推测，其肿块内不在脏腑，外不在肌肉，似在腹膜或肠系膜之间，暂拟行气活血，涤饮化痰，软坚散结，消积化瘀法。

1. 方药：红柴胡、当归尾、旋覆花（布包）、瓜蒌子、浙贝母、法半夏、炒枳壳、煨三棱、煨莪术各10克，海藻、昆布各15克，白茅根30克，白花蛇舌草120克。

用法　以水5磅，煎至1磅半，去渣，再加蜜60克兑入药汁内熬令和，1日3次，饭前温服。

2. 灸法

①灸穴：章门、脾俞、肝俞、痞根。

②方法：除章门穴只灸左侧外，背后三穴均灸双侧。先将穴位确定，用墨点记，用陈久之艾绒捻成樱桃大，将独头蒜剥去皮，横切成约0.5cm厚的蒜片（无蒜则用鲜姜片），贴在穴位上。后将艾炷置蒜片正中，将艾点燃，烧至痛不可忍时，即将火按息。每个穴位灸七炷为度，间日灸一次，以肿块消散为止。

3月15日二诊：半月来按法灸、服药，肿块已消大半，能食神旺。仍宗上法，原方加香附10克。

4月1日三诊：近15天来，灸艾与服药按法进行，肿块已全消失，神色、脉象、饮食、二便均正常，病已向愈。为了巩固疗效，嘱照原方续服10剂，每3日服1剂，一月为期。

按语　几年来托人走访数次，患者体健力强，再未复发。

体会　本病发生未及一月，其肿块发展迅速，故按积聚癥瘕论治。用柴胡、归尾、茅根、三棱、莪术以消瘀、活血、行气；旋覆花、瓜蒌、半夏、枳壳、贝母以化痰、涤饮、散结；海藻、昆布以软坚、破结、消瘿；仍以治肿瘤有效之白花蛇舌草和解毒缓中之蜂蜜为剂。更借能消痞块结聚之艾灸法，内外合治。但艾灸治癥瘕积聚穴位很多，今仅选取章门、痞根、脾俞、肝俞四穴者，系通过临床实践，认为疗效较好所得。本病经过三次诊断，时仅一月，肿块全消，灸法所起作用不可忽视。

子宫术后腹内肿块

程某，女，41岁。1969年12月9日初诊。

患者因子宫经常不规则出血，于本年5月，在某医院将子宫切除。出院后，觉脐右有胀痛感。延至本年9月，发现脐右腹部有鸡蛋大之包块，按之坚硬作痛。由于原因不明，无法治疗。其包块日以益大，连腰膂经常胀痛，现在脐右包块已发展至宽约8cm，长约15cm，按之坚硬极痛。诊脉细涩，形体消瘦。姑以破结软坚、消积散肿，行气活血，润燥通络之法为剂，以观后效。

方药 白花蛇舌草、金银花各60克，白茅根、夏枯草、蒲公英、煨三棱、煨莪术各30克，紫花地丁30克，海藻、昆布、天葵子各15克。

用法 以水7磅煎至2磅，去渣，加蜜60克熬令和，分2日6次服。

12月23日二诊：服药7剂，包块约消一半，痛胀显著减轻，原方减三棱15克，加莪术15克，续服10剂。

1970年1月12日三诊：连服上方，包块已消90%，但时有胀痛，头部微觉昏胀，上方缺天葵子，加赤芍10克，女贞子、活血藤各15克，继续服10剂。

1月25日四诊：包块全消，患处虽重按至腹后壁，柔软无抵抗。云在手术后，每月腹右有周期性疼痛一次，同时头部作痛，经1～2日自愈，拟方善后。

方药 生首乌、夏枯草、白茅根、金银花、白花蛇舌草、紫花地丁各30克，白芍、海藻、昆布、女贞子、草决明、煅龙骨、煅牡蛎粉各15克，杭菊花、黑豆皮各10克。

用法 以水6磅，煎取2磅，去渣，再加蜜60克熬令和，分2日6次服，休息1日。

按语 本例以消肿败毒，行气活血，散结软坚立法，药力甚猛，用量亦大，故取效较速。

乳房肿块

张某，女，38岁。1969年6月23日初诊。

患者于1968年5月，由于甲状腺右侧有一鸡蛋大肿块，经手术切除。但手术前后未作组织切片检查，本年6月，两乳房内同时发生扁平结节状肿块，胀痛异常。经某医院初步检查，疑为恶性肿瘤转移？但未作进一步检查，来诊求治。扪按肿块，坚硬作痛，两侧大小均约为5cm×6cm。诊脉弦细缓涩。脉症合参，是由气郁痰凝，脉络瘀阻。

方药 旋覆花（布包）、赤芍、三棱、莪术各10克，海藻、昆布、炒橘核各15克，蒲公英、地丁、白茅根各30克，夏枯草、白花蛇舌草各60克。

用法 加水六磅，煎至2磅，去渣，加蜜60克熬令和，分2日6次服。可连服30剂。

同年8月19日二诊：乳房肿块约消80%，坚硬变软，疼痛基本消失。惟近发荨麻疹并头晕，按上法如牡蛎粉15克，嘱继续服至肿块全消为止，并可加服醒消丸以加速其疗效。

方义 乳房内肿块为肝郁气滞，痰凝血瘀所致。故用旋覆花、赤芍、海藻、昆布、三棱、莪术、地丁、蒲公英、橘核等以疏肝通络，软坚散结；再加夏枯草、白茅根、白花蛇舌草等以活血消瘀。更加醒消丸以解毒行瘀消肿止痛。于1974年来信云：已停药两年，病已痊愈。

睾丸肿大

舒某，男，39岁。1969年3月5日初诊。

患者于1962年患直肠癌，经手术切除。今年元月份曾发高烧，继之左睾丸肿痛，经用抗菌消炎药物治疗后，热退痛止，而肿不消，大于正常睾丸一倍以上。睾丸与附睾混成一体，坚如铁石，掐之亦不痛。用内外治法不效。经某医院检查，认为癌转移，建议行左睾摘除术。患者坚决不愿手术，前来就诊。

按：俗呼睾为外肾。足厥阴肝经之脉绕阴器。是睾为肝肾两经所系。今坚如铁石，不知痛痒，是即前人所称“木肾”、“溃疝”之病。为寒凝、气滞、络阻、血瘀所致。法当疏肝、通经活络、行气、消瘀、软坚破结。

方药 盐水炒橘核（研）、煨莪术、煨三棱、桃仁泥、盐水炒川楝子、京赤芍、盐水炒吴萸、延胡索、台乌药、盐水炒枳实各10克，海藻、昆布各15克，地丁、蒲公英各30克，白花蛇舌草120克，蜂蜜60克。

用法 加水6磅，熬至2磅，去渣。再加蜜同药汁熬和，分2日6次或8次服。

同年4月4日二诊：服上方15剂，睾丸周围完全松活，硬度减退十分之八，睾丸与付睾界限已能分清。惟付睾仍硬。仍宗原方加煅荔枝核15克，红柴胡、广木香各10克，按法续服一月。

同年5月2日三诊：检查左睾，坚硬完全变软，肿大亦消80%以上，付睾外层亦较前松活，内仍坚硬，大如蚕豆。嘱续服上方，3日1剂，一月以后，可5日1剂。

同年7月6日四诊：左睾完全恢复正常，附睾变软，大小如常。为了巩固疗效，改汤剂为丸，便于常服。于4月4日方中加小茴香15克、益智仁10克，并六剂，共炒研末，炼蜜为丸，每粒重10克。每日服2次，每次1粒，空腹时淡盐汤送下。

体会 睾丸为肝肾两经所系，故取能入肝肾两经而有攻坚破结消肿功用之药味，治疝要药川楝子（金铃子）入肝舒筋；吴萸入肝肾开郁化滞；延胡索入肝，能散气血凝结；乌药散肾间冷气；莪术破气中之血；三棱行血中之气；海藻、昆布破积聚，消肿块；橘核止疝痛；赤芍消坚积；枳实行结气；桃仁消瘀活血；蒲公英、地丁解毒消肿；更加解毒消瘀之白花蛇舌草为剂作汤。更于此方中加木香、柴胡、煅荔枝核三味以行气散结而消溃疝卵肿为丸常服。遂将本病治愈。

膀胱癌术后转移

赵某，男，36岁。1969年9月19日初诊。

患者在本年2月3日经武医附二医院将膀胱内及尿道口右侧各一个手指头大小的菜花状肿瘤切除，并将尿道内口二侧黏膜有肿瘤样改变者予以电灼，当时经过良好。现在左小腹内胀痛，并牵引左腿疼痛，影响行动。左右两腹股沟各发生结节多个，再经详细检查，膀胱内有两个白色隆起。认为膀胱癌复发和转移，考虑二次手术，因来就诊。诊脉沉弦而数，痛处拒按。暂拟散结软坚，消肿抗癌之法。

方药 盐水炒川楝肉、盐水炒橘核、赤芍、天葵子、炒枳实、煨三棱、煨莪术各10克，海藻、昆布各15克，蒲公英、紫花地丁各30克，夏枯草、白花蛇舌草各60克，蜂蜜60克(后加)。

用法 加水6磅，煎至2磅，去渣，加蜜熬和，1日服完。

9月30日二诊：腹股沟结节明显缩小，小腹左侧牵引腿痛减轻，觉口舌干燥，时欲饮水。此肿毒伏火化燥。按原方加金银花、白茅根各30克，续服。

10月13日三诊：结节已消八九，腿痛已平。惟小腹左侧尚有隐痛，痛点范围较小，但仍拒按。嘱照二诊方继续多服。

11月3日四诊：腹股沟结节消失，腹痛亦平，因而停药经旬，今又作痛。此肿瘤余毒尚未全消，仍宗原方加白花蛇舌草120克，续服至全愈为止。

1970年12月来信云：经常煎药，既麻烦，又影响工作，要求改汤作丸，兼补虚扶正。

方药 童子参、南沙参、炒橘核、炒川楝肉、煨三棱、煨莪术、炒白芍、天葵子、延胡索各60克，紫花地丁、蒲公英、海藻、昆布、夏枯草各120克，白花蛇舌草560克。

制法 共炒研末，炼蜜和合为丸，如梧桐子大。

服法 每次10克，每日3次，空腹时淡盐汤送下。

注意事项，在服药期间在饮食方面禁忌：酒、醋、辣椒、胡椒、花椒、生姜、蒜、葱、韭、鸡、鸽、羊、狗、牛肉、猪头、猪脚、猪蹄、鲤鱼、鲇鱼、黄颡鱼、虾、蟹；在生活方面禁忌：重体劳，气忿烦恼，房事。病愈后可以不禁。

方义 本方用散结软坚之海藻、昆布、枳实；败毒消肿之金银花、地丁、蒲公英、天葵子；消癥瘕坚积之三棱、莪术、赤芍；化肝肾气滞之橘核、川楝子；更用治癌有效之白花蛇舌草与白茅根、夏枯草、蜂蜜为汤剂；更在汤剂中加活血止痛、益气滋阴之白芍、延胡索、沙参、太子参等蜜丸。

同年4月20日来信云："近在武医附一医院复查，膀胱镜检结果："三角区清晰，两侧输尿管口清楚可见，血管纹理清楚，未见溃疡及结石，膀胱无出血现象，也未见有肿瘤复发象征。通过这次检查，已可确定目前无复发现象。上次检查所见两个白色隆起物也消失。近三年来，通过随访，工作正常，病未复发。

漏下脓血

徐某，女，42岁。1968年7月11日初诊。

患者曾生产五胎，至32岁月经停止，至今十年未潮，无任何其他疾病。本年5月，先感小腹胀坠，继则漏下粉红色血性水液，秽浊腥臭，非经非带，淋漓绵延，渐转成脓样液体，胀坠更甚。至武医检查，确诊为子宫颈癌，现已转移为子宫癌，前来就诊。推测病在子宫，常有脓血分泌物，是内有腐烂之处可知。法宜败毒去腐，托里排脓，养血滋阴，抗癌。

方药 丹参、黄芪、茜草各15克，海螵蛸粉、南沙参、紫花地丁、蒲公英、楮实子、制龟甲、东阿胶（另化分冲）各30克，粉甘草、制白蔹、制乳香、制没药、皂角刺各10克，白花蛇舌草60克。

用法 除东阿胶外，余药加水6磅，煎至2磅，去渣，加蜜60克熬和，阿胶烊化，分2日6次服。以30剂为1疗程。

同年11月9日二诊：脓液浊漏日见减少，坠胀亦平，自谓已服上方30余剂，停药近两月，病状已基本消失，恐病复发，要求根治。就上方去白蔹、皂角刺、乳香、没药、龟甲五味药，加金银花30克，生熟地各15克，炒白芍10克，按法续服10剂，50天服完（即2日1剂，休息3天），以巩固疗效。

方义 本例子宫经常分泌臭秽之脓血样物，是内有腐烂可知，疑为癌症，故用治癌之白花蛇舌草；佐以消肿败毒之蒲公英、地丁，消肿破坚之皂角刺；补虚软坚之楮实子；治血枯血癥，用去瘀生新之乌贼骨、茜草、丹参；消肿破结，用定痛生肌之乳香、没药、白蔹；托里排脓之黄芪、南沙参、甘草；滋阴血消癥瘕之阿胶、龟甲为剂。攻补兼行，坚持服药三月。后经医院复查，已无癌肿迹象，以后病未复发。